U0394991

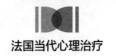

法国当代心理治疗

理解与治疗厌食症
第二版

Soigner l'anorexie, 2ᵉ édition

[法] 柯莱特·孔布 / 著
Colette COMBE

俞 楠 / 译
YU Nan

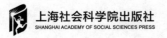

上海社会科学院出版社
SHANGHAI ACADEMY OF SOCIAL SCIENCES PRESS

目　录

I

第二部分　住院治疗

第二版序言

前 奏

热拉尔·奥斯特曼（Gérard Ostermann）

我不可能，也没有想要在这篇简短的序言中重述一次所有关于厌食症的言论和著作，我阅读了柯莱特·孔布《治疗厌食症》一书的第一版，发现了人们看法的改变，我很高兴能在这里见证这种改变。看法的改变暗示了态度的改变。于是一些书成了治疗过程的参考书，柯莱特·孔布的书就是其中之一。

选择"前奏"这个词是有意义的，因为这本书的构思、语气、词语的选择和节奏像一章神秘的乐曲般回响，能让我们感动，让我们重新体验自己身上一些被遗忘的时光。另外，这正是一些厌食症患者在看过这本书后告诉我的，因为这本书能够准确地触及内心。我们在这本书中能够清晰地听到一种音乐，所以在我得知柯莱特·孔布有演奏大提琴的多年经验时并不感到惊讶。就像小提琴家耶胡迪·梅纽因（Yehoudi Menuhin）所说：

> "小提琴是人类的灵魂（âme）。而固定琴面的小木块音柱（âme），和灵魂一词形式相同……音柱的调节是一件十分讲究的事，因为任何一个不能够让琴面和琴背完全吻合的小

I

细节都会影响音色的完全发挥。"

弦乐器制造者懂得怎么用音柱端面来调节音柱。

柯莱特·孔布，在某种程度上像一个弦乐器制造者，是一个灵魂的调节者。

走近厌食症，首先是和饥饿作斗争。进食限制或不正常进餐会很快打乱生命的所有节奏，饥饿的痛苦会导致睡眠障碍。厌食症患者的生物钟会迅速失灵，柯莱特·孔布通过对神话中卡俄斯*高明地重新解释，让我们能够明白身心混乱的形成机制并找到最重要的治疗途径。

食物是家庭神话不可缺少的部分，家庭神话指的是所有家庭成员暗中共同分享的所有信仰，被认为是独有和特殊的，它让成员之间的联系成形并编织了他们之间的主体沟通网络，让每个人都认为自己属于这个家庭。

食物是一个家庭中最重要的传递媒介之一，它激发了感觉与认知，或者让人流口水或者让人恶心，能够引起欲望或厌恶……在食物传递时往往少不了话语，我们甚至在儿时就看到这种现象，从母亲—孩子的关系开始。

母亲在孩子进食后睡觉前会有哼歌或轻唱的本能。这是压力节奏的一部分，虽然会饥饿，但是进食是轻松的，是在别人陪同和分享中度过的轻松时刻。

就像保罗·瓦勒里**所说的，我们不可能想象一种节奏，这种节奏是时间的时间。有一些东西在生存的时钟里停止了，柯莱

---

* Chaos，希腊神话中的"混沌"。——译者注
** Paul Valery，法国诗人。——译者注

特·孔布通过低成本的临床治疗向我们展示如何找回冲动与休息紧张放松的交替，如何在不迷失自己的前提下理解他人。

这一治疗实验经过了温尼科特*所说的重生和建设的空间，假定治疗并揭穿了威胁厌食症治疗者的内摄性认同陷阱。

神经性厌食症是一种挑战和悲剧

为什么是一种挑战？因为这是在第一次会面时就出现的第一个困难。怎样帮助病人经受自己的拒绝？

厌食症患者拒绝象征化。这种复杂的病理表现为对联系的攻击。首先是通过对肉体的逐步摧残来攻击身体和精神之间的联系，肉体会马上显现出一种莫名痛苦带来的伤痕。然后通过厌食症造成的普遍回避障碍来攻击厌食症患者和他人之间的联系。厌食症患者孤立无援、拒绝联系，同时也失去了在内心与自己建立联系的可能。

痛苦在这个身体周边积累。夏尔·拉塞格**在一个世纪多前写道：

> "对这些病人来说，第一个错误就是无法挽回的。"

我们理解厌食症患者（常与母亲一起前来咨询）的方式起决定性作用。反感的态度会很快产生，并可能结束这段咨询关系。

我们可以整理出三个方面的疑问：

● 她们是谁？

——限制类型和暴食类型，为什么是女孩？

——是否存在一种厌食症的神经结构？

---

* Winnicott，英国儿童心理学家。——译者注

** Charles Lasègue，法国心理学家。——译者注

——是否存在某种心理运作的特征?

● 她们对我们做了什么?(我们在她们身上感受到什么,从而试着理解反感态度。)

通过我们语言或非语言态度,我们刺激了一种对关系产生负面影响的反应。安德烈·布勒东*写道:"这人来了,我并不认识他,可是他来告诉我关于我的消息。"(这就是一种表达负面传递的方式!),同样的,迈克·巴林特**写过"病人在我受伤的地方刺痛了我",这就是为什么我们要在和病人接触和进行对话时保持高度警惕。

● 我们想做什么? 柯莱特·孔布通过解释"治疗"一词的起源让我们重新思考这个问题。

在西方社会中,每年都有好几百个病人因厌食症去世。

我们观察到自1970年以来厌食症患者急剧增加,以至于厌食症成了女性青少年中不可回避的话题。比如,班上有一个厌食的年轻女孩,大家会很担心她。成年病人中也往往会有年轻女性为厌食症困扰。厌食症障碍者开始自行组织:"一些女性青少年上电视讲述她们的经历,其中某些人就开始了'厌食症小姐'的生涯,有希望在初中和高中巡回演讲;其他一些人直接通过传统的电视节目帮助困难中的青少年。"一切都在新瘾癖的华丽外表下混合,成为消费星空中的某种"黑洞",菲利普·让梅***就揭露了这种现象:"通过文化来进一步否认这一病理学。"神经性厌食症会不会就像20世纪的歇斯底里症一样成为一类病理学和一个社会碰撞的

---

　* André Breton,法国作家。——译者注
　** Michael Balint,匈牙利精神分析家。——译者注
　*** Philippe Jeammet,法国儿童精神病专家。——译者注

应许之地呢？它会不会是找寻理想身体的极端一面呢？

如果吃饭是一种社会行为，那么在厌食症患者身上就出现了不愿表达的情况，话语被截断了。厌食症对于医生来说是一个棘手的问题，因为我们很难形成一种整体的观点来帮助这些被痛苦折磨的年轻女孩。

我们长期以来从医疗文献、心理学和精神分析学的各个角度分析由厌食行为意义组成的谜题，形成了比较可靠的因果猜想。比如，厌食症会不会是歇斯底里症的一种变相形式或者一种"边缘状态"，即精神疾病或脑机能障碍的一种变相形式呢？

即使在结构这一问题上，不同的学派意见迥异。它们无法说服对方，因为这些理论猜想都不能形成统一有效的治疗态度。条条大路通罗马，但它们来自不同的理论，对于治疗来说，我们应当结合这些方法而不是将它们对立。理论指的是有组织的系统理论的整体，作为一门科学的基础，用来解释大部分情况。一般来说，实践总是和理论相反。医学上的问题在于，我们以为是从一门科学出发来从事医学工作，但这门科学只是一种假想。假想是一种精神的发明，在约定俗成下才具有现实性。所有疾病遭遇都是一种**痛苦遭遇**，我们只能在事后才能试图做出解释。但是，我们需要明白这一点才不至于迷失。因为我们知道理解和知识能够帮我们避免咨询中主体间倾听。

我想起多尔多*的这句话：

"我什么都不明白可是我却全力倾听。"

尤其是当我们观察到只要病人指出某一个厌食症或暴食症理

---

* Dolto，法国儿童心理学家。——译者注

论的缺陷时,我们就失去了方向。我们看来,在厌食症或暴食症患者身上将假象用于实践尤其具有示范意义,因为我们非常接近肉体和冲动的界面。冲动的暴力和症状无法抑制的重复会马上引起我们的注意,促使我们想要立即在紧急情况下明白它们的原因。在身体上的理论实践问题可以总结为两个词:自恋和表现——观察者和被观察者的两种自恋以及他们完全主观沟通的表现。理论本身在临床医学上起诱饵作用,因为"症状永远只会导致心理嫌犯素描像的传播,引起最好警探的追捕……"

食物行为障碍可以被认为是青少年成长困难和分离——个人化过程困难的表现模式。

我们可以将其解释为一种依恋的病理学。如果在依恋理论中存在一个基本信息,那就是独立是一种意识幻想;我们永远都不是独立的。我们都是互相依赖的。我们可以进一步说精神分析理论是一种关于不存在的超心理学,依恋理论以补充的形式成为关于存在的超心理学。

为了确保她们的自恋平衡,这些病人都特别不在乎别人的看法,以致于损害了自己的利益,尤其是自主行为的资源。

她们依赖性很强;非常符合这些病人儿童时期"乖孩子"的形象,也就是完全服从父母欲望的孩子,尤其是母亲的欲望。

这些孩子看上去容易相处并深受其影响,因此在青春期、在产生心理和行为独立冲突与性冲动实现的可能冲突时,与父母产生距离变得如此困难。

一些分离与告别既可以表现出距离和独立问题也可以引发这些问题,年轻的女孩面对分离与告别无法从自身找到应对的资源。她会试着通过握紧拳头、咬紧牙关来面对自己的不安和情感依赖,也就是将自我封闭。

这种控制行为是厌食行为,能够产生让她们安心的抗抑郁和独立效果,甚至能在一段时间内让她们感到欣喜,但却会——这是其中最严重的一个后果——阻断交流、阻断认同交流与内化交流,从而让她们越来越封闭。于是她们变得更加依赖别人,感到必须强化自我封闭,这是一种类似的自动强化,是厌食行为也是其他所有上瘾行为的一个特征。

正常认同过程能够将别人身上自己所赞赏的优点收为己用,但厌食症患者却处于这个反向过程中。事实上就是通过吸取不属于自己的养分来形成自己的人格。而在进食障碍中,正好与此相反,就像菲利普·让梅写道,年轻的女孩可以说:"我需要,是因为我有需要,与此同时这种需要威胁着我。"依赖的联系无法通过心理内部的方式来建立。自恋底座的脆弱是不会改变的,我们知道行动能在很大程度上帮助年轻女病人避免遭遇这种没有客体的抑郁态度,因为后者会让她不得不面对自恋的空虚。

我们知道行为的"反思维"作用是非常明显的。我想到了让-卢克·维尼斯*提到的厌食症青年的反应是十分典型的:"当我母亲和我在同一个房间,我就不会思考了。"

这些年轻的病人在某种程度上不得不活跃起来,停留在现实、事实和行动周边——这就是皮埃尔·马尔提**所描述的身心疾病患者。在行动中释放会成为缓解内部压力的单一模式,但与此同时幻觉生活就会消失。

---

*　Jean-Luc Venisse,法国南特大学心理学教授。——译者注

**　Pierre Marty,法国精神分析学家。——译者注

厌食症是病人焦虑的临床表现,尤其是她周围亲友焦虑的临床表现。是焦虑的结构让我们开始明白并着手治疗这种严重的心理疾病。

歇斯底里是一种精神正常的表现,即重视自己生活中的遗憾。这是为了让对方重视这种遗憾。

在虚无的欲望、没有欲望的欲望中,对厌食症患者来说,就好像是要摧毁自己才能存在,自我毁灭并损害将来才能对过去忠诚,拒绝别人才凸显迫切的需求。

这里当然存在着一种精神丑闻。我们必须帮她承担生活希望,因为在所有的厌食行为背后都潜伏着暴食的幻想。这正是厌食症的问题所在:病人冒着生命危险来证明她活着。

如果在这些年轻病人的心理问题上存在一个主导因素,那么就是"精神支配":支配一个她从来没有栖息过的身体,支配他人,因为她们必须什么都是从而避免什么都不是。

厌食症治疗的首个难题就是拒绝进入支配。就像玛丽-克莱尔·塞雷瑞尔 * 所说:通过依恋击破支配。事实上,我们观察到当厌食症患者开始进食,往往是出于对某个人的依恋,而这个人则放弃支配她。因为这些病人往往会将我们引入几乎施虐受虐的关系,这种关系的对立面可能就是她们所认知的食欲冲动暴力和所感受的心爱客体被摧毁的危险,尤其是母亲。

进食障碍的治疗方法包含不同的干预水平。

治疗过程必定是漫长的,要求多个干预者的合作协调。我们必须同时考虑以下因素:

---

* Marie-Claire Célérier,法国精神分析专家。——译者注

● 症状行为，因为这里可能存在生命危险；

● 病人人格总体；

● 病人所参与的个人和家庭冲突。

治疗可以求助于不同方法，方法的多样化本身就是不可缺少的，因为它可以很大程度上鼓励病人重新投入感情。二十多年来，大部分的研究工作都集中在行为本身（即我想到的认知行为治疗），不是它的意义，也不是人格来源。总之我认为进食障碍的精神分析治疗一直有很强的现实性。的确，兼收并蓄的方法看起来是最好的，因为它包含不同水平的干预，问题不在于每个治疗者的全能，而在于他们能在合适的时间干预。

治疗者的主要困扰之一就是如何做到不伤害，也就是说如何避免促使进食障碍的永久化。这是治疗开始时的大疑问：**为什么我们用来帮助别人的东西，反而成为问题的一部分并造成了问题的永久化？** 造成这个疑问的基本原因是控制。在某种程度上问题就是解决方案。但控制必须要在生命攸关时介入，这就是住院治疗的质疑所在。厌食症可以被看作严重的疾病，不仅仅因为它造成的严重消瘦，还因为它涉及一些可能使症状根深蒂固的恶性循环。

柯莱特·孔布向我们展示了**倾听在理解和说明恐惧情感中的巨大作用，这要求治疗者适应自己的方法，真正在身心上平静并耐心地陪同病人。**

我觉得这也要求很大的灵活性、一个稳固的内在参照物以及对进食障碍的深层了解。

嘴巴是生物的大门，引导我们进入上颚和喉咙内部的振动。在口中上演了相互对立又不可分离的矛盾：内容与精神、最初的呐喊与最终的喘息、愉悦与痛苦、亲吻与伤口、注入与逆流、渴望与饱足。

同时，口的神秘是关闭的节奏，是微妙的运动。在食物消化和身体闭合的基础活动中——难道身体没有必要在一定程度上"堵塞"才能完成食物的吞咽以及它转变——衰变的奇异化学冶炼过程吗？

这样我们就找到了最初联系中最原始视线下所有的口欲性。

进食就是将世上的食粮同化和吸收入自己体内，除了食物还包括情感、心理、文化、社会和政治食粮以及沉默的食粮。以色列人在穿越沙漠时以吗哪为食物，在希伯来文中吗哪（man' hou）的意思是：这是什么？康复的应许之地总是出现在充满问题的沙漠后，柯莱特·孔布向我们展示了克服厌食症的信心。**康复的道路被三个动词分成三个部分：分离、建立节奏、持续。**

食物的吸收让我们融入这个世界，找到自己的定位。进食是一种基础行为，我们应当让它重新焕发光彩。我们不是随随便便进食，而是完全有意识地进食，正因如此我们发现只有满足温饱后，才能做其他事，思考自我生存的复兴和慰藉。危险存在于社会压力中，后者的急迫强制我们填饱肚子而不是正常进食。太多不由我们选择的东西进入我们体内。我们身处一个建立在吞噬基础上的世界：图像吞噬我们，社会言论入侵并蚕食我们。

进化难道不需要付出代价吗？在爆发、噪音和感觉膨胀后，会在饱足后出现一段沉默的时间，一段空白的时间。在那些贪图感官满足、对感官刺激成瘾的人身上，空白的时间不存在。

感官的出现需要感官的沉默。

生活是一条漫长的品尝之旅，通过第三者引起我们的食欲，童年只是一道开胃菜。生活充满了味道和**反胃**。失去味道是一种比喻，比喻远离生活，不再投入，生活从而失去了滋味。但生活的滋味的确可以在现实中消失。这就是感官的丧失，就是我们有时说的绝望或心理濒临死亡的巨大痛苦，粗暴的缺口，就像外科手术中的一道切口。

面对厌食症患者，我们的任务不就是在重新找回的沉默中通过足够的陪同让词汇不再空洞吗？让她们找回词汇的趣味，最终在重获的女性特征中找回菜肴与爱＊的滋味。

＊ 菜肴的 des mets 与爱的 d'aimer 发音相同。——译者注

前　言

赋予拒绝以生命

洛朗·莫拉斯（Laurent Morasz）

赋予拒绝以生命。这无疑是面对厌食症问题时要接受的挑战。我们要从一种十分矛盾的定位出发寻找治疗联系中的生命迹象。事实上，作为心理学从业人士，我们能够提供的首先是我们建立联系、催化和陪同象征化过程的能力，虽然这些病人看上去不愿意接受象征化。然而，这种复杂的病理正是通过攻击联系来表现的。首先是通过对肉体的逐步摧残来攻击身体和精神之间的联系，肉体会马上显现出一种莫名痛苦带来的伤痕。然后通过厌食症造成的普遍回避障碍来攻击厌食症患者和他人之间的联系。反思能力中，"考虑别人想法"的严重变质让病人的心理失去了继发性和象征化特征。

所以，我们向病人提出的联系治疗建议中所存在的惊人矛盾就位于这个地方。其实，我们能提供给病人和自己的是建立联系的专业能力，虽然这联系正是厌食症想要通过区分、否认以及扰乱食物关系所质疑的对象。如何走出这第一个困境？如何在面对身体、内在心理生活和对他人接受度的三重暴力时找到生命？

　　答案可能首先来自我们理解（开始讨论）厌食问题的方式。对厌食症最传统的理解是将它看作基于死亡冲动影响的普遍脱节。从这一观点出发的治疗会倾向于反抗这种冲动造成的影响，会很快进入一种致命的力量关系，就像它想要努力牵制的对象一样。事实上，过多地将厌食行为用摧毁、受虐和精神病来解释会让我们陷入反移情中，在这类情况中，思考有时会为了顺应反行动逐步消失。这种反射的操作机制是厌食症治疗中的主要"暗礁"。在最乐观情况下，它不起任何作用或促进持久性。在最糟的情况下，它会将病人通过症状理解的主观性萌芽扼杀在摇篮里。这一点让我们看到另一种思考和体会厌食症的方法：将它置于一个矛盾运动之上，但至少是真实、可以自我维持的。

　　事实上，在这个表面摧毁性的行为后隐藏了奇妙的生命爆发力，即一个女性青少年拒绝类同的生命力，因为她所依赖的系统平衡会在类同中将她封闭。在拒绝进食的极端抗议后隐藏着奇妙的主观性斗争，或者是拒绝无主观性的斗争，拒绝成为被贪婪口欲控制的生物，拒绝由此导致的心理死亡，包括自己的和别人的。其实，为了维持一种与母亲关系为主的联系，厌食症患者会渐渐在心理上失去自我，但同时她们又拒绝这种联系。**我们看到为了维持联系的自我丧失，这个丧失的自我为了微弱的生存慢慢消失。不要忘记，这些青少年会首先通过攻击生命来逃避死亡。**

　　这种概念落差比表面看起来更重要，它让我们观察到厌食症患者的拒绝，不再将它看作死亡冲动的爆发，而是看作自我维持运动的矛盾表达。事实上，它决定了我们的治疗态度。它指引我们，不再是通向反抗摧毁性的斗争，而是通往拒绝主观性的临床治疗，让我们作为治疗者在病人身上找到生命并维系它。治疗者遇到的是一个冲动的生命,这个生命(她)只有在治疗联系中找到由我们化身的生动和会思考的他人,才能避免走向死亡。

第二个困难出现了。治疗者在面对厌食症混乱时要怎样保持自我?——即如何至少在心理上存活,如果无法做到生机勃勃的话。当然,在这个问题上没有任何普遍化和系统化的答案。因为首要关键在于一个"一无所知"的治疗者和一个"不知为何自己生病"的病人之间的相遇。这种相遇很大程度上依赖于我们"自动清空"的能力,找到或重新找到厌食症患者在我们相遇时所处的位置,这个位置在她求助于我们却有时无法忍受我们的矛盾范围内。所以,治疗联系只是厌食联系。在这一联系中,病人在长时间考察我们后才会精打细算地慢慢"消费"我们,或者有时是贪婪的暴食行为,后者往往出现在一种关系否决后,这种否决将我们从之前的友善客体转换成部分邪恶的客体。与厌食症患者相遇,就是与厌食症相遇。就是作为治疗者去体会不协调初期联系中的变迁。在爆发的口欲混乱和自我防御的肛欲吝啬之间左右为难。如果不是通过采取一种过渡的心理灵活态度,要怎么顺其自然,怎么出其不意呢?但描述心理灵活要比实施心理灵活简单很多,因为内心世界与厌食症现实的开辟会触动我们的内摄性认同和对抑郁发作的接纳。对女性青少年新生欲望的接受有时会让我们陷入非常困难的情况,这种情况往往产生于投射认同,也就是让我们在心理水平上分享她们在偏生理水平上感受到的痛苦。

厌食症的临床治疗也是主观行为的临床治疗,这种主观行为与我们功能性区分的良好使用息息相关,我们必须在限制功能性区分的同时接受它——因为它是无法回避的。这正是柯莱特·孔布建议方法中的一个可贵之处。在这本书中,她向我们展示了一种完全不同的隔离治疗方式,突出不同治疗者(医生、心理医生、营养师……)之间的治疗互补性。这些治疗者必须在联系足够稳固的情况下才能被区分,在区分足够明显的情况下针对病人的多样化治疗才不会在之后成为一个整体的诡计。

　　从这个层面上,这本书与多本最近出版的理论著作有一个共同点,它们的出版目的相同,每本书都以独特的视角、各自的方式解释了厌食问题。贝尔纳•布鲁塞特[1]用《神经性厌食症精神病理学》(*Psychopathologie de l'anorexie mentale*)一书为我们打开了这扇大门,这是一本关于神经性厌食症精神分析和临床治疗的参考文献,突出了这些行为中的瘾癖面。然后,莫里斯•高克斯(Maurice Corcos)在《缺失的身体》(*Corps absent*)一书中用述情障碍的途径带我们进入了厌食机制的内部变迁。在这些作品的交叉处缺少了一本讨论面对厌食症治疗态度问题的书籍。这本书可以见证陪同以及精神分析想法的困难和珍贵,尤其是这种精神分析想法结合了针对如此特殊病理的身体控制实践。柯莱特•孔布的著作就是这样一本书,她与我们分享了自己作为里昂医院内分泌协会精神分析师[2]的长期工作经验。在寻找隐藏在拒绝后的生命部分的过程中,她将拒绝呈现在我们眼前。

　　在第一部分中,她会和我们一起将厌食症定位在身体和精神的十字路口,并通过独特的比喻用"混乱"来表示厌食症患者在住院阶段的自我感受和给他人的感受。在混乱这一古老神话的帮助下,我们会明白隔离所能产生的生命构造和繁衍意义,因为在这一

---

　　[1]　Bernard Brusset,法国精神病医生、精神分析学家。

　　[2]　她是由 M. Pugeat 教授任命的协调医生,专门协调神经性厌食症治疗中各种方法关系。

病理中存在许多康复欲望的天然障碍，那么隔离就显得尤其重要。实际上，长期营养不良、压力以及生物钟紊乱导致的激素失调所造成的绝食癖加剧了病人身上的联系障碍。但首先这些程序都是防御程序。在无情拒绝的动力下，它们首先绝望地试着遏制生理痛苦，然后是心理痛苦，后者很大程度上与完全被重新激活的早期情绪焦虑相关，它来自对初期母亲联系或多或少的抵触，处于新生性欲表达中的青少年身体总会刺激这种联系。所有的治愈都必须经过两个阶段，因为厌食症是双重疾病。首先是由绝食造成的瘾癖，然后是联系的痛苦，这正说明了这些病理所有解决方法的身心两极性。

面对混乱的威力，治疗就必须成为互补治疗中的混乱组织者，只有互补治疗才能促进、修补细微的落差并让它们工作，这些落差见证了似乎正在固定的症状中心显露出的主观性。与日新月异的环境相反，我们使用这种小成本临床治疗摆脱可能成为治疗障碍的内摄性认同。

然后我们将在第二部分中看到最佳的治疗空间必须是能够认识自我的联系空间。为了使可能的治疗经历更生动，柯莱特·孔布将带我们探索在厌食症治疗中通常会产生的不同治疗态度。她避免了极端的尝试，在尊重病人保留对生命所需的一定控制的基础上，带我们发现一种过渡演化的资源，在缓慢关系协调重建的基础上促进并陪同心理治疗联系的建立。通过研究作者认真描述的节奏、拒绝、接受、差距、落差和重复，在专业心理医生和不同领域医生治疗合作的灵活性和补充性帮助下产生的一些"游戏"会让这个联系空间成为包容的蚕茧，成为重生和"我"构建的空间。

通过让病人逐步意识到某种内在性，帮助病人发现或重新发现自我的方法是对生物的精神分析倾听。精神分析治疗的身心定位为作者提出的治疗方法带来了创新。是这种对身体的特殊倾听，让痛苦能够用词语表达，让营养康复中的要素象征性地共鸣。思考的趣味、做梦的趣味以及交流的趣味来自与某种味道的重新接触，这是同时增强的食物味道、话语味道以及生活暂停的味道。这本书的第二部分让我们完全进入了温尼科特的里外、"我"与"非我"、现实与幻想的游戏空间。但当生命重生、一种更加健康的性欲生活开始显现、出院时间临近时，病人在不再掩饰的害怕和焦急中开始被许可外出，现在病人必须面对沉重孤单和痛苦现实，而不再让症状成为自己真正的朋友。

　　第三部分的主题是厌食症治疗后的内容。的确，住院只能治疗疾病的一部分，即身心瘾癖的错杂疾病。住院的第二阶段是逐步帮助病人做好准备从而可以不求助于厌食防御机制，回到必须面对的环境中。所以必须懂得等待，因为我们不能忘记就算我们帮助了很多病人战胜身体疾病，但我们往往无法真正明白主观活动，因为它每次都以不同的方式将病人拖进这个混乱中。治疗这一疾病的重点在于耐心和谦虚，因为我们无法对这种疾病做出单一的归类和理解。同时也必须给病人时间，让她们生活、自我发现，有时自我遗忘、跌倒，甚至在出院后一切正常前因为欲望而非需求的又一次自我迷失。因为在出院后，多多少少对身体的致命控制有所中止。我们的病人就能在食物或其他领域温和的控制练习中找到某种根本的建设性的平衡。这也充分说明了这些女性青少年的故事不会停留在厌食症状上。这是为什么她们之后返回要求进行另一种心理治疗联系的原因，尤其是在隐约可见的早期母亲问题重新激活的特殊象征时刻。鉴于生育期引起的大量冲动，在这些病人的生育期我们可以进行心理治疗工作从而在多年后来理解厌食症状所掩盖的关键。这是一个真正的治疗第二阶段，病人决定放弃厌食方案以不同方式来解决冲动爆发，这次的主动权在病人，她求医的原因和上次住院治疗的原因是完全不同的。这次不同的要求与另一个人直接相关，即精神分析师。这一次治疗将在一个更坦诚的框架下进行，不再以身体为主，目的在于寻找更加被动主观化和主动主观化的话语。康复的第二阶段要在私密空间里进行。但这就涉及另外的故事了……

治疗厌食症:可逆的转换过程

治疗、口部和内在

悉心倾听能带来一座思维建筑

"悉心照料"(avoir soin de)的概念从 12 世纪到 17 世纪有了很大的变化。从 17 世纪开始它才有了医学意义。我们在这场讨论的开端丰富对这个概念的认识是非常有意义的。在发明罗马教堂的时期,avoir soin 指的是"带来,把某物提供给某人"。我们想要提供一座类似罗马教堂的稳定生动的思维建筑,以适应每个求诊病人厌食症治疗的要求,让每个人都心生治愈的念头并向着它前进。在这念头最初闪烁光亮的指引下,如何向病人提供她所要求的、对当下情况独有的切入点? 要在哪里产生治愈的欲望呢?

找出转变中的感觉图像

我将举两个图像的例子,治疗的需要和要求从此开始出现。倾听能在一种不定型的转变感觉中找到产生图像的内容。图像从内在幻想、梦境或者回忆中产生。在有望治愈与他人关系中的困难时，图像指出内在经历中特有的内容。对艾斯特（Esther）而言，障碍的形态（扩大的感觉）在对梦境的描述中是有意义的。对亚森特（Hyacinthe）来讲，记忆的描述成了强烈感觉到来的屏幕，让她摆脱麻木，内在中心鼓励她走向他人。

艾斯特和亚森特都有三十多岁。我们发现艾斯特限制性厌食时，她正处于分析治疗中，此前厌食从没有被诊断出；她在强烈的愿望下无意识地拒绝进食。亚森特每个月进行持续三天的疗程，在这三天内进行一系列的问诊。她的治疗在于双重倾听，生理倾听以及当前感知与身体记忆的心理倾听。在每日渐进的治愈中，她学习由我发起的倾听，一点一滴消化这种倾听，厌食的发作和呕吐现象渐渐变少，一种从未有过的身体感知出现了。

“我观察到有东西拖累我、阻碍我前进。白天一切都很平静，夜晚更加平静，这时我开始感觉到一个底部，我内在有某种东西覆盖着底部（fond），一块地板，一个基座，我在此之上生存。基底在这里真正地开始，我无法忍受自己内在的这种存在，无法稳固自己的脚步；更糟的是，我可能向它进攻。我肯定感到被遗弃了。马上我感到在体内培育着一种起源的内在区域，存在从此开始，我感到羞耻并对过度治疗、热情和寻找平静感到内疚。我应该如何把这一刻当做有把手的托盘并用手把这托盘拿起呢？也就是从四周将它拿起，而不是它来支撑我。您有计谋、建议、音调变化或绳子提供给我吗，让我可以下降到自己内在的这个时刻？”

亚森特已经尝试过好几次心理或营养治疗，却仍然无法摆脱造成自己消瘦的行为，她的消瘦程度有时惊人有时处于可以接受范围。以下是亚森特的回忆。一直追溯到她 3 岁时。这是最初间隔性治疗问诊的记忆，象征了她在身心倾听中经历的治疗关系，其中典型的身心倾听包括营养和心理治疗两方面。在描述了对最后几次问诊效果以及回答了关于未来改变的提问后，她产生了以下的回忆。她会摆脱那天早上不确定的感觉吗？她暂时感觉到更像是自己拿着底座，而不是底座支撑着自己？

当底部有所不同时，我要如何面对这有罪的痛苦？我在讲述什么？这难道不是区别于其他痛苦的忧伤吗？我重新看到一张照片，我很小，在一场家庭聚会中。我想要拿一个很大的银色托盘，托盘上有五十多杯汽水，有黑色的、黄色的和透明的。照片上只能看到我像球一样的头，上面有卷曲的头发，为了身体能够支撑托盘的重量我的手臂撑到了极端。就是这样，托盘出现了。一个姑姑的丈夫扶着我，他帮助我，他在把手上比我端得更多。这样我才能托着所有杯子，一直走到大家的中间，供他们喝。他没有嘲笑我，但我做的却是需要大力气的，是我那个年纪所没有的。他没有训斥我，让我回到孩子的位置上。相反的，他决定我可以把托盘拿到中间而不必走一圈让人们轮流选择，因为太沉了。他上了年纪，头发花白，我以为都是自己拿着托盘，我前进着就像是人们让我完成一项壮举一般。在底部惊慌的时刻，我却有意识地想起这个故事。

为了让自我（moi）能够包容来自底部的任何表达，包括恐慌，相比精神分析，在这种间隔性问诊的情况里，我会回答得更直接。对一个女性心理医生的依赖是否能够组织或者改变病人的不安全感，让她可以中断关系或者抓紧自我呢？我跟她说："我们一起做的这一切是为了让你和他人接触,就像记忆中这个和我年纪相仿的男人。他在你的童年和你一起端着盘子,此刻我就是这个和你一起端着盘子的人,现在这个你包括那个心底年幼的你以及长大的你。年幼的和长大的你在记忆中的这个地点相聚,它与今天有着相同的象征意义。"

当我们利用精神分析法发现艾斯特有进食困难,她向我们讲述了当时自己的梦境:

> "**这是**一座类似我童年和青少年时居住的房子,但又有自己的特色。我正在设计一级从房间楼层延展出去的楼梯。但是,梦境中房子周围的院子太小无法放下楼梯。楼梯伸展到了邻居家。在楼上的房间和楼下方形院子之间没有地方可以放得下这座梯子。"在分析中,我听了这个梦境,她没有进行联想,我也没有进行解释;它生动的独创性已经显示了价值并赋予自身意义。很久以后我们又多次谈论这个梦境,根据每次问诊进度,都有一些联系出现来补充它的意义使它完整。

治疗和痛苦

"治疗、照料"(soin)一词来源于 12 世纪两个中世纪词的结合。一个来自外省,"sonh"即悲伤("悉心照料某事"的意思即"对某事感到悲伤");一个来自法兰克语,"sunja"(对自己体内有所不安)。"Sunja"意味占据心灵的想法,在法语中生成了两个词,治疗(soin)和烦恼(souci)。"悲伤"和"烦恼"在语义上相似,如"为某人悲伤"和"因某人产生悲伤"等表达,某人即需要治疗、照料、同情并是正在受苦的对象。通过前缀"bi",治疗和烦恼加倍了:"bisunnia"。

一次又一次，治疗增强了。实际上，厌食症的治疗对于治疗者以及周围人、父母、朋友和兄弟姐妹都是一样痛苦的。因为需要在各种负面情绪中（什么都做不了，任何帮助她的尝试都是白费）经历考验建立信任。没有病人的愿望，没有与她的眼神交流，一切都是不可能的。通过参与和交流，我们可以创造倾听，因为通过一个细节、一个场景或内心一个转瞬即逝的状态，我们发现一个图像，它紧紧把握着治愈欲望问题"我在谈论什么"。

这是一个顽固的烦恼，我们必须要监视着疾病黑夜的地方，那里就是治愈的黎明，白天的前奏。让我们来看一下治疗加倍的词根。在中世纪的语言中，"bisunja"演变成了"bisongne"，即 sonh 和 sunja 加上 bi 后发音的浓缩。Bisongne 变成了"besogne"（活计、苦差）。从这个词里也产生了"besoin"（需要）一词。一次加倍的治疗，一个需要，一件苦差……这三个词听起来相似。它们的叠合加深了我们的直觉，被口阻碍的病人只有抓紧倾听的绳索，只有我们不赞同这种疾病的坏名声（坏名声成了否认治疗困难的借口），才能通过治疗重新找到健康。坚持会带来成果；"疾病不能简单地被治愈，所以不能被治愈"是一种错误的观点，是我们这个时代急迫、不看重长期结果的信号。治愈不能在一天内完成，就像一棵树无法一天内长成一样。

需要治愈？必须要有耐心，治愈需要时间。治疗联系初期的形成和成长是不可见的。要有勇气、灵活地认真工作，治疗者不能僵化，至少不能比病人更僵化。"我又犯病了，我呕吐了，但我已经有三个月没有发作了，您会放弃我吗？"利兹（Lise）对我说。"在最困难的时候，我们双方都要有失望的准备。"我回答道。厌食症的长期治疗有时候是艰难、累人的。病人们感到有抓住他人倾听意愿的急切需求。巧妙和坚定都会一一起作用。

她们发现自己不成形、几乎残疾，必须从体内生存困难的底部重新出发，学会在内心停留并使用口的话语和感情功能。

当内心，最内在的内在，停留在嘴上，成为一种无法承认和无法接近之物时，嘴成为了一个舞台——一个没有话语的舞台。饥饿、恶心和沉默在受嘴巴的保护。这就是厌食。但是当有机会确定治愈欲望时，就是照料不可分割的内心和被束缚的口之时，口被进食、联系和治疗的三重拒绝而束缚。但一种能倾听没有词语的语言的住院治疗是什么呢？这将是一个蛹壳，使用不成形来变形。在厌食症开始治愈时，我们需要给最有生气的自己、最内在的内在提供怎样的食粮完成从灰心到认同的转变呢？我们需要隐喻、类比和开放的方法。

身体勉强生存的状态改变了感官能力。治疗的安排可以通过四扇连续恢复的大门来打开感官：一日三餐节奏的恢复，睡眠时间的恢复，唤醒舌头不同味觉的恢复，通过基础代谢进食达到生命活力的恢复——基础代谢进食在初期可以只包含淀粉和蛋白质。进食障碍的摆脱取决于舌头上乐趣的苏醒，即食物的乐趣与词语的乐趣。紊乱生物钟的消除取决于吃饭感觉的恢复。只要吃饭还不是体现自身人性统一、联系起最兽性和最文明的地点和时间时，那么时间关于生理和心理的两个尺度依然混乱。一边说话一边吃，同时恢复生命活力，甚至与他人分享一种身心放松的状态，对我们的身体和心灵来说都是必需的。

隐喻和类比丰富了话语。它们在个性组成的情感中心建立内在空间。我们现在要进一步解释心理治疗的特征，后者通过倾听重建话语的乐趣。以下是对艾斯特倾听的例子。

通过对一幢建筑的抱怨，艾斯特认为所有人都厌烦实现的过程。"您明白无论哪一个都没有画面。"我很惊讶，她向我解释。当产生了没有画面的想法时，建筑就没有了灵魂。它没有活着。当我们看着它，我们没有感觉。我们没有完成它的意愿，这一切了无生气，长期被拖延。人们同时建造着其他楼房，因为他们对这栋楼缺乏动力。相反的，她告诉我她的一个梦境，人们完成了一栋楼房，想法来源于一个清晰的画面。它的完成非常顺利，因为它代表一个强烈的存在。它有两层高，由半透明的橘黄和绿色材质构成，用来照亮城市的夜晚。他们在水泥地基上设计了一些金属圈用来保护脆弱的楼层，构成了一个漂亮的底座。

类比：她看到同一个建筑师设计的两座建筑进展不同，对这两者如此不同的观察，让我们都感到惊讶。我告诉她对其描述的想法：她不就是这两座建筑吗，一个脆弱光亮但被保护，一个无法完全投入、无法令人产生联想而被无视？在接下来的几周里，她的身体开始改变，变得充实，她在成长。如果我们能够想象将来，她的女性化已经在透明中闪耀。

罗马式教堂的拱顶由一块块石头建造，所有的石头都被耐心地并列排放在结构木支柱上。但是必须有拱顶石拱顶才能完成。通过拱顶石锁住拱顶，后者被固定，拱顶才算完工。拱顶就是拱顶石，它开启某事并带来新的事物。拱顶自身通过拱顶石存在并结束。如何在一砖一瓦构成的治疗中，在进展和稳定中引导出一种类似的状态改变呢？

通过帮助她们获得身心视角，即有时从心理滑向生理，有时从生理到心理，我们也在治疗每个厌食症年轻女性或青少年身上学着更新治疗的工作,根据隐藏厌食症治愈可能的时间、地点一天天来调整查寻和任务。

疾病以外的进展要耐心,一步一步,以一种不回头的决心。这就好像一个生物缓慢的出生,它在症状的保护下找到了避难所。在无可挽回地陷入疾病迷宫时,病人发现了由绝食带来的欣喜感和麻醉感。在治愈过程中,病人被厌食的魅力围堵,在面临失望的时候是最脆弱的时候。厌食症在窥伺着,因为它有一种可怕的凶残兽性。

远离吞噬者

我们要通过隔离来治愈厌食症,这有点类似于《启示录》里去沙漠的隐喻。一条恶龙盘踞在一个正在分娩的女人前,在文中后者代表了人类。女性化象征了我们的人性,恶龙象征了我们体内的吞噬者。上帝派来了鹰,鹰用翅膀载着女人到了沙漠取食。这就是在沙漠中创造一个别处并提供食物(吗哪,manne)。吗哪原意指的是问题——在沙漠中进食的问题,沙代表了日子的无穷尽。恶龙想要吞噬人类在痛苦中的分娩物。我们知道了需要时间,在每个人能够以自己的方式辨认内在是怎么在童年和成人相接处被损害之前,甚至要接受长时间荒芜的表象,几乎是在口的深处孩子承受着与母亲相关的不安全感,因此青少年或年轻女性无法说、无法思考、无法没有恐惧地爱。为了康复,这些女孩和女人必须让痛苦分明,因为后者存在于连接心灵和身体的界面上。这个界面也代表着联系女人与孩子、自我与他人的界面。

在自我和他人的界面,亚森特询问谁掌管什么。但几次咨询后，她向我描述了双手的麻痹状态。

"怎么说呢？我感觉到正在形成的由能量支撑的形状，尽管底子消瘦它还是相对灵活。上面的形状移动、接收、张开。下面有点痒但没有自己的运动。两者之间打通了，就像我感到手指断了、消失和冻僵的同时看到它们。我感到这缺失层面的缺陷，就像轻微扭伤。然后，底部被能量淹没，因为能量来自现在。底部是过去。我还无法穿越它。我能感觉到，但我没有学到所需的经验。因此，我犯很多错，无法收拾。需要一个连接上面形状和下面底部的扣环，这样我所感觉到的就能稳定在与之相对应的事物上。尽管昨天的道路泥泞，我依然保持冷静，但夜晚的感觉糟透了，就像我妈妈无数次地讲述塞甘先生山羊的故事一样：'山羊在死之前整夜都在与狼决斗。'正是在夜晚，上面的形状想要接近我身体的深处，做缝纫和集合的工作，但以我现在的处境，它做什么都是徒劳的。夜里，我能透过光秃秃的树枝看到奥哈多尔地区的树叶落下。"

我将这些苏醒时刻感受的身心倾听传达给她，这还是麻痹的感受：

"如果您还处在缺陷的感受中，不要着急，要耐心。让您的身体不再伤害您，不再让您在身体的末端感到麻痹，还需要时间。这种感受来自残存的营养不良，它使手指尖麻痹，尤其是当天气冷的时候，因为毛细血管不再健康；当您摆脱暴食的习惯，毛细血管的功能也会改善。现在学习的重点是您的坚持，一直保持暴饮暴食的灵活警惕，一种如树林中清风般的关注，让你学着看到别人跟自己一样友善的能力。"

这个回答就像是对她在平静时刻感到手指麻痹的具体解释。

当抗压激素下降时，勉强生存的麻醉感一点点在消失。这个回答同时也是对夜间刺激她的冲动和感觉心理关键的解释。吞噬有了狼的形象，在天亮前能吞没她。哈森特能够想象狼的饥饿。这样她只要迫不及待地扑向食物，吞下食物让饥饿消失。她的狼爪麻痹了，几乎折断。

孩子和成人交汇的特殊地点是治疗的拱顶石。它能在个人的创造性中被发现，见证此刻在医患关系中建立的信任。我同意温尼科特将信任联系的质量作为证据的观点，信任联系的质量即治疗师和病人间共同的画面质量。通过这个画面，病人证实她的心理现实还是谜团，但已经生动（没有被吞没，因为正被厌食症吞噬）。对艾斯特来说，画面出现在一个梦中，那是伸向邻居家的母亲身体阶梯；对亚森特来说，画面出现在幼年的回忆中，她端着一个放满了杯子的托盘走向人群中心。

界定空间的困难

在这两个病例中，都有界定空间的共同困难；就好像里外之间不再有空间。回忆作为用来象征现存治愈欲望的屏幕，亚森特的这个托盘非常沉重。有人帮助她，但她还是很紧张，没有感到放松。身体的接触、这个帮助她拿托盘的男人的存在比较靠后，她的手因紧紧抓着托盘而僵硬。依恋不是安全感的来源。

这和艾斯特的困难相似，她在梦中估算楼梯是否能在看起来过小的花园中着地，或者它是否能在邻居的地界上完成后连接至她楼上的房间。这里没有内在充实的经历，只有对事物、功能、行为的紧抓不放。内在充实的经历要追溯到嘴巴与乳头的关系：奶水流到身体内部，有一种从外到里充实而温热的感觉。艾斯特和亚森特的紧张在于她们还没有获取在亲密接触里不慌张的能力，或者还没有独自控制的愿望。

在与分析师的关系里，重点是要创造一个内在的空间，即亲密透气的空间。艾斯特和亚森特探索着想象它。她们在回忆和梦境中穿梭，她们对于联系的亲密画面不同，一个是楼梯，另一个是托盘。连接艾斯特和他人的是移动。她通过邻居院子的后门逃脱。对亚森特来说，与他人的联系是在去往家庭成员中心的途中被看到的，帮助她的男人有点年长有点模糊，因为他让她停留在看到自己而不是感受自己的幻觉中。是他拿着托盘……**可出场的是**她。托盘可能就是她所承受的而不是感到被托起的母性土地。这个男人代表着父亲吗？

在自我和他人的交汇界面出现一个缺陷

在自我和他人的交汇界面，两人都出现了残缺的感觉和概念。出现的缺陷可以作为同时谈论好几件事的媒介。治疗的身心层面可以利用缺陷的显现来解释与症状减轻及治愈进展相关的变化。缺陷同时代表话语的尺度，在医患关系中出现的交流困难阻碍了话语。父女、母女以前的交流困难转移到话语上。

对亚森特来说，与他人关系的语言组织是围绕手指麻痹的障碍和托盘的场景展开的：她感受到麻痹却不知为什么。这是一个躯体化的经历，一旦这个躯体化经历与正在减轻的身体厌食症的关系被发现，它就能转化成其他事物。

对艾斯特而言，与家中楼梯的关系在之后的分析中变成与公共场所中残疾人通道的关系。她说,如果在设计这些楼房时理念清晰,或者相反的,在设计它们时投入很少,它们就在建造的时候变得简单或困难。这画面表达了她身心的障碍。尤其代表了一种与他人关系的内在区分,在与他人的关系中存在两种自我的状态,一种是良好设计、舒适的,另一种是潦草设计、难以建立的。

一旦在她学会表达后,画面就统一了。在她表达后的几个星期里,产生了动静。计划从一个画面或没有画面中建立。通过类比,治疗必须带来一些东西,一个画面、一个隐喻、一个类比,从而一点一点平稳地进展。艾斯特和亚森特到内心取暖。我们可以说奶水,这里即话语,从外到里成为内在空间里个人无法消化的对象。

厌食症就像一头猛兽,或像荒野中的一头公牛,如果我们动得太快,它就会向我们冲过来。相反的,如果我们缓慢地前进,它看不到我们前进,就会让我们穿过田野继续前进。如果我们在治愈初期就制定一些体重标准,就会过快。我们想要朝前冲,疾病就会看到这股的力量,从而变成一头发怒的公牛,变得更加有力。很多治疗因为忽视了对疾病逐步驯服的需要而失败。这是对身心同时的驯服。这时的时间应当逐渐成为一个与麻醉和单调时间有区别的运动。以狼的脚步前进,以观察为起点。首先观察嘴巴是如何变成了一个缺乏话语舞台的内在场所。

隐喻和类比丰富了话语。它们在个性组成的情感中心建立内在空间。我们现在要进一步解释心理治疗的特征,后者通过倾听重建话语的乐趣。我们现在要在细节上发掘话语的困难,后者随着移情效果而增加。这困难让病人感到话语的丧失。在治疗中的这种经历是创伤性的,而创伤性的原意是"有利于治愈的"。

话语丧失的创伤和人性的丧失

比较不是表达而是话语的本质。话语是通过相似来进行明喻和隐喻的表达媒介。它的存在将主体和交替的认同结合在一起。注意它的本质:如果话语是自身的媒介,它不能进行比较,相似性正是在一个复杂的单位内通过比较集合了异同。话语承认个性化是人类重要的特征,它是认可的方式。

对个体同化和繁衍的生物攻击,迫使治疗不得不加强个体的第三层面——个性化——来重新创造另外两者的重生。构造内在的亲密能创造拱顶石,但当心理生活的现实透过首要的关键隐喻露出端倪时,话语的树木就逐渐失去了它的树叶,因为治愈需要脱离身体压力空间,进入与欲望冲突相关的心理焦虑空间。

口也是内在保留的空间。当我们能完全自由地选择说或不说,完全相信自己的选择时,我们就成形就有了基础。但当钳子把我们的喉咙卡住时,我们的心就成了一块大石。牙齿不让一丝喘息通过。我们只在那里焦虑。怎么办?要知道松开嘴唇找回话语的尝试是打开自身大门的通道。一旦大门打开,词汇增加。词语的乐趣来自讲述,正如胃口来自进食一般。一种乐趣带来另一种乐趣,因为身体和心灵在口中交汇。我们首先想到的地点是嘴巴内。内脏的气息通过嘴最好的呼出方式莫过于结合音乐与语言的歌曲。

弗洛伊德将出生的创伤与对陌生事物的不了解进行比较后发现我们更重视身体的内部。与原始缺失现状的亲密接触表现了缺少连接词汇的沉默口欲性,我们在此中思考、再三咀嚼、被这无法消化的谜团窒息,这无法设计的谜团紧跟着我们、将我们包围。

　　口欲性不完善的男女青少年——尤其是被性暴力伤害或者被沉重秘密封闭了天真语言入口——的口通过没有话语的语言表达，见证了人类轴心，即口的创伤经历。我们现在掉入了内摄性认同的陷阱，认同他们的忧郁、消失的嘴巴、自我崩溃或僵硬的轴心，徒劳地想要前往完全被理解而又无法到达的理想境界。如果我们认同折磨我们的认同，就保留了我们的不同并能找到属于她们的不同。但如果她们愿意接受这个方法，还有另一个阻碍：她们的嘴巴突然失去了话语，可她们以为还在内心保留着语言。

　　接下来的就是恐慌。她们看到自己退化成了动物，甚至什么都不是，成了失去所有交际的人类，于是羞耻、愧疚、结巴。我开始明白她们神秘的抱怨，"我什么也不是了"。她们的嘴巴因丧失话语而荒芜，我认同她们的恐慌。

　　但要怎么回答这个没有话语的生物呢？道路被厌食症这一岩石阻断了。厌食症治疗的艰难让我们随时面临失败：对着空气说话，接受谈论一切，虚无的、随意的，或者自言自语。我们惊讶地发现撞上了一面镜子。在认同了对她们身体灾难的忧郁后，随后让我们伤神的是她们无效话语的创伤。

我们因发现自身词汇的贫乏而惭愧

　　就治疗者的感受来说，在"请帮助我但我什么都不能吃"的情景中，对无法交流感到愧疚以及对青春期治疗兴趣的转移是沉重的打击。这是一个没有话语的场景。如果我们接受自己的羞愧，因为只能向她们提供对待穷人的施舍，即一点点的谷物，这是我们在与她们相遇的田野中不时收获的一点点谷物，或许她们就能借助重建话语空间的简单隐喻来战胜自己的羞愧。重建形象化比较的首要目标在于让语言和话语重生。

相似性照亮我们的不同。它们能振奋精神。隐喻总包含着性别和年代的不同。第一个尝试重建被阻断道路的人似乎摔倒在我们的脚步下，就好像刚出生的大象摔倒在地面上。

有一天，一个病人发现是什么造就了自己的不同，她感到在沉默的狂怒中融化，狂怒在缺失话语的场景中强加了一些与母亲的对话，"永远不被理解……"。她有了这个画面："哦，就好像我刚分娩了一头小象。您知道吗，在母象腹中多年后，它们出生时会摔倒在地上。不被理解的痛苦也在此倒下了，这是幻觉的重量。"

在没有话语的语言沙漠里我们要以什么为食呢？除了隐喻和类比，还要找回一些被忽略的词语作为重新开启交流的部署。

最棘手、最需要治疗的厌食症患者并不是最喧哗的而是那些最沉默、最不起眼的。我们发现在治疗开始时她们被沙漠包围。我们察觉到她们的词语、画面、记忆以及梦都很稀缺。她们的话语无法进入内心。因为缺乏情感，一切仿佛都正常但又不正常。这是因为她们的家人朋友没有认识到她们情感孤单。我们必须坚持为她们的生活以及未来的活力增添想象力，直到她们变成这样为止。要敢于这样做。敢于冒险使用合适的词汇，让她们在过程中找到并拾取它们，就像在小拇指的故事中回家路上的白色小石子，饥饿的小拇指返回亲密，返回不存在或已不存在的家。

倾听忽略词语的沉默

艾斯特在治疗中发现了被抛弃话语的认同作用，为了逃避沉默中的恐慌,这些词语从她的口中掉落。让我们来倾听她。当她必须悲伤地认同自我建设中的缺点并重新开始时,我们离治疗的起点已经很远,差不多到终点了。我们还要战胜气馁,还要再向前一步。在表面上,艾斯特对我描述了一座即将完工的楼房,它即将要被交付给作为投资方的市政府。她就是这座楼房的建筑师。实际上,几次咨询以来她察觉到了自己与这座楼房间的相似性。建造的细节中透露着相似。这座体育馆是一个隐喻,她是治疗的建筑师,建造着康复。在体育馆最后几乎完工时刻的风险中,艾斯特顽固盲目地看到康复最后时刻的风险。

根据咨询中的细节,我们尝试创造一种倾听,让我们出现在她的想象中、场景内以及我们想要抓住的内在状态里,这种倾听可以找出隐藏在词汇阶梯中的陷阱。

"我无法超过上次在营养师那里咨询时的体重;我想自己会成功的但我不知道这是否与……**有关**……"

艾斯特就这样常常没有意识地陷入沉默。无意识地拒绝我的倾听和她自己的想法,她以为在说但其实没有说。她过于自如地将想法联系在一起,陷入了自己话语的恐惧症。"有关"一词从她口中说出,她就停下了。下一词语停在她的舌头上。我已经提醒过她……"您没有将句子说完……"这样,为了让她战胜新的恐慌并去探究它,我接着她的话说下去。

我们已经习惯这些可逆的转换,她小心地继续:"是否与不增加有效体重有关。上次咨询中,我没有将建筑物中的膨胀密封垫考虑进去……其实这不难解决,我有一个简单的方法,但当时没有想出来。不一定要在地面上方铺膨胀密封垫,这样太复杂。在墙上就简单多了。"

我在此处插入:"您想知道这与您内心的膨胀密封垫相似吗?"

"没错,总是存在简单的解决方法。这座建筑的计划进行顺利,但在即将交付时却出现了许多问题。我们发现了可怕的漏水问题。在工地上,一旦发现问题,我们就要从头再来,这我已经习以为常。室温与残疾人通道的规定刚刚有了变动。然而我却没想到去核实。由主办方指定的监控办公室制定了一个预算,但工程结束时却有很多点不相符。有很多要重新开始的难题。

我冷静地分析:很多没在我预料之内的事在最后出现是非常麻烦的,而且这说明其中有问题。"

"可能您不愿意听到缺陷,想想您的姐姐。"

"是的,这让我恼火。在规定中有一些限制性很强的解释。比如,必须要指出建筑的入口。我试着通过分析建造一些东西,但有遗漏,对一些事情考虑不周。"

她不说了。又一次在话语中用沉默逃避。我给她一些需要的东西,并关注她暗中的情绪:"有什么东西是您不能在分析中考虑到的?"

"成为母亲的欲望……。"被自己突然冒出的想法吓到,她辩解道:"这答非所问,我不知道为什么就说了。"

她又一次陷入沉默。为了让她打破这如同大衣般厚实的沉默,我用她自己的词汇和图像来为她升温。我用一个类比解释让她靠近火与温暖:"规定……规则(月经)……"。

我将她的词汇连接起来,产生了共鸣。它们双重含义的共鸣是清晰的,因为它们的相似性在集合的同时也起了区分作用。"规定……规则（月经）……"。艾斯特不再有月经。她体内的女人和规律是什么？在她生命中，人类的规定没有被一直遵守，因此她被打碎。她需要膨胀密封垫来抵抗因过度刺激造成的过热状态，后者在她的童年和青少年期发生了三次。以前内心的过度曝光没有用话语表达过，为了重获感官和话语，她经过"规定……规则……"这道门并继续前进：

> "是，比起我的姐姐，我接受不了缺陷。对我而言，缺陷就是我的交流障碍，这是我无法接受的。在分析中，我不知道自己是否愿意承受我姐姐的缺陷，是否能够承受，或者是否将它视为自己的缺陷。"

> 我继续类比："可能是时候在您没有明确指出的地方立一些指示牌了，或者您觉得它们对我或他人显而易见，不用告之。您没有说完您的句子，如果您没有在我的指点下将它补充完整，我就猜不到后面的内容了。您句子的结尾让我惊讶。"

> 为了看清内心房屋的现状，她重新回到建筑的隐喻里。

> "我想说的是：这一切发生在建造过程的这个时刻让我受了打击。我们都快完工了。我很难过地告诉您这个规定不好……有缺陷的规定对大家都很困难……"

她的表述，如"我们""大家"，目的在于冷却感受到的过热表达，这与我们之间的亲近相关——这种亲近第一次变得如此确切和持久。

为了使精神治疗中的基调正确，每个病人要由此学会倾听，如艾斯特独特的说话做事方式，就需要一个专家的倾听作为转折中介。我们处于亲近状态，面对话语恐惧没有气馁。时间的基调是根本的，成为倾听的基础。它就像扶着想要吸奶的新生儿臀部与头部的母亲的手，成为他靠着她的生命支柱。

作为黑暗的守护者，长时间的提供者，我们最终能找到一个不受腐蚀的生命震动点。个人因为害怕缺陷而产生厌恶，却被缺陷的外壳掩盖、埋藏。艾斯特的交流缺陷成为其中的关键，是人性沉重和悲伤的信号。她以为能通过身体的轻盈减轻持久的存在。身体短暂的完美是一种引诱，而她正在放弃的这种引诱，因为她改变了看事物的角度。她平视真正的重点：内在化，处于最内在的内在，能够培养她身上的人类共性。

要用什么来喂养最生动的自己、最内在的内在从而战胜气馁、达到认可的多重意义，即辨认、认同、感谢和感受生活的恩赐呢？使用隐喻和类比，以及它们通往认可的方式，在认同喜悦爆发的地方，生存游戏显得清楚而平淡。艾斯特放弃的、没有说出来的想法（"有遗漏""对一些事情考虑不周"）是她想说的"成为母亲欲望"的反应。这个意想不到的想法给人印象强烈。成为母亲的欲望，她没有在咨询时提起过却在我的追问下从幕后跳到了幕前："有什么东西是您不能在分析中考虑到的？"

我似乎能通过经验确定，一旦个体不再干扰她的口欲性，即生活给她提供了防御逆境的机会而她能使用攻击口欲性以外的方式来完成，与自我和他人的亲密就有了可能。我似乎也能说，如果这些年轻女子不信任自我亲密的能力，就不能与一个男人分享亲密，就是说她们要信任自己获得、保持并不予分享的力量。

临床治疗能让我们形成对爱情生活中亲密的设想吗？**两人的私密是无法分享的经历吗？给另一半沉默的时间和空间，不吞噬他或抓紧他，也不在他忙于其他事时指责他将自己抛弃。**

艾斯特因身体改变进行分析治疗的时刻所产生的重新建筑梦境成为照亮临床治疗谜团的新光芒。通过她的病例我们可以明白，当心灵被连续严重伤害时，无数次分析咨询中的话语分享是怎么修补创伤过度曝光的。长期以来我将通过画面力量传递的第一个梦看作无法分享的信号，不知道这个画面的出现与哪一种经历或欲望有关。但我确定它所包含的感觉力量，这在她的描述中有强烈的体现。再看以下描述：

> "这是一座类似我童年和青少年时居住的房子，但又有自己的特色。我正在设计一级从房间楼层延展出去的楼梯。但是，梦境中房子周围的院子太小无法放下楼梯。楼梯伸展到了邻居家。在楼上房间和楼下方形院子之间没有地方可以放得下这座梯子。"

过小的院子相对于展开后太大的楼梯，这是她童年和青少年期对性别看法的浓缩……在接下来几年的分析中我经常在倾听她时看到这个梦境，有时我会与她分享这个联想。一天，她告诉我她从没有请父母参观过自己设计的楼房，我和她一起试想面对父母。她难以忍受这个想法。她想要在引以自豪的两座楼房即将完工时正式邀请他们。但是又放弃了。于是她借用这个还在我记忆中顽固残留的旧梦联想到楼上的房间。她姐姐身体不适时，经常在家中大吵大闹。艾斯特的房间不再是一个能够完全保护她的避难所，她在房间里还是能听到对母亲的谩骂。她最后穿过院子跑到了邻居家，不再听到家里的声音。来自楼上的楼梯必须用到邻居的院子才能完全展开……她对接受姐姐不幸的悲伤和愿望亦是如此，在她内心的院子没有容纳姐姐悲痛喊叫的地方。

正是在这些联系后，艾斯特问我是否能让一位营养内分泌医生来改变她的消瘦。她应当是摆脱了记忆中鲜活喊叫的恐惧,这些喊叫可能留在了自己嘴巴的记忆中,自己喊叫的记忆因此而无声,这正是她在姐姐的斥骂声中无法说出或没有听到的话。她失去了语言和人性吗? 路显得很长,因为她前进缓慢。在一些我们经常涉及的咨询领域,她只能通过联系来讲述她的一天,她的感情生活只是幻想。

她告诉我:最近我经常重见楼梯梦境的画面,她要越过邻居的墙才能从上面的房间完全展开。我有了另一种视角。敢于让楼梯在邻居家着地并完全展开,表达了我敢于前往家以外的地方安置楼梯的愿望,也表达了打开我卧室空间、向一个男人打开我私密空间的愿望。这些日子以来,我一直担心出了很多问题的工地,我鼓励自己不灰心并坚信会找到解决方法。我为什么不用同样的角度来看待自己的个人生活呢,不灰心、敢于为生活的难题寻找解决方案?

我们因敢于面对口头分享的痛苦而获得养料。为了不用再考虑口欲关系,维持治愈成果,她能抵抗住厌食防御的诱惑吗? 后者通过对生活中新鲜事物的内在化象征困难束缚了她的嘴巴。能,如果她能将治疗中的经验转移到生活中并给自己理解(承受)恐惧困难的希望,因为恐惧困难会在拒绝进食的末期出现。恐惧和避免活动可能只是从拒绝进食、联系和治疗转移到肉体以外的另一个地点:需要面对的新诱惑。

口部是最古老的存在

相反地,最里面的、最深处的、通常最秘密的内心生活可以透过身体自然地观察到,在嘴巴的深处,在低声说话的地方,在小声读书时触发并在默读或书写时变得优美的秘密震动。我们的妈妈在我们出生前的哼唱,以及我们在哺乳期咽下乳汁时最初的温柔声音。白驹过隙,时间如沙漏。这是在最初的日子里身体深深的喜悦,在乳房和嘴巴的亲密接触中溢出的喜悦。

"最美的事物不过是他人的一个眼神、内心深处被爱的光线、自己天赋的画面、一个脆弱的女人、女性化的欲望,这一切发生在肌肤以下,是内心的光亮。一棵树的根越长越深它就越美。"(Juliette Binoche)

人最初的根在这肌肤相亲的哺乳中,透过他人的眼神为自己的光亮汲取养料。在生命最初的时光里,我们认识了一个脆弱的女性,她刚刚完成分娩,处于女性化的欲望中,完全开放,产生并赋予乳汁,但是整个身心被激素的冲击和涨奶打乱。她如此靠近孩子,用身体和心灵养育他。她是女人也是孩子。她是自己养育、生产的孩子,她的根在母亲的眼神中衍生,她有时也会因为从自己体内抽离感到疲惫和感动。在她的疲劳里,我们能听到她因孩子不再在她体内而产生的喜悦和遗憾。

治愈,就是能够在一种与此类同的依赖中重生,同时吸收自己和治疗师的话语,这样才能完成自我分娩。在这交换中,倾听是能够让词语和嘴巴重生的分享形式。从别人到自己的倾听,在来回中有了做决定的原因,于是决定欣然接受依赖他人的羞耻,从而改变自己。

亚森特:"我决定下一次跟您对话时不再让自己活在羞耻、分裂或滥用中,而是活在环境中。耻辱,是我的自我感受,就好像这是对自我唯一的本能认识,是内在的唯一、首要的画面，它从不说谎，我通过它联系着自我。我决定接受它，接受我现在需要在您的陪同下翻搅词语进入到它们之间。这么说，耻辱还在，但我承认它是为了找到另外的事情，或面对耻辱用诸如乞讨的东西来代替它。"

"**明白是什么触碰了我内心的生活，就是达到最亲密的点，即孩子和成人在我体内汇合的最终点。**"一个人的内心深处是怎么出现一个不容易结疤的伤口，它能够重生吗？为什么某些女人刚刚完成生产就选择了进食障碍的极端求助方式？她们不觉得孩子和成人在这儿极端相连吗？通过拒绝进食，拒绝身体的一切，也因此拒绝联系？这不是个矛盾的反射吗？口保留着母婴之间初次声音交汇的身体记忆，厌食阻断了这个记忆入口，难道不是为了将它保留给自己？这神秘的象征点一直承担着我们的整体性，它出现在歌声里，在我们存在深处的亲密里，在我们或他人重大时刻表现的亲密里，抱怨、喜悦、痛苦和爱情都在嘴巴里。音乐产生于最初的时代、人类的开端，它可能来自语言的分享。低声歌唱是第一类言语。

"skene"在希腊语中意味着躲避的地方、帐篷、支架。它来源于印欧语系的"skia"，即阴影。在 16 世纪时，该词首先用作"戏剧表现"，随后成为"发生某事的地点"，最后意为"成为戏剧主题的行为"或"戏院整体布景"。通过类比，有了油画中表现结构的意思；通过隐喻，有了一起事件的意思、即一片给予了生命的景色。

口"ora"是味觉和话语的器官。它的确是人类身上一个可躲避、有阴影、发生特殊事件的地方。作为我们和动物相似的进食器官，它同样也是区分我们，让我们成为人类的器官，因为它是讲话的地点。

　　口是动作的器官，我们在聚会上一边对话一边进食的时候，它结合了我们身上的兽性和人性。当我们将杯子或勺子靠近口时，口仍然持有我们说话的动机。当我们在吃饭间歇休息时，口表达我们的话语。这两个动作相互延续。灵魂的火焰点燃这些社交时刻。如果它们升温，怒气会带来爆炸的火焰。饭桌上的争吵，包括夫妻矛盾和代际矛盾。

　　在修辞学上，根据斯纳可（Sénèque）的观点，话语意味着一种比较，一种相似性，然而在其他作家眼里则意味着夸张和被启发的讲话。话语指词汇的口头表达以及通过相互联系表达想法的能力。它是人类的基础。它在某种意义上是让我们活跃的同伴。人类敏感的灵魂通过它来表达。

　　说话能力被破坏的后果是极其严重的。表达自由并不是平白无故被称为说话权利的，如果我们不是说一不二且一言九鼎，这权利就没有意义。但当话语被践踏时会怎样，有什么比食言更严重？就像今天媒体中的大量词汇已经失去了真正的意义。于是语言的信用底线正遭到破坏而衰亡，渐渐失去作为枝叶的形容词以及作为果实的画面和智慧谚语。

　　重新找回话语必须汲取隐喻的源泉。小时候晚上睡觉前，童话是第一个发现隐喻的地点。在睡眠和梦境前，我们在父母声音和古老语言的云层中休息，这语言经历了许多个世纪才来到我们的时代。厌食症的治疗往往与声音和词语相关，《一千零一夜》的故事让嘴巴静静体验了正确言语的神奇梦中力量。我们首先在嘴巴里做梦。

　　口是如何进入一个失去言语的语言场景的？因为口最神奇的第三幕，即接吻。或者一个爱情的场景——沉默与窃窃私语或亲密的沉思相交替，或者一个家庭、子女、父母或祖父母的场景——沉默或哼唱所显现的温柔亲切，又或者一个友谊的场景——沉默延续了亲密朋友间的交流和信任。这最秘密的第三幕引入了私密的害羞，即在尊重的基础上尽可能地接近另一个人。

相反的话，嘴就会变成缝合的嘴，成为失去言语的语言场景，显示出透露一个秘密的危险。缝合的嘴是对人类灵魂的口施加的暴力——闭嘴，"即没有话语，因为话语被截断，话语开始缺失，吃与喝也因此消失"。

沉默的口是无言内心剧场的开幕，来自最内在的内在失去了表达的词汇。无法想象的事物互相咀嚼，找不到相符的词语来表达最惊人的梦境源头，或在它出现时马上忘记，词语滞留在舌尖上……

我们要在数个界面上工作。以下为主要的界面模式：

——体质和心理

——孩子和成人（女人）、自己和他人

——自己的时间和空间

——话语和倾听

从肉体角度，时间通过日夜、排卵和月经生理节奏来工作。从心理角度，与时间的关系，即时间性与主观性以及内心问题的关系。

可逆的转换过程

厌食症以外的进展是一场考验，这场考验的发起在于逃过猎人的眼睛，这个猎人正在等待我们的弱点。患者在拒绝进食的道路上越行越远,已经无法靠自己的力量摆脱,只能在懂得如何警惕危险的人指导下进行。此人能在治疗过程中监护她,有时在她前头有时在她后面。这就是可逆的治疗角色转换过程。在困难中,可逆的转换过程进展更顺利,因为它能节省能量。治愈意味着接受依靠一个人或补充性地依靠一些人,这些人能在最困难的时刻完成接力。

治愈意味着治疗者接受对治疗对象的依赖。这是可逆性的必然结果。在孤单道路上自我迷失的经历最终让这谨慎和互助的安排得到锻炼并让人信服。如登山者一样互相连接是战胜疾病的唯一机会。那些在没有帮助下以为战胜了厌食症的人都复发了,因为她们以为能单独找到出口却一无所获。这涉及严重的复发。在裂缝的深处一切都要重新开始。治疗让我们发现减弱力量多人同行是正确的,也是必须的。在经历了惊恐、浪费她们生命的迷途之后,依赖难道现在还是一种选择吗? 对依赖的接受产生了治愈中通向自主的信心。"当您康复时,您……"

康复关注的时间、动作和节奏

如果我们认为能在几天或几小时的住院治疗后取得效果,如同外科手术一般,厌食症肯定会重新爆发。厌食症的治疗不符合又快又好的主流意识。保证长时间治疗需求是公共健康的一个重要课题,因为该治疗的收益还不能支付一台昂贵的仪器,而仪器却往往能解决很多问题。在眼下一项无法为部门盈利的治疗势必是要被抛弃的。明天,我们还能想象厌食症住院治疗吗? 我表示怀疑。现在我们不惜余力地形成一种创造性治愈的治疗模式。我们还在就此研究。对于厌食症治疗来说这将是很大的缺憾。长期住院治疗曾是厌食症治疗界的"劳斯莱斯"。于是,要创建不可能的事,即将住院治疗看作汲取治疗概念的理论模式,建立适用于现代医学限制的新治疗结构。

对疾病难关和厌食症治疗出口的逐步发现见证了参与治疗的受绝食癖折磨的病人的喜悦。我们借用奥利弗·梅西安*的描述来形容这种喜悦,这是他 1949 年 12 月在波士顿创作交响曲时写下的,即《图伦加利拉交响曲》:

> "喜悦之大只有身在不幸中的人才能隐约看到,这是一种超人类、泛滥、盲目以及不可测量的喜悦。"

这样,当不成形的隐喻在厌食症治疗的蛹茧中形成时,破茧而出是一种不可知的重生。厌食症将个人的内心变成了一种不可见的不成形状态,作为治疗者或病人,倾听厌食症的隐喻就是体会个人最生动自我前所未闻的游戏经验,即自我成为了变形可能的无限性。

哪些深层能量的源头被唤醒并变形?正是一直与病人作对的能量。从此,相同的力量在自身以外改变方向,类同于《图伦加利拉交响曲》表现的力量。这是"创造、毁灭和重建的游戏,生命和死亡的游戏",奥利弗·梅西安在作品中写道。"利拉(lîla)也是爱情。图伦加(Turanga)是如骏马般奔跑的时间,是沙漏般流逝的时间。图伦加是运动和节奏。图伦加利拉同时意味着情歌、欢乐颂、时间、运动、节奏、生命和死亡。"

随着流浪与希望的倾听,我们展开治疗和治愈工作,让病情可

---

* Olivier Messian,法国作曲家。——译者注

以不断演化，每一天的治疗都不同。我们在经验的基础上全面使用关心和直觉。厌食症治疗的高度可能高于其他任何治疗，因为它要求不可衡量的辨认能力，用以辨认不可见的存在以及隐藏在神经性厌食症症状与严重性里的自我内在。我们必须具备同感认同的素质、生命的机智以及与一名真正演员的模仿素质相似的可塑性，就像狄德罗*定义的一样。我在此引用朱丽叶·比诺什对其职业的观点：

> "我们寻找一种存在，创造一种聆听，为一种想象、观点、欲望以及由此产生的舞台、细节和内心世界等做好准备。在表演时发生的一切与心理元素和外表无关。必须热爱内心的冒险，透过身体寻找内心。必须坚信我们能够穿过毛孔、眼睛和声音点燃火焰。必须要有燃烧和超越的欲望和勇气。"

于是，为了存在，不管如何我们也要认为"自我是无尽"，即在可塑性与变化中的无穷无尽，这正是维克多·雨果（Victor Hugo）通过让·阿冉（Jean Valjean，雨果作品《悲惨世界》中的人物）之口表达的内容。这也是精神治疗介入的背景。

这火焰点燃了厌食症治疗。我们必须创造出一团持久的火焰。它必须要持续好几个月，完全治愈往往需要 18 个月。它是创造、毁灭和再建的过程。在 13 世纪，"悉心照料"（avoir soin de）有了新的意思，即关心照看，随后是"关心某人、帮助此人照看某事"。这样，我们务必要顽强地重复治愈所需的任务，就像音乐家和演员为了越来越完美的音乐和表演坚持不懈地排练，而不只是单调重复，因为病人往往尽力地机械重复，但她的世界观和自我认识却仍

---

* Diderot，法国作家，第一部百科全书的编纂者。——译者注

然停留在黑暗中。我们必须让病人摆脱厌食症阴影、重见天光——**在这**之前的日子，我们必须燃起信念之火，穿过她的毛孔、眼睛和声音——重新找到生活乐趣的方向。这是离开地狱的上坡方向，通向生活的漫长上坡。

在脱离深渊后，当她不再因厌食举止而衰弱时，勇敢存在，即开启自身潜能，成为关键所在。在这些极端习惯消失后，我们千万不能被蒙蔽：复发诱惑的危险也十分极端。在 15 世纪，"悉心照料"有了建议、警告的意思。在治疗中"预测"含义的引入自然导致产生了它的医学意义。"悉心照料"在 17 世纪有了照顾某人并恢复其健康的意思。

我们将在这几个月的变化过程中陪伴决心治愈厌食症的病人，稳固她的康复——也就是在康复中恢复信心并建立生活勇气。稳固来自在治疗过程中获取的确信，通过对自己最内心的倾听，她听到了自身有效之处的高音，让她能够从此依靠。第一个真正动听的音符让她对之后的进展有了信心。

身 心 观 点

不管是限制形式还是暴食性质，厌食症患者都需要通过自我治疗认识到疾病身心观点的希望。她们需要这些解释来找到疾病和治愈中的自我，从而明白这过程，参与、投入以及驯化治疗工作。我们要有意将病人变成一个合作者并对这个观点进行解释。她们的疾病在身心的界面，在那里心理屈服于身体。疾病的根基深入我们每一个人并攻击我们。就像亚森特叫我"野兽女士"。

生物功能的基本功能被摧毁，即它的两大作用：同化和繁殖。

一旦用于定义神经性厌食症的两种症状出现：停经，即停止排卵，以及进食困难，即我们所说的厌食，疾病就开始了。进食困难意味着摄入口中、咀嚼和吞咽的自然功能停止，而这些自然功能是同化作用的准备工作，同化作用将经胃壁和小肠绒毛吸收的营养素带入血液循环，把自然中食物的生命能量带给每个细胞。

现在我们知道，厌食症初始时另一种功能也停止，它虽然无法用肉眼看到但却可以用医学图像探测到：骨细胞更新的停止。骨架脆弱化，骨连接塌陷，骨头内部不再制造骨细胞。成长激素急剧下降。

我们不久后或许可以这样定义神经性厌食症：进食停止、排卵停止和骨更新停止。病人以为厌食至少净化了体内的易变质物，终于感到自己的骨质坚固、不易腐坏。但这种对骨骼的信任是虚构的。如果她们在滑雪时骨折，骨头会碎裂，恢复也会相当缓慢。

她们会怎样？她们会走向失去感觉和意识的身心崩溃，因为健康的标记已经被摧毁。她们感觉不到疾病，尤其是生理的痛苦。面对这样的生命粉碎，尤其是生物钟的中止（进食、睡眠和月经节奏），紧张的身体进入了生存功能，而不是生活。预警状态导致肾上腺素大量分泌，使厌食症患者感到麻醉和欣喜。她再也不能相信自己的感觉，因为此时的感觉不过是由每日的进食与睡眠节奏紊乱维持的成瘾状态，这是一个危险的循环。病人的整个生物钟失灵，身体内不再有任何准时的钟表，日、夜、周期、睡眠、饱足、饥饿，一切都变得模糊，与卵细胞相关的激素互相作用也被打断。

当身处迷宫产生的不合理恐惧因为想要脱离厌食症而增强时，她们为了尽快治愈有时会放开限制以及所有的控制。她们时不时地不吃饭，但为了缓解低血糖的感觉她们养成了随时吃糖或用假象(苹果、水)填满胃解决饥饿的习惯。她们感到无法阻挡的暴食危机，却暗自以为能默默地用呕吐与泻药来消除暴食的后果……她们的家庭以为她们自行康复了。对她们自己来说，地狱的深渊打开了，既孤单又沉默。

她们看上去正常，体重也大致正常，但是却营养不良，当她们去妇科医生或主治医生那里开药时，生物分析显示胆固醇和甘油三酯非常高。医生会建议她们减少脂肪……但她们已经好久没吃足一克肉了。医生也能出错，那要信任谁呢？她们为血管制造了一种有害的自动胆固醇……但是从何而来呢？这真是有趣的战争，有趣的疾病。

这一切是一种心理疾病吗？它不在脑子里吗？它在哪儿？

需要怎样的治疗？界面治疗？

总之，为了不在庞大的治疗任务前欺骗病人，普通医生、内分泌医生、儿科医生、妇科医生和重症监护医生必须要像心理医生一样耐心，找到合适的词汇与她长时间交流，提醒她厌食或暴食行为的戒除期会在一开始让她们觉得比不治疗时更糟糕。当她脱离生存状态时会感觉到疲劳，当她们生命的寒冰融化能更好地感受到生命重心时，关于改变的噩梦与抑郁会扑面而来，这些身心的改变就是开始治愈的信号。

对于精神科医生与精神分析师来说，治疗这种疾病必须用"爱"——即长时间耐心、坚决的投入，最终稳固康复状态——必须在灵魂里成为医生，才能在身心上接近她们所描述的感觉，并专注其中向她们传递标记，不管是对于正在改变的生理伤害，还是营养或激素复原对生命、感情、女性能量的影响，或者是出现内心冲突和焦虑时，病人因厌食症脱离肉体无法认识到这生动的结构性焦虑。

第一部分 身体与精神交汇的疾病

第一章

厌食：混乱的经验

面对神经性厌食症，人们提出的第一个问题就是它的因果关系。我们往往想问患有厌食症的青少年或年轻女性："你为什么得了厌食症？"

神经性厌食症直至今日仍然比较神秘。《厌食症，这个谜团……》正是希尔达·布鲁赫(Hilda Bruch)的一本书名。我们必须意识到这个谜团的存在会阻碍我们正确地将患者的语言和想法联系起来。

混淆病人和疾病

为了避免"伊娃是厌食者"的说法，我们已经习惯说"伊娃患上了厌食症"，因为厌食症的标签会误导我们。一个年轻的女性出现在我们面前，说："我是一个呕吐厌食者。"在我们开始认同她之前，我们已经被其中的痛苦触动。她不正患上了以现在的认知来说，一种病因复杂多样、并需要长时间精心治疗的疾病？在她的内心，她正在经历什么使她混淆了个人身份和她所患疾病的症状？

如果我们也和她一样开始混淆病人和疾病，将会怎样呢？那将是接受绝望和毁灭的开始。但是我们并不会混淆一个乳癌或前列腺癌病人和她/他的疾病。那么为什么在对待厌食症的问题上会出现这个错误呢？这个在大众观念中广泛存在的判断错误，会最终打击到治疗者、家人和以及患者，患者将把疾病的特征当成自己的身份特征。这个错误的想法传达了两个相矛盾的信息：厌食症是一种不可治愈、只会恶化的慢性疾病；相反的，人们自愿成为厌食症患者，只要有意愿就能摆脱厌食症。这两种想法不仅是错误的，它们的相互联系使我们陷入悖论，让我们失去冷静。

完全康复的治疗过程

厌食症在正确治疗下能被治愈。我们不能独自治疗厌食症，因为治疗过程会遇到使之复发的障碍。为了能有序地成功排除这些障碍，厌食症患者的治疗过程需要专业人员的陪护，在专业人员的指导下——识别各个治疗阶段的标志。这样的治疗过程是完全康复的保障。

为了达到完全康复的目标，需要连续克服以下几点：

—生物钟混乱

—营养不良

—极端的存活绝食瘾

—进食和食物分享这两者自然联系的丧失

—月经和排卵稀少

—自我存在意识摇摆

—因恐惧造成的身份模糊

治疗的副作用

另外，治疗会引起一些暂时不适的副作用，这些副作用会使患者想要中断疗程中出现的转变。我们会遇到相比治愈初期的痛苦更倾向疾病疼痛的情况。我们将在以下章节中一一解释这些障碍，仅在此按照这些障碍出现的传统顺序将它们做简要说明：

——**疲劳**，疲劳的出现实际意味着勉强生活状态的结束。

——**从感觉缺失到感知能力的恢复**，使患者对身体和精神的痛苦更敏感，但同时也能让患者重新体会到强烈的情感，如喜悦与愉快，悲伤与不快。

——**典型的噩梦的出现**说明了患者能够重新做关于食物以外的梦了。在结束营养不良、睡眠障碍和绝食瘾的阶段后，患者进入了抑郁状态，此状态是趋向一个深入并完全康复的内在变动的开端。

——**内在变动的抑郁**说明我们终于可以在患者允许的情况下进行源自于精神分析法的精神治疗了。厌食症的自我防御方式阻碍患者在与他人关系和与现实关系上完全从自我出发，做出决定并成为患者逃避的借口，在患者完全摆脱这种自我防御方式后会愿意发掘自己心理现实的转变。

生存的基础被破坏

我们对这一疾病的产生机制了解多少？我们对这一疾病演变及恶化的过程又了解多少？我们在这疾病的一开始看到两个症状，而不是一个：厌食和闭经（月经停止）。

厌食和闭经两个症状的结合产生的严重后果正是神经性厌食的定义。

身体的生物功能中的同化功能和生殖功能受到破坏

情感或心理刺激后产生的神经性厌食破坏人体最基本的功能。女性个体受到严重损伤,尤其是繁衍后代能力。

尽管厌食的引发有情感刺激的突发性或重复性的假说,我们对这种疾病的探索可能还没有结束,因为它的病原学(étiologie)还没有确立。参照以下两个例子:

齐亚拉(Chiara)和她的哥哥在被迫离开祖国后产生了厌食的反应。因为一些现在常见的原因,他们的父亲被他所在的跨国公司安排到国外工作。他们当时分别是 14 岁和 16 岁。他们一整个夏天不曾进食,而且他们在父母准备去法国安家的事宜之时在山间小屋两人独立生活了 1 个月。这次出发,同时也是离开一个大首都前往一个二级城市。对齐亚拉来说,在法国初中的适应过程更加艰难。他们的父亲非常关心他们的状况。他们一直强调母亲的牺牲,她失去了喜欢的工作,而且她刚刚得到众所期待的升职——她的人生梦想。他们的父母发现他们正在日渐消瘦。男孩初入高中,父亲以男子气概为论据成功地激励了他。

可是齐亚拉对自己的女性外表没有信心。不仅是她忍受着来自大家庭的难堪评论,她的母亲也被批评选择了一个无法待在自己国家的男人。自从和她关系密切的祖父去世后,齐亚拉在这个大家庭中感到很痛苦。她的月经停止了。她拒绝新的教学模式,开始自我封闭,意志消沉,讨厌新的同学与老师,觉得他们并不欢迎自己。她变得衰弱,同情她母亲的失业,尽管她母亲一再强调他们离开首都是共同的决定。

她的父亲陪同她参与每周的咨询,她的母亲在有需要参与时前来。这是一个渐进的可供齐亚拉依赖的治疗过程,精神治疗医生根据齐亚拉的治疗和效果来定制与她相对应的每个疗程。每次会诊,医生首先会了解进食关系的变化,然后是精神上的变动,最后她的父亲会加入齐亚拉与医生的对话中,进行三人对话。3个月后,当进食的欲望恢复到了自然的状态,医生在会诊中开始首要关注她身体的变化,因为她的身体正在逐渐找回女性特征,在治疗8个月后耐心地等待月经的正常来潮。然后医生了解她的社交障碍:在进入中学时更换学校的愿望以及对在国外快乐生活的接受程度。

卡米尔(Camille),17岁,开始接受高等教育。但从夏天开始,她感觉自己身上产生了厌食。她没有月经,通过朋友,她辨认出这个正在形成的疾病。为了治愈,她寻求父母的帮助。她父亲减慢了她求医的节奏,他试着劝说她这没什么严重的,一切会自然好起来的。甚至有时候说她是无病呻吟。消瘦的程度暂时并不惊人,只不过使她原本较丰满的体型变得苗条了。她感到有与人倾诉的必要,并告知了她的父母。她的母亲通过朋友的朋友找到了我。

她单独来,很快就说出了她的困扰。她的房间紧挨着她父母的房间,每个夜晚,她都听到父亲长时间地责备母亲,因为他后悔生了最后一个孩子。她很爱她的父母,与她父亲的关系亲密,分享很多的事情。她试图告诉父亲她听到夜间争吵的事并因此失眠。为了使之安心,父亲说他和母亲之间没有问题。卡米尔害怕父母离婚在即。她为了她的妹妹和白天精疲力竭的母亲感到内疚。她自责与父亲相处融洽。她自责不能修补这一切,她对于他们紧张的关系感到抱歉,并把责任归咎于自己。她不认识男孩，她更专注于体育锻炼和职业规划。现在她感到失去胃口的事像一个陷阱把自己包围。她非常希望她的父母能够注意到她的问题。

我告诉她，她不知道应该如何处理对所爱父亲的失望。每个人身上都有令亲人朋友失望的地方，这是人的本质之一。"是，"她说，"可是现在我要怎么信任骗我的爸爸，他否认他与妈妈有问题，也不愿意承认我晚上听到的争吵？""这个全新的失望令您痛苦，您能否给他一点时间，或者事情会有转机？"

这样，一个没有父母陪伴的青少年疗程开始了。她吐露她的痛苦，她无意识地对家庭的不和感到内疚。她先学着消化失望，然后再来全力面对她自己对爱情的拒绝，因为在她看来爱情不过是将自己暴露于爱情破灭的危险中。这种对结合的拒绝与对自然进食的拒绝紧紧相关。如果只是像她妈妈一样每晚被指责，那爱一个人又有什么意义呢？在第二次见面时，她就说她更渴望月经的初潮。她的青春期延迟了，会因为厌食继续延迟。因争吵引起的睡眠缺乏的源头一定还有其他值得追溯的原因。她的个性在体育竞技中形成。但青春期个性建立马上会来到，她需要在合适的陪同下度过青春期。

生存的第三个生物功能：个性功能

通过神经性厌食，在观察到生存的基础受到损坏的同时，我们也可以很快地推断出生存的第三个基础特征——个性功能——也受到破坏。然而在齐亚拉和卡米尔的初步咨询阶段，毫无疑问，她们的个性已经被破坏了。

我们看到另外一个社会现实：战争与饥荒剥夺一个集体或民族的生存基础并将之摧毁。饥荒和驱逐能够使一个人患上厌食症，并导致其明显消瘦。当我们想要摧毁一个人群时，我们使其挨饿，销蚀它的人文精神，直到失去所有个性到达匿名的状态。这是仇恨的后果。我们的结论是：厌食症是一种疾病而不是仇恨的结果。让我们停止暴力地、甚至带有种族歧视地看待这些病人，停止隔离他们。

不管他们是谁，不要将他们逼至匿名的状态。没有任何沟通，我们自觉地、默默地远离他们，这种情况每天都在初中、高中上演。我们不再看到这些人拥有各自可贵的、敏感的、聪慧的人格特性，他们的感性和智慧被吓人的消瘦而掩埋。过度的消瘦冲击我们，但这里面的原因并不来自厌食症患者，而是来自人类的社会政治历史。找出我们不自觉忽视他们个性的原因，不要用不在乎外表的光环将他们围绕。将他们的个性缩小到疾病是我们对于他们的身体做出的集体创伤反应。他们的外表唤醒了我们的集体恐惧和愧疚。但事实上，我们却否认了神经性厌食这种疾病的存在。我们无法想象他们正在自我折磨，要明白他们已经进入了厌食症的迷宫，并难以脱身。那我们要如何在这迷宫中找到他们并向他们指明出口呢？

疾病的两个阶段：出现和恶化

我们可以简单地把厌食症分为两个阶段：初级疾病——疾病的形成，以闭经和厌食两个症状的出现为特征；中级疾病——恶化状态，以生物钟严重混乱、营养不良和绝食瘾为特征。

在第一个阶段出现的两种症状破坏维持生命的基本条件：同化和繁殖。厌食症的恶化状态需要我们考虑三个补充的治疗问题：

——严重的生物钟、进食节奏、月经混乱问题；

——严重的营养不良问题；

——带来欣喜麻醉效果的绝食瘾问题。

首先，并不是所有的厌食症都会恶化，一些厌食症停留在初级阶段，不会发展到上述三种情况。在变得危险、进入迷宫效应之前，这些厌食症在初级阶段被治愈。这是一些短暂的、容易治愈的厌食症。

在初级阶段的两个症状出现之后疾病恶化之前，病人前来求医。他们可以在以下帮助下很快地康复：

——诊断内容

——解释如何避免恶化阶段

——营养和心理辅助

暂时性厌食症告诉我们什么？

从初期开始？

一些短暂的厌食症确实存在。当我们遇到一个年轻的女孩或女士已经有一两个月没来月经了，并且开始感觉到无法自然进食时，我们并不能判断这些症状的演变，虽然它们是神经性厌食症的诊断特征。这种病态会短暂停留然后自行消失，还是慢慢变得严重，或突然严重起来？我们无法知道但是我们可以帮助病人避免病情的严重复杂化、暴食症及补偿性呕吐等现象的出现。

重新开始正常进食前暴食症的危险

暴食症有时会在病人找回食欲，开始正常进食的初期出现。

所以我们必须告知病人其危险性并解释为什么要进行辅助,这样可以让病人知道如何循序渐进地重新开始进食:中午和晚上,以淀粉和肉类或鱼类为基础,注意口味的多样化可以帮助病人找回自觉进食的快乐和饱足感,以避免正常吃饭和点心时间之间的加餐。找回食欲后出现暴饮暴食的危险会因此而减少。暴食症的出现正是由不规律的饮食和过多糖分的快速摄取造成的。伴随暴食症出现的,还有暴饮暴食后的催吐现象。

这些暂时性厌食症的治疗机制是怎样的呢?主治医生、内分泌科医生和妇科医生都观察到一些暂时性厌食症的治愈是自觉的,其他的治愈则是在病人开始重视了以后。与一个意识到危险性的人、老师、组织者、学校护士或是学监的对话都能够避免病情的恶化。另外,在年轻的病患意识不到病情的严重后果但是感到不适的情况下,他会告知担心的父母,而父母会带孩子前往治疗。

所以,心理健康咨询中心、青少年之家、初高中的护士站、高等院校以及私人的精神病和心理诊所等机构向患有暂时性厌食症患者开放并提供优先的帮助是一种防治行为。

主治医生、妇科医生、内分泌医生、营养师或是骨科医生、精神运动训练者、专门从事压力缓解的体疗医生所进行的补充治疗也是十分重要的。通过早期的干预以及多方面的治疗,神经性厌食的症状对这些青少年的危害只是暂时的。

相反的,在缺少有力帮助的情况下,暂时性厌食会发展成暴食症,然后又发展成一次更严重的厌食症,并使用催吐或服用泻药等方式来防止体重的增加。因为,有时突然出现的强烈食欲会引起饮食的混乱。年轻的患者面对这些人类天性的力量感到恐慌。在食欲的驱使下暴饮暴食,患者开始补偿性地跳过正餐。一种新的混乱产生了，暴饮暴食和节食相互交替，两者交替的节奏会一直加速直到身体的自然节奏消失。身体的自然逻辑被破坏。如果病人不把自己的秘密告知他人，他们的身体就会在自然规则外运行。

早期的跟踪在帮助厌食症初期患者稳定食欲的同时，也帮助他们重新找回平静和信心。如果我们能像幼儿时期那样唤醒味觉，找到相对应的词汇从而唤醒嘴巴的另一功能——说话与歌唱，我们的身体就能够自我平衡，同化并重新找到饱足感。

在没有营养不良和欣喜麻醉效果的绝食瘾的情况下，厌食症和绝经的心理症状也是存在的。暂时性厌食症可以让我们在没有营养不良和绝食瘾等并发症时观察厌食症的开端。可是，另一种隐形的并发症从一开始就存在了：在厌食症出现的初期，骨质被破坏了。

早期对骨架隐形的破坏

从厌食症早期开始，内部骨架结构开始坍塌，骨细胞更新停止。

从一开始，厌食症这种心理现象的表现方式就在身体上。口欲和女性的冲动力量同时被调动。身体症状表现在口、同化作用、月经和排卵上。在精确的医学影像的帮助下，我们开始知道，在厌食症的初期，骨质就遭到了破坏，而不是我们以前以为的随着病情和营养不良状况的延续而出现的骨质破坏。骨架结构类似于罗马式教堂的尖顶穹窿。一旦进食困难与女性激素分泌及月经的停止相结合，相互交错的骨组织内部结构就会遭到破坏，骨架结构从内部开始下陷。骨质脆弱的危险也迫使通过骨细胞更新完成的骨化过程停止，直到病人康复。到这里，我们以为通过服用避孕药可以人工地恢复月经，通过合成雌激素来保护骨质。但事实证明并非如此：在保护骨组织的功能上，外来的激素刺激不能替代内部的激素分泌。

激素系统的一个错误？

从厌食症的早期开始，激素比例的混乱导致激素相互作用系统的衰退。

当青少年或妇女还不了解其中原因时，这些症状就打乱了身心的平衡。它们打乱女性生物钟的规律。性激素分泌回到了发育前的状态。甲状腺激素 T3 和 T4 参与新陈代谢的调节、雌激素的分泌、睡眠质量以及专注和记忆能力。T3 在血液中的比率下降，我们在女性绝经后可以观察到相同的现象。

对于正常人而言，进食是一个无意识的自然功能，而且我们喜欢在进食的同时有人相伴。越吃胃口越好，直至饱足。对于厌食症患者来说，进食带来的不再是一种乐趣反而是精神和身体上的压力。肾上腺素，尤其是氢化可的松，在紧张的状况下加大分泌量，可以达到正常情况下的两倍。

如果骨质的损坏没有停止，骨组织中生长激素和钙固定激素的加倍分泌也于事无补。奇怪的是，生长激素超速分泌改变了作用对象。厌食症患者皮肤下的脂肪组织被渐渐耗尽直至消失，一旦不再有脂肪能够转化为糖，生长激素就会将肌肉蛋白转化为糖。

这样，所有的激素信号被破坏，它们之间的相互作用也被改变，甚至一些激素的正常作用也改变了。

我们能从这些深层生理变化中推论出什么呢？一些激素的比率下降甚至消失，另一些激素的比率上升甚至激增，它们相互作用的系统被堵塞并且开始衰退。在计算机信息领域，当一个命令中出现一个错误，整个程序会等待这个命令完成。这个命令无法进行时，计算机系统将无法运行，因为其他程序在等待这个程序。在这种情况下，计算机并没有损坏。如果我们重启系统，计算机就会重启。以此类推，暂时性厌食症只是一个短暂的计算机故障。当治疗或者环境因素成功地重启心理系统，激素系统也会开始正常运行，月经和胃口也会恢复正常。

相反的，如果激素"错误"持续，激素相互作用系统的衰退会带来精神和身体上的严重后果，对女性性特征和特有的内在时间意识产生潜在的影响。

性特征衰退和内在时间意识的丧失

激素系统的改变会对欲望和私密分享造成障碍。它不仅使病人失去食欲，也使病人失去性欲、生活的乐趣和成为母亲的愿望。整个生活（身体的逻辑）都受到了影响：当同化功能和生殖功能被破坏，个性功能也变得迟钝。因为饥饿，睡眠也被渐渐破坏。睡眠中饥饿的折磨以及难以忍受的骨骼疼痛会使病人产生一些食物的梦境。这些梦占据了其他梦，而源于其他原因的梦境往往可以缓解病人肉体的疼痛以及纠正和骨架一样正在破碎的自我形象。

激素相互作用系统在青春期出现，稳定女性特征、女性的身体意象及自我意象，激素的混乱使这一系统衰退。因为骨质疏松和每月女性激素分泌不足，病人的身体在过早进入更年期的同时也回到了青春期前。暂时崩溃的卵巢，像睡美人一样在魔咒下陷入了沉睡。

激素的混乱使女性脱离了她的身体和心灵，随之使她脱离实际的年纪。她不再认得自己。她不再知道她是不是自己。从厌食和绝经症状开始，她同时在变老和变年轻。她也察觉到自己的尴尬变化。"我感到为难。"伊娃告诉我，在下文中我们会介绍已患有两个月暂时性厌食症的伊娃如何在第一次就诊后就使病情得到了控制。

神经性厌食的生理症状在病情停止时都是可逆的：回到自然的进食关系，找回分享食物的快乐，月经和排卵的恢复。卵巢只是处于休眠状态并没有被破坏。相反的，骨架被破坏了，骨化重新开始，但需要一段时间，骨架结构才能得到加固，骨质状况好转。

所以，从病发的第一天起，神经性厌食的一部分症状就是生物性的。我们可以确定神经性厌食是危害身心（psychosomatique）两个方面的。如何定义身心危害呢？从词源学上看，症状（symptoma）指全部一起倒塌。身体症状可能是能找到的最好的折中方案。它是在欲望和禁欲之间，危害到人体生理和生物基础的一种心理解法。对厌食症起因的调查指出，在这些损坏到同化和生殖功能的症状出现时，在创伤的反应下，一些受压抑的欲望悄悄地使心理结构崩塌。

在厌食症初期治愈

一切的混乱都来自心理和身体两方面，暴饮暴食到秘密厌食症的转换发生在肉体和心灵交汇处。那么初期的心理失调是怎么发生的呢？

局部抑制

在与口、进食方式、表达等的关系中，不适的短暂症状是一种没有目的、局部压抑的表现方式。一切都还可以挽回。温尼科特在表述人类身心平衡观念的书中，这样定义压抑：

"压抑是指一部分健康人对记忆、想法等的一种抛弃方式，这种抛弃的原因来自爱恨引起的无法忍受的痛苦和对惩罚的恐惧。"
(Winnicott，1971b，pp.176—179)

多次、有时甚至一次分析性的咨询就能让病人意识到自己无法察觉但又深受其害的矛盾。通过对话，病人可以描述病发的时间。如果倾听的对象了解潜在、存在及隐藏的一系列后果，病人就能够重新建立身心平衡，包容自己有时强烈的冲动行为。被厌食症侵占，阻碍爱恨冲动的地盘正在被收复。

相反的，闭经没有轻易退步。病人最好通过一个合适的激素疗程来恢复月经。我们还要鼓励与性特征相关的心理欲望。进一步的心理治疗是十分有利的。

第一次咨询

第一次咨询十分重要，关键在于它的人文关怀。由厌食症造成的家庭恐慌会加剧病人的不平衡感。青少年和她的家庭害怕陷入荒谬的自闭状态。他们一定要摆脱由厌食症造成的荒谬感。正因为如此，向第三者倾诉变得非常关键。

治疗可以是一两次的咨询。咨询可以帮助展开危机从而打开通向解决方案的大门。这样，青少年在被认知和自我认知的情况下可以在自然的环境中进一步治疗。建立与深度倾听治疗者的关系可以让青少年讲述她们出现的双重症状和生活中重要的时刻。

然而，心理生活的无意识活动体现在语言中。在我们不知的情况下，我们自发使用的语言表达了更多的东西。在无意中，我们叙述了对症状和最近事件的感受。它成了反应混乱的来源——潜意识冲突的屏幕。在倾诉中，这些青少年向焦虑的关键靠近，正是这些焦虑引起了欲望的部分压抑，导致厌食。

咨询舒缓了焦虑，因为它能调动并部分唤醒潜在的欲望。咨询瓦解了欲望,防御身心折中方案(闭经和厌食)。

伊娃(Éva),17 岁。因为她闭经 3 个月和不愿进食的情况,她的母亲分别预约了一位妇科医生以及我的分析诊所。她害怕伊娃患上厌食症。我告诉她闭经的症状在消瘦出现前验证了厌食症的诊断。我感到她非常不安。

两个星期后,我看到了伊娃。这是一个充满活力但是忧心忡忡的少女。不久前,伊娃在闭经的同时,出现了限制性的进食问题,但是没有明显的消瘦。但她觉得她可能还是瘦了一两千克。她从容地向我讲述了她的感受:

伊娃:我一天比一天担心,因为我察觉到自己进食困难。我再也吃不完足够的分量,也不再改变食物的种类。这种感觉一天天加重。我无计可施,可我想要恢复正常。

治疗者:您从什么时候起感觉到的?

伊娃立刻回答:已经 3 个月了,自从我们队在一场辩论比赛的决赛失利后。

我请她回忆那个时刻,她轻松地回忆起比赛的不同时刻。

伊娃:我当时非常兴奋,滔滔不绝,仿佛我已经是一名律师。我知道在决赛时要在两千人面前辩论。我感到焦虑。场面十分壮观,我慌张了。对手获胜了。我觉得这不公平。与我们队相反,我觉得他们没有遵守比赛规则。他们选择了捷径,哗众取宠。他们非常尖锐。他们获得了观众的青睐。但是他们的辩论从司法角度来看并不缜密。

在潜意识里没有生物时间。伊娃的叙述可以被认为是一直在她内心存在的潜意识冲突,也可以被认为是比赛当天的,或是咨询当天,或是其他时候的。也就是说,伊娃被自己潜意识的逻辑引导了。

伊娃：在比赛后，我知道我会和一些了解比赛论点的律师会餐。我很高兴。其中一个人讲到他对评委的决定感到惊讶。他说获胜的队伍没有完全遵守辩论的规则。他的话对我是一个冲击。为什么评委没有重申规则呢？我的感觉是对的。

伊娃谈到重申规则。她似乎在讲辩论规则，但在无意识中，这里的规则也可以是月经。通过我与她母亲的电话通话，发现她是初期厌食症的患者，而闭经正是症状的一部分。

倾听环境

这次谈话使人影响深刻。伊娃的话语在无意识中表达了其他意思。无意识隐藏在语言里。当然，咨询的环境也有利于无意识的表达。

一旦病人决定倾诉，倾听环境就成为了一个奇妙的回音盒。伊娃知道要跟我谈论她的情况，所以当我让她回忆时，她很快就进入了主题。

治疗者的目的是帮助病人深入了解病情，但并不总是有效。起初可能会比较费劲。所以需要多次咨询才能找到内部过程的切入口。也会出现无法建立联系的情况。这时候，语言中的信息不足以恢复心理经济的平衡，神经性厌食症恐怕会恶化。

心理经济指的是思维流通的能力——经济流动、甚至过快，或者思维流通的困难——经济放缓、甚至停滞。所以我们要注意心理经济的定义，它包括思维交换的能力和在活跃的流通中认识他人与自我的能力，这种活跃的力量来自冲动和情感活动。

不要超越病人的思维节奏过快地建立联系，要避免仓促过早的判断。过多的意义、词汇、图像和联系,却没有足够的呼吸空间。当心理生活被健康失衡扰乱时,情感的分享和尊重是缓解焦虑和恢复平静的基础。

为了确定厌食症开始的日期,伊娃参考了比赛的回忆。我看到内在时间没有停止。在严重厌食症的情况下,即使在初期,鲜活的回忆、当下的滋味和对将来的计划的热切都不复存在。伊娃没有患多动症,也没有营养不良和上瘾的症状。在她身上出现的仅仅是两种心因性症状的结合。

月经和饮食

月经和饮食是如何通过前意识联系(liaison préconsciente)同时出现在伊娃的想法里的呢?前意识是有意识和无意识想法的过渡地带。它是梦境和沉思的所有物,是咨询想要确立的状态。伊娃的情况能够建立起这个状态。通过第一次咨询,我们就到达了这个状态,因为咨询建立在双方同意的基础上,所以伊娃准确把握了谈话的主题,决心要恢复正常,并且明白无法单独完成这一过程。她使用与月经、饮食相关事件的过去式、现在式和将来式,来建立因果关系。一些是有意识,另一些是无意识的。

她经历了一场情绪强烈的辩论赛,受到了刺激,并停留在那里。刺激在内心世界扩散。因为多种同时存在的因素,这个刺激显得复杂。一些因素促进了情况显现,另一些则在压抑它。伊娃公开演讲的情绪和获胜的愿望与痛苦的失望相碰撞。但是,通过治疗,伊娃开始退一步思考。语言的游戏使整个情况明朗了。必须要恢复辩论的规则,相对的是,女性身体的规律。如此,在无意识中,她也重新审视了障碍产生的情况。

我们成功地完成了一次自发的沟通。诊断性的咨询有了治疗效果。我们可以阻止病情的蔓延、症状的加剧和巩固。伊娃没有有意识地将厌食与闭经联系起来，但是前意识在谈话中将月经和饮食联系在了一起。

给失望空间

伊娃的失望没有消失，它体现在伊娃的谈话中。评委倾向于最吸引人的辩论。伊娃重温了当时的状况。如同做梦一般，无意识开始显现。与欣赏的律师共餐的喜悦、有朝一日为人权及其他原因辩论的愿望受到的挫折。她本以为让他们失望了，却意外得到了他们的支持。她发现了一些司法判断的脆弱，尤其是成人的脆弱。她感到得到了一个律师的支持，但一切并非那么简单。

因为，社会关系生活和心理生活的复杂性生硬地强加于她。年轻的伊娃本应在无忧无虑中生活，却过早地看到了这个现实。她开始感到迷茫。太多东西一下子涌进了她的内心：过多的情绪、冲动、感情和不明的感知。她应当成熟理智地消化现实的复杂性吗？她感到强烈的痛苦和令人焦虑的骚动。

混乱和第三者问题

伊娃的身心混乱同时也是一个第三者问题。"混乱"（chaos）的词根，J.P.威尔南[1]也提到过（Vernant，2000），来自两个印欧起源：一个指"打翻、传播"；另一个指"微微打开"。混乱可以是完全打开的，也可以只是一个引人注意的微开的口子。

自身最深处的崩溃意味着生死。混乱是毁灭和突变的前提。

为了理解厌食性混乱，我们可以同时从两个角度来看：量子物理决定论的混乱和希腊神话的混乱（我们将在下文中给出解释），

---

[1] J.P.Vernant，法国女性研究专家。

亦或者是《圣经·创世纪》中的混沌。

以精神分析法视角看完全打开中微开的图像：作为一个冲动的图像，它也是一个性吸引。冲动可以解释为从自己体内向另一个身体的运动。所以弗洛伊德首先想到在性欲和冲动守恒间有时存在着一种二元论。经过第一次世界大战，弗洛伊德研究了堕落、抑郁、哀悼等心理问题后，他将这个二元论解释为生与死的冲动。

我们可不可以将两极对立的二元论看成是两极的一种关联呢？两极的张力使得多一点的性欲产生多一点的生命守恒，多一点的生的冲动或许能产生多一点死的冲动。在守恒与性欲、生与死、本体与对象之间，混乱的开口同时是进出的门槛，也是缺陷—深渊—开口，总的来说就是失去平衡、完全失衡和找回平衡的过渡转换地带。

症状反应：生命衰退

冲突发生在口的边缘。伊娃的声音从决赛开始就失常了。辩论获胜的愿望和说服的烦恼在无意识中变成了诱惑的欲望。她无法辨认自身的这种欲望却在对手和评委身上指认出来。口头表达中欲望的力量被掩藏了。伊娃感觉到了进食的困难。同时她的女性激素也受到了阻碍。于是作为性欲诱惑的欲望失去了生物支撑。

我们面对的是一种非常不稳定的情况。口和生殖器官的定位意义重大。这次的厌食症是一种普通的神经器官的防御。的确，症状会加重。通过找回的感觉，对对象的重新认识使"我"不再对焦虑难以容忍，"我"也不用再为了自我防御而压抑欲望。

当然，也会有一些极轻微（a minima）的厌食症和暴食症。不知为何，这些病人无法用语言表达。因此，我们不能进入他们的无意识,也就无法解释他们的症状。但是,这些厌食症和暴食症大部分不会恶化并会在 6 个月内自我消失。然而,我们会经常发现这些病人在之后接受心理治疗,病痛的消失似乎并没有带来期待的效果。所以在这种情况下,我们不能认为厌食症或暴食症的停止是完全的康复。这可能是一次失败的尝试。

将衰退变为错误:一项集体文化劳动

我们将根据神话来解释人类从事集体文化劳动来融合口欲的力量。在希腊神话里,坦塔罗斯(Tantale)是一个因贪欲受惩罚的角色,饥饿的他被罚永远无法吃到嘴巴上方的苹果,苹果那么近他却无法吃到。在《圣经》里,亚当和夏娃因为吃了知识树上的苹果而被永远地逐出了伊甸园。他们必须靠劳动维生。夏娃是第一个女人,也是第一个犯了错的人。

在文化生活中,将衰退变形为错误的行为包括所有的从童年过渡到成人阶段的心理转变。心理疗法以一种特殊的方式重新回顾了这一过程,揭开了一部分的面纱——成人为了抹去离开童年和青少年的痛苦制造了一种遗忘。伊娃没有说服听众,这就是衰退;演说家词汇的门槛,也就是口,失去了平衡,成了恐惧封闭折磨的深渊。

在口的原始欲望之外的衰退,通过口拥有另一个人的能力衰退,在我们的记忆和直觉理解里转换成了一种错误,为此而受个人和集体愧疚的惩罚。

在无意识中,伊娃想要通过她的话语取悦第三者,而不是通过辩论获胜,于是她通过投射在对手的辩论中看到了这个缺点。"他们"没有遵守辩论的规则。伊娃有意识地指责他们,正是无意识地指责自己。

我们希望变为成人的事实就如同一个噩梦。我们编造了这个噩梦是为了在恐惧里能够继续梦想。

但是，为了继续生活，我们须警惕暴食症的危险——要的太多太快——因为它使我们靠近原始的深渊。可能永久坠入混乱的危险威胁着我们。因为想要立即全部占有的愿望会影响到我们的平衡。这种力量会动摇理智。

想要得到第三者的专制欲望使第三者成为一个物品，这种对第三者拥有绝对权力的欲望会导致忘记自己的个性和独立。这是一种对生命的否定。因为心理生活的现实以及对它的尊重是我们真正认识第三者的基础。第三者不属于我们，只属于它们自己。

西方社会正被消费社会运转机制的后果所威胁。消费社会的绝对逻辑在于激活每个人毁灭性的贪欲。我们已经被贪欲侵蚀。汉娜·阿伦特[1]也阐述过集权主义的危险并描述了消费社会是如何长远地削弱个体的独特性，使之成为一个只想得到同一种物品的简单肉体，如今年流行的同一种颜色的同一款汽车，流行的发型……在政治计谋的美化下，这三十年荣耀的经济增长在我们眼中成为了个人自由未来的典范。其实，我们却被变得一模一样。

在此背景下，对厌食的抵制会如何变化呢？在十年前，骨瘦如柴的厌食身体似乎表达了青少年对这个资本社会的反抗。在众人眼前展示一个类似集中营犯人的令人无法直视的身体，是为了唤起集体灾难的记忆和20世纪一代人的愧疚。

但是当代流行使这种反抗行为失去了意义。这种由模特代表的流行使消瘦变得普通甚至诱人，因为模特都不得不以厌食的方

---

[1] Hannah Arendt，德国思想家。

法来保持身材继续工作。对于所有歇斯底里地想要通过消瘦来变得美丽的年轻女性来说，如果厌食变得这样令人向往，甚至不惜变得如猴子一般，那么我们要如何面对这种人工引起的疾病呢？我们要忽视它吗？它难道不是无法言说的痛苦的一种无声呐喊和向第三者的求助吗？为了减轻她们的痛苦和失望，过度的兴奋把她们阻挡在生活的起跑线上，封闭在了厌食中，这就是痛苦的起源。

晕厥总是发生在骨瘦如柴的人身上。在众人难以置信的注视后，这个身体会悄悄躲开人们的目光。这些女性被孤立。在高中，当我们在开学时发现她们消瘦得厉害，我们不会问她们出什么事了。流行不足以让她们变得普通。所有人都远离她们，装作什么都没发生。为什么？这样的沉默，怎么可能？就如同在集中营犯人回来时相同的可怕沉默。我们不想听也不想知道她们想要说什么。更糟的是，不久后我们会指责她们自我毁灭。我们又一次陷入了恐慌的集体否认中，只有遭遇过的人才能使他人遭遇相同的绝食。我们必须敢于面对她们的目光，这是恢复活力、重新生活和希望的起点。

疾病的两个阶段

建立：闭经和进食困难

初期厌食症中出现了两个心理症状：厌食和闭经。厌食指失去胃口，它在每个人身上的表现方式迥异。在一开始，患者只是在与食物的关系上感到局促。然后，进食的问题开始困扰她，因为进食不再正常。所以在开始的两到三个月里，并不一定有明显的消瘦。慢慢地，拒绝进食的问题变得严重。出现了对一些食物的避免和节制，病人开始消瘦。停经或闭经可能在厌食前也可能在此后出现。厌食症的患者不一定会在两个症状间建立起联系。这个联系对于了解症状的心理意义以及其长期累积对身体运行的影响非常重要。由内分泌科的经验来看，我们可以碰到体质严重恶化阶段的厌食症，也能够碰到初期症状轻微的厌食症。在初期，病人会因为近期的停经而咨询，但厌食问题往往被忽视，病人甚至在闭经的三个月内都无法建立闭经和进食困难之间的联系。许多不成立的厌食症不会向第二阶段发展，而是在六个月内自动痊愈。在大多数时间里，厌食和闭经都会在同一背景下出现。我们想要找出这些情况的导火线。我们不追问患者"为什么您厌食"，我们要帮助她们回忆："您什么开始觉得进食困难？什么时候开始您停经了？试着一起回忆这段时间发生了什么事情。"

大多数时间，病人能够根据这些问题找出这些症状是从什么时候开始出现的，并且回答这段时间她们的生活发生了什么重要的事情。心理场景的展开有利于找出导火线事件。

一种欲望引发无法忍受的焦虑，初期厌食症像是把这种欲望转换成了身心的病状。根据与病发两到三个月病人对话的经验，我们猜测厌食症的起源早于呈现的病状——厌食与闭经，这两个病状建立的机制可能是歇斯底里症。焦虑是自我的一个警报。自我处于欲望和保护的矛盾中，因为现实中的内因和外因一起阻碍欲望的实现。欲望被压抑，但会重新出现，于是症状显现：闭经和厌食。我们能够从焦虑发生的背景发现一些东西，因为欲望的压抑可能不完全，会轻易地让步。所以通过就诊，很多病人都能够康复，咨询本身成为了治疗手段。这就是弗洛伊德在《抑制、症状和焦虑》(*Inhibition，Symptôme et angoisse*)中提到的情况："症状产生于被压抑损坏的冲动。当自我在痛苦信号的帮助下完全压制了冲动时,我们就无法得知它是如何产生的。我们只能在所谓压抑失败的情况下获得信息。"由欲望产生的冲动被压抑损坏并产生了压抑的衍生物:症状。

症状用拒绝的形式表达欲望。闭经和绝食表达了对实现两个欲望的拒绝,这两个欲望变得无意识:没有胃口也无法生育。通过否认,症状告诉我们欲望的内容。它同时隐藏和显露了欲望和拒绝。症状可能表达了对与冲动相关的某个有代表性特殊物品的一种无意识认同。这个物品可以是一个特别的人,他成为了欲望或认同的对象。见下例。

为了结婚多米尼克决定疏远她的家庭。她觉得和自己的父母过于亲近并因此得了厌食症,为了更好地离开她的父母,她改变了宗教。因为厌食症她无法怀孕,虽然她有这方面的愿望。我们可以说厌食和闭经透露出想要某些规则消失并满足某些渴求的欲望……其实,在她的家里不成文地规定孩子要住在父母家附近,以便于照顾父母,并在父母的帮助下抚养他们的孩子。我们将在后文中详细介绍她住院、七年后厌食症治愈以及她前两个孩子出生、母乳的情况。通过综合病人和治疗者对治疗和康复一步步过程的反思,我们也可以进一步讨论治愈欲望的障碍,引出一种对心理和生理治疗更好的临床理解,从而找出相关的障碍。

如果压抑在制造抑制时表现出自我的力量,那么它也在之后显示出了无力。冲动的过程"通过压抑变成了一种症状,成为自我组织之外的一种独立的存在"。对源自于歇斯底里症的初期神经性厌食症,我们可以通过最常见的精神分析疗法来找出被自我完全抑制的欲望压抑的理由，以了解它的主客观现实。一次分析调查可以让我们发现这些现实，然后帮助自我来承受由欲望引发的内在冲突，摒弃压抑。症状是被压抑欲望的反向衍生物：对于有胃口和进食快感、也就是对热爱生活快感的否定是对女性特征及其表现的否定。在青少年末期和成人过渡期，存在着大量的暂时性厌食症，它们会通过对冲动矛盾的吸收而消失。症状的消除有时是自发的。有时候，在治疗性咨询的帮助下，症状也会消失，因为对症状出现背景的描述能够帮助我们分析潜在的原因。潜在的原因在无意识中打开了症状的大门，因为病人的描述中掺杂了两个心理场景：引发事件的场景和当下症状的场景。在两者之间，有时我们可以清晰地听到藏在两种症状后的欲望，帮助病人在回想时更好地承受冲突和焦虑。压抑被解除，症状就消失了。

但在其他情况下，厌食症会渐渐地或很快地进入中期阶段：活动性神经性厌食症进入消瘦阶段。厌食和闭经的情况持续两到三个月以上，通过对身心平衡的进攻，这些症状迫使病情恶化。这些症状的后果在于通过扰乱生物节奏攻击生存的基础。起初是女性的月经节奏和每天的进食节奏。但是我们会看到后果逐渐稳固，病情严重恶化直到身心溃散。现在我们就要介绍这个从症状到疾病的恶化机制。

三种恶化现象：生物钟失灵、营养不良和绝食瘾依赖

精神厌食成为生物性生存和失去日常生活基础心理标记的双重疾病。厌食使进食失去规律，闭经则指示出排卵和女性激素分泌的停止。通过这个途径，厌食和闭经对生物钟的节奏和日常生

活基础心理标记产生了负面的压力。通过母婴哺乳关系和早期的照料，终身的日常节奏建立起来，从而形成有利于成长和健康的饿饱交替、日夜交替原则。厌食破坏日常节奏，进食的节奏渐渐被破坏，夜晚也渐渐被饥饿扰乱。日夜关系被改变，然后生理节奏（24小时中激素的分泌节奏）被破坏。联系和文化的心理生活也受到了进食困难的影响。尤其是在不被重视的情况下。闭经对应的是女性月经节奏的停止，卵巢回到了青春期前的休息状态。心理主体的内在平衡最终被打破。

落差和失去身份的感觉

女性生物性回到青春期前的状态产生了一种不易接受的落差效果。这种落差来自可见的实际年龄和内在年纪。肉体和心灵的中断，失去身份的感觉会通过破坏生存基础而使个体变得虚弱。所有生物节奏混乱的后果是身心的双重混乱。混乱的逻辑总是交界的逻辑。这里指的是肉体和心理交界处的损害。当一个女人身心患病时，她就会将这种损害通过像神经性厌食这种交界性疾病表现出来。一方面，疾病破坏个体的身份感和女性心理特征；另一方面，肉体脱离生理运转的可能：当消瘦加重时，身体就会一直处在一种肉体紧张的状态。

内摄性认同

病人对某个特定物体歇斯底里的认知拒绝，构成了我们对一些欲望歇斯底里拒绝的假设。这个假设可能需要另一个假设的补充。第二个假设对应厌食症第二阶段的经历。随着失去健康，一种内摄性认同的新心理现象产生。内摄性认同是对一个遗失对象的认同，病人无法接受失去这个物体的事实。我们观察到这些病人在厌食加剧、身体虚弱的情况下否认失去健康的事实，冒险假装像一个健康人那样生活。她们经常会复制一个家人或整个家庭的想法,否认失去某物或某人的事实并一直忧郁地守着失去的对象。这就是我们在下一章的结尾会说到的多米尼克的情况。在她幼年时,她母亲的心脏病日益加重,她可能经历了对她母亲无意识的内摄性认同。与这段历史的病理联系对她七年间持续的厌食症产生了严重的影响。多米尼克在不知不觉中走向自我毁灭。

这些活在否认中的病人——否认丧失健康,否认自我治疗的必要性——会使她们周围的人焦虑,因为他们看到病人自我迷失,害怕失去她们。绝食瘾和营养不良机制会加剧病人的心理症状,使她们的感知受到干扰。感知和冲动的混乱使病人渐渐失去思维联系以及与亲人联系的能力。病情的加重也会让家庭失衡,陷入传染性的气馁中。不安全感蔓延。B.布鲁塞特(B.Brusset)曾经特别地研究了对病理联系的理解,并探讨了神经性厌食症的精神病理学。

在厌食症初期的表现中,对厌食和闭经的否认,让我们猜想这是对欲望歇斯底里的拒绝,并认同双亲的物件将之变成内在物件(拒绝最渴望的东西)。可是之后,对于冲动产生的歇斯底里的保护机制可能是不可见和无效的。因为它会被另一种否认机制掩盖,成为次要。这一种否认机制就是对失去健康的否认,它不是歇斯底里的认同而是对双亲及其所失去事物的关系的内摄性认同(失去至亲、失去理想、幻想破灭)。病人被困在不变的欲望里,无法摆脱欲望、疾病和父母,眼看着厌食症持续数月数年,却没有任何康复的迹象。

禁食的精神兴奋效果:解答与溃败

在现阶段的临床反思中,我们能够更好地理解在发展性厌食症心理不适和身体紧张的状况下，病人欣喜地发现了长期禁食的精神兴奋效果。这一效果会减轻疼痛和焦虑，但会使病情恶化，因为神经性厌食症会经历一个后果严重的混乱阶段。对厌食症这个使人欣喜陶醉效果的发现将会引发前文提到的厌食症的一种寄生疾病：对禁食的上瘾。菲利普·让梅强调了神经性厌食症这一方面的重要性。

的确，对厌食的上瘾会阻碍对疲劳的感知。疲劳感知一旦出现障碍就无法警告病人危险性，营养不良症状就会越来越严重。然后厌食瘾和营养不良就会一起更加严重地扰乱感知，破坏精神集中、记忆、思考的能力，间歇产生心理压力，真正破坏身心的循环。

惊慌呕吐

如果病人担心疾病严重影响到智力并决定放宽限制，她会减轻禁食程度，但这时由禁食产生的欣喜感就会变少。于是，身体和心理的疼痛就会被重新感觉到，病人会感到全身不适，这种不适远远超出禁食时期，因为禁食瘾会自动维持欣喜陶醉感。病人惊慌失措，压力越来越大。她经常会因此重新厌食，并将它当作好事。但有时，病人也会因为惊恐过度而咨询。

禁食的戒除期特别困难。病人需要度过大约三个难熬的星期。在隔离的环境里，在家人和朋友细心的帮助下，病人能够更顺利地度过戒除期。但在一些情况下，厌食症患者能够自己很快地解除饮食限制。与在住院时慢慢脱离的情况不同，这种解除是立即的、完全的。然而，同化作用，即肠胃功能的重新启动并不简单；它有时是痛苦的并且往往令人焦虑，因为肠胃几乎已经不再工作了。为此可以入院治疗：当脱离禁食的过程是一步步进行时，身体就能逐步适应同化作用的重新工作。另外(我们会在下文详细解释),疼痛可能是坚持康复愿望的一个障碍。当病人认识到禁食的严重性时,心理痛苦会非常强烈。为了更好地被消化,这种痛苦一定要得到镇静和安抚的关心。否则病人就会惊慌,停止疾病的戒除,找回麻醉感。

但是,住院并不总是可行的,它有时也是无效的,甚至有害的。住院之外存在着其他的治疗方法,就像齐亚拉,通过家庭关系调节,用了一年的时间恢复了月经并找回了内心的平静,在一年后重新继续青春期。当住院治疗反复失败,出现呕吐以及因分离产生的自杀念头和抑郁反应后,还有其他的治疗方法。

在**利兹**(Lise)的医生介绍下,我认识了利兹。利兹的医生在她反复住院的青少年时期就一直照顾她,并在青少年服务中心允许下,坚持在咨询时陪伴她。当我接手时,利兹21岁。一旦生活对她来说变得困难,她就会有呕吐的念头。呕吐的现象在第一次住院停止禁食期间开始。我发现她昏昏欲睡、缺少个性、难以向我准确地诉说她的想法。根据温尼科特的说法,咨询期间的无聊证明了心理问题的严重性。对于她以前医生的离去,她感到痛苦。一年很快就过去了,她的病情没有明显好转,但是我们的关系加深了。然后,好几个月我都没有她的消息直到一天她打电话要求重新开始咨询。她刚刚出院,这次不是公共服务中心而是私人诊所,不适和呕吐重新开始了。

有一天,她偶然讲到自己如何准备一个很难的选拔考试,并提到和她一起学习的朋友以及他们的关系。这个偶然的话题使我发现了她没有表现出来的聪明才智和毅力。另外,她还有坚固的友谊。当我向她表达了我的惊喜时，我发现她在服用较大量的安定药，这就是她不够敏锐的原因。如果没有安定药的原因，她的才智应当十分出众，既然她能和朋友们一起通过这个高难度的考试。我开始以一种不同的态度倾听她并积极鼓励她回忆过去和梦境，尽管在咨询时她还是很淡漠。然后我冒险提出了两个建议：逐步停止服用安定药；与她的父母见面，帮助他们接受她随时可能发生的康复。由于过度担心，她的父亲在她上一次发作时强制她住院，他非常后悔这个决定。当她的父母认识了我并听到我关于这件事的看法，利兹和她父母的关系发生了变化。我告诉她的父亲在自杀可能的威胁下他的决定是出于家长保护孩子的责任。她的父母得到了宽慰，他们的关系如我所愿变得简单了。他们能正确对待女儿的批评和独立行动。

在经过几个月没有呕吐的情况后，利兹在交流中告诉我她又重新呕吐了，她开始担心失去我。这是在夏末我们重逢的时候。我们可以找出是哪个离别让她如此痛苦，让她相信一旦犯错就会失去我。利兹的厌食症似乎是在像她表姐一样死去的忧郁欲望里成形的。她的表姐维尔吉尼在青少年期死于血癌。维尔吉尼和利兹年龄相仿。利兹不知道表姐会死去。大家向她隐瞒了病情的严重性。在维尔吉尼去世后，利兹相信自己能够救她，但是自己没能在她身边安慰她，于是自己应当以死赎罪。这个念头占据了利兹的大脑，无法摆脱。利兹总是做同一个噩梦，那就是死的那个人是自己。厌食症使这个噩梦暂停。但是我注意到，任何一个指责都能使利兹想到自己没能在表姐最后的日子里陪伴她。我们可以解释这段过去与现在有相同之处。我们夏天分离以及重逢的恐慌使利兹开始重新用呕吐来舒缓压力。对分离以及分离负罪感的诊断，让我们可以成功解除其对安定药和剩余厌食症的依赖。

就像在无意识负罪感消失的时候，很多人觉得生活重新变得有滋味，利兹发现了自己恋爱的欲望。为了告别暴食和厌食，找回表达的能力，整个治疗过程需要利兹和我很大的耐心与决心。她的嘴重新得到了活力。她那因为安定药和抑郁而灰暗的眼神令我印象深刻，现在我不厌其烦地看着她炯炯有神的双眼。维尔吉尼病前光芒四射，对她的嫉妒解释了在成为女人过程中所独有的姐妹间、母女间既默契又竞争的俄狄浦斯情结。利兹现在过着一个女人的生活。人们一定想不到她曾在青少年期经历过厌食症的波折，因为这一切在她身上已经没有了痕迹。

恢复身心协调的机制可能是完全无法预见的，因此压力会在认识到严重性并开始进食的时期增加。不幸的是，能够缓解身体和心理戒除期复杂病痛的方法有时是呕吐，就像我们刚刚在利兹的病例中所看到的。呕吐出愧疚和焦虑，然后发现呕吐带回了绝食和欣快。呕吐成了维持厌食症的一种新方法，表面上看不太危险，因为消瘦程度没有那么厉害，但其实更加危险，因为它造成一种更加严重的混乱状态：

—从身体角度，矿物质、尤其是钾的流失和心跳的变慢会导致血液中钾含量的下降。

—从心理角度，意识更加模糊不现实。

戒除初期的失败可能就是一次药物的转换。我们可以将它比作一次从温和药物到猛烈药物的转换过程。不论是什么恶化原因——因为极度节制造成的极端消瘦,或一天内数次呕吐造成的暴饮暴食——心理经济的崩溃在这两种情况下变得明显。它包括情绪偏执、与他人关系不稳定、自恋焦虑和冲动关系的混乱。

那么如何使沉睡的嘴重新向自然和生活张开呢? 它的驯化只能是渐进的。治疗要从最主要的患病处开始——口,一个看不见的伤口。**口连同整个口欲,包括味觉和话语,都遭受到了虐待。对话语和食物的双重打击破坏了个人向外界、他人和自己开放的能力,损坏了联系和重新联系的感受。**个人封闭在对口控制的困扰中。治疗应该创造一种**被保护和不再虐待的经验:口是一个亲密的部位,应当被保护,不再被粗暴对待。**为此,我们必须要深刻地明白口是如何成为身体中心轴的,厌食症又是如何攻击这个中心轴的:厌食症是如何快速粗暴地打击了口潜能的稳定性。

当我们想要过快治疗时,病情恶化。

我们曾经在序言中提到过一个关于治疗、口和内在的比喻。厌食症如同野兽或是田野上的公牛,如果我们动得过快,它就会向我们冲过来。相反的,如果我们缓慢地前进,它就看不到我们,我们就可以安全地穿过田野继续前进。如果在治疗的前期就制定体重标准,就太过心急了。我们想要快速前进,厌食症就变成了一头发怒的公牛,病情进一步恶化。因为忽略了驯化渐进的必要性,很多治疗都失败了。像狼一样前进,先从观察开始。在利兹的例子中,口是怎么通过呕吐重新成为一个亲密部位,无言地向我们展示了一个治疗中的场景以及治疗、口和不协调争论互相转移的场景。这个无言的场景会对以后的治疗产生破坏性还是建设性的影响?

恶心反应是为了排斥陌生?

以前的绝食抗议或者其他极端怪异的行为表现冲着治疗者迎

面而来？这是暴食症的假面舞会？西方现代社会是如此暴食……
通过吐出之前吃下的，厌食症即吞食又抛弃。青少年使用这个堕
落的武器折磨自己，难道厌食症是一种青少年的挑战？在厌食的
铁面具下，通过吐出前一刻还在体内的食物，拒绝的决心像源自怒
气和不安的滚烫火焰。要抛弃和吐出对成人和成人世界的全部失
望，因此要吞进大量食物，直至恶心。这是一个巨大的地狱。

通过嘴巴呕吐来看到体内的食物，而不是消化它们？这是身
体表达拒绝消化、拒绝吸收、拒绝认同进入体内的食物。这是一场
生存的危机和青少年危机。一旦接触到不认识、不熟悉、不习惯的
事物，呕吐成了一种恶心反应，并引起远远超出不好吃或者厌恶的
感觉，指向最陌生的、不可想象的、最未知的未知，也就是死亡。

新生儿和婴儿引起恶心反应的口部表面面积比成人大，在刚
出生的几个月里，甚至包括嘴唇。在里外的边缘，一旦一种不同于
母乳的食物接触嘴唇，新生儿就会有呕吐反应。母乳以外的任何
陌生食物都不能进入，否则只能被呕吐出。当新生儿逐渐开始熟
悉母乳以外食物的味道，呕吐反应就会减弱。

就像对异物排斥的脱敏过程，摄入食物受限制的厌食症患者，
我们要逐步地加入多样的味道。从一开始就注重数量上重新摄取
营养是错误的方法，它不能消除对进食的拒绝。

无法说出冲突的语言就呕吐？

利兹受呕吐折磨。她无法承受和治疗者之间的不同和分歧，
那么她会退化回婴儿时期敏感的呕吐反应吗？利兹让我发现这种
对不同和分歧无意识联系的复杂性，就像是对内在母亲的联系，是
哺乳期口部的感觉记忆。当关系和肉欲被发现，陌生的情感不知
不觉蔓延至口部，新生的肉体和幻觉印象也会落在口部以外，无法

变成主观意识。心理生活泛滥蔓延至身体最初对新鲜食物发现的根源,也就是口部。治疗在呕吐的倾诉中汲取活力。"如果我的嘴巴恋爱了,您要抛弃我吗? 我应该呕吐出它吗?"

灵魂迷失,负面的协同作用

为了简便起见,我们已经在上文一一列举了造成身心混乱恶化的因素。但是这些因素会以极其复杂的形式互相作用。当因生物钟的混乱与紧张所导致的激素相互作用加入恶化的渐变机制中时,我们还会再讲到这种复杂的相互作用。那时候,内分泌医生和生物学会帮助我们清楚地了解这种互动是如何让病情恶化的。此时我们可以判断出治愈的障碍并采取治疗手段。作为治疗者,我们必须明白这点。中度的厌食症可以定义为身心交界处极度复杂的相互作用,这种复杂性贯穿肉体和心理。在恶化的协同作用螺旋里,生理的一点动摇就会撼动心理状态,反之亦然。

我们首先要重申中度厌食症的主要特征,它在本质上是一种双重疾病:营养不良和绝食瘾。它的后果就是身心的双重混乱。如果我们不加以阻止,病情可以恶化直到死亡。

除了在一开始(病情固定的前两到三个月)可见的歇斯底里症状(源于冲动的矛盾、焦虑、对冲动表现的压抑以及被压抑的衍生物,也就是厌食和闭经)之外,神经性厌食症的确是肉体和心理的双重疾病,而且它的首要治疗指向不再是精神分析治疗。它指向的是分析性的心理疗法或是在通过初期住院治疗后找回生命基础,重新确立身心生命条件后的分析。弗洛伊德非常明确地将厌食症排除在了分析迹象之外,因为厌食症患者生存的首要性在于治疗身体状况。我们还要在此强调任凭病情恶化、从量变逐步到质变混乱的危险性。

另外，感知的混乱会解除警报信号，使某些病人意识不到严重的病情。我们必须要认识到对严重性的否定会产生诸多弊病。

我们认为，病情恶化不是简单的消瘦程度加重，而是病情质变的开始。让我们一起回顾质变恶化的不同阶段。身心双重混乱，同时进入了越来越糟糕的协同作用。**这一切就像是两种症状——厌食和闭经（失去胃口和月经）——引起了肉体和心理生命活动系统的混乱。这两个系统的运作越来越没有秩序。一切都混乱地进行，任何日常的调节不再起作用，没有什么是稳定的。**也就是说，肉体系统失去了自然的节奏（饥饱的节奏、睡醒的节奏和女性的节奏）。此时的问题在于知道患者的感知如何。然而我们观察到所有的感知都是模糊不准确的，尤其是饥饿和疲劳的感知。病人失去了需要进食和休息的准确坐标。

开口时失去词汇和图像

同样的，心理调节系统也处在一种极度混乱的状态。任何或大或小的兴奋点都能引起难以压制的冲动不安。没有了有效的兴奋缓冲，兴奋的数量和心理经济对兴奋的回应关系不再存在。好像心理生命失去了方向。焦虑似乎失去了警报信号的作用，它不再发出信号，因为它失去了对象。性欲通过相关的词汇和图像影响青春期和初成年的女性，有意识和先意识的思维不再能够管理这些由性欲引起的情绪了。事实上，思维无法使用过往记忆中存储的词汇和图像来象征现在。

这就是在厌食症中所说的述情障碍（alexithymie），就是说无法诉说影响的原因、无法用词汇表达情感，也就无法将情感和它们的表现形式联系起来。事实就是，过去失去了滋味，现在变得荒芜。将来如同灰暗的绝境，没有一个计划能够成型。线性时间的主观经历也变得混乱。思维确实已经无法保证情感表现的功能，但这不能说厌食症患者失去了情感联系。更确切地说，她在原地不停地打转，因为怕触动内在混乱的感觉她再也不敢靠近别人，她一激动和思考就会有晕眩感。

最后，患厌食症的少女无法抵御疾病的症状，因为她不能依赖肉体感知和心理情绪的指引。

——一方面，她失去了饥饿和疲劳的坐标，因为感觉不到超过了身体的实际负荷而无尽地消耗。

——另一方面，当她试着想要治疗时，已经崩溃的情感系统会过度活跃，她感到精疲力尽。

这也是我们觉得心理治疗不现实的原因之一，因为病人无法承受情绪，反而有可能在治疗后依靠绝食或呕吐来缓解焦虑、恢复平静。

混乱和统一

为什么在一个前期完好形成的统一体上会出现这样一个心理生活分解的过程？厌食症青少年患者的心理世界以前充满了幻想，现在似乎变得畸形，或者已经无法保证维持思维协调持久的功能。病人在独处时会感到不幸。当她和别人在一起时，情况更糟。所以，陪伴和孤独都是不可能的？没错。在我们看来，病人只拥有一个时间，就是现在。她想要一切都马上实现，否则就永远不会实现。她失去了慢慢或者延迟思考的可能。我们可以说，她的主观性被专制的时间性所限制，一切口欲的时间性，不是现在就是永不。因此，口欲变得令人担忧，成为一个明确的拒绝，主要是因为随着失望的慢慢累积，对自己专横而幼稚的欲望愈感愧疚，对他人、自我、愿望和计划的关系的渴望也因此增加。这种关系被口的饥饿主导，无尽的饥饿吞噬着内在，少女或年轻的女性被伴随着这些症状的不成熟性伤害。

　　面对身心混乱的复杂性，因为存在的只有现在，间隔的时间（比如咨询之间的时间）失去了可利用价值，那么心理治疗还有用吗？间隔的时间如同深渊，病人会坠入其中，因为她无法通过梦境来同化她的经历，因为她已经把经历过早地放入了自己体内的深渊。这个新的原因也使心理治疗不再有效。思维活动也有可能在咨询后崩溃。还有，因为没有了过去、现在和未来的时间结构，所以就没有了时间效果。一切都汇聚到了瞬间即逝的现在，一切几乎在来到之前就消失了，因为这一切没能用感受和情感的表达固定下来。一切空空流走。在这样的背景下，我们提出了住院治疗的问题。从肉体的角度来看，住院治疗能够挽救病危的患者，从而帮助患者治愈心理混乱。在什么条件下住院治疗能够改善心理混乱呢？请看下文。

无序的时间和隔离

　　为了更好地利用住院治疗，我们必须要考虑到隔离的作用。住院治疗的效果已经得到了证明，所以我们更需要明白它是如何起作用的，它的效果是什么，它应当怎么被使用、改变、调整等。我们对治疗效果的复杂性了解得越透彻，就越有利于使用它的协同作用。我们要从身心交汇的角度来看它的复杂性，因为这个角度能够更合理地解释隔离。我们觉得，身心界面的基本方法论在于一致性，即时间和节奏的一致性。我们可以使用以下隐喻：隔离使身体和心理、病人和治疗者互相协调。

隔离从外部建立因人而异的节奏和时间。慢慢地，在孤单中，一旦渡过了痛苦的绝食瘾戒除期，节奏和时间就会从内部重建，并根据病人的方式调整。隔离其实是根据医院的节奏组织时间。病人拥有自己的房间，她就可以自由地组织治疗以外的时间。这样，隔离让病人有时间放松、做想做的事、做自己。隔离也能成为一个认识自我的空间。这个空间不仅符合医院节奏，也符合内在节奏，因为有规律的治疗联系的建立以及其延续性能帮助病人同时喜欢上孤独和陪伴。从某一时间开始，负面的协同作用变得正面。孤单与联系同时在隔离中获得了时间。在隔离的初期，不同的医疗关系似乎占据了大部分时间。这些时间是重叠并间断的，它们与独处的时间交替。但是渐渐地，从内部看来，这些不同的医疗关系开始有了意义。它们不再是单纯的重叠并被独处的时间隔断。在个人心理活动中，它们通过思维进入了联系。认识自我的空间变成了一个医疗联系的空间，有统一和分歧，也有相似和不同。

这样，病人在建立独处能力的同时，也建立起对隔离环境及其作用的信任。于是，病人可能会试着在有他人的情况下独处，如在因人而异的医疗联系里。根据我们的经验，这涉及饮食的联系，与相关内科医生以及心理医生的联系。最后这类联系的目的在于让病人表达隔离的感受、治疗中愉快和厌恶的体验、尤其是戒除期愉快和厌恶的反应。它的唯一目的就是表达感知，从感觉到感受，然后渐渐到感情。

所以，心理治疗关系的初建时期是从病体的语言开始的。它的对象是疼痛和疲劳的经历，然后是来自营养恢复和戒除期的新经历。它可以是新味觉的出现,也可以是对独处和无所事事的喜爱。

关于基本的节奏,神经内分泌学的生物钟观点和精神分析的精神动力学观点是相同的:早期的母婴关系是生物节奏最基础的标记。喂养、身体和心理关系的照料、语言交流的记号对身心生活节奏的组织起关键作用。把隔离看成是神经性厌食症的治疗方式,就重新回到了这个组织问题。另外,在本书的最后,我们会谈到如何从母婴关系角度来理解厌食症治疗,一些病人在与自己的孩子渐渐建立哺乳关系时,被爱和母性唤醒。那时,她们深刻明白了厌食症初期混乱的意义,借此,她们能够分解并重新组织早期节奏,在隔离中解除混乱,如同卸下了负担一身轻松,也如同小心地放下了一件贵重的物品。为了通过住院治疗摆脱身心的双重混乱,有以下两个问题:

■ 隔离这个保护层是如何建立起肉体、心理和营养治疗的协同作用的?

■ 通过把恶性循环的协同作用转化为良性循环的协同作用,住院治疗是如何启动了身心混乱系统的转变?

我们将逐步回答这些问题。在第一部分中,我们会概略地解答关于混乱、治疗愿望和住院期间治疗障碍的问题。在第二部分中,我们会对住院治疗的步骤、作用和效果展开具体详细的介绍。

在总结了已经提及的重点后,我们就会在此基础上继续时间重组的观点。厌食症的出现是因为月经的暂停和胃口的消失打乱了两个节奏,即女性激素循环节奏和由进餐时间划分的日常节奏。这个整体的突然消失使身体和心理关系出现了时间性混淆。当消瘦程度加重时,厌食症的失调范围扩大。由消瘦造成的新陈代谢失衡不会引起重视或修正反应,因为内部激素的混乱改变了感知。

这样，在厌食和闭经的作用下，不仅内部节奏被没有预警地打乱，疲劳也无法感知到营养的缺失，因为禁食状态具有精神刺激作用。另外一种现象的产生也加大了疾病的复杂性。禁食行为产生于一段痛苦期后，病人一旦发现禁食行为，会自动维持，饥饿的副作用能够产生欣喜感。我们曾经对厌食和马拉松的效应做过比较。马拉松选手知道内啡肽（endorphine）的分泌可以消除长时间跑步产生的剧烈疼痛。在厌食症里，欣喜感似乎来自压力激素的分泌，主要产生于由双重混乱分泌的大量氢化可的松。我们还会再次讲到治愈的障碍。现在让我们从心理动力学的角度来了解为什么神经性厌食症会引起人体基本规律的严重混乱。为此，我们找到另一个支撑点，那就是对"混乱"分离和再生两个角色的理解，当爱神厄洛斯（Eros，也就是生命和爱情的冲动）创造混乱时，对它的定义是空虚。

混 沌 的 神 话

在"混沌"（卡俄斯）的古代神话中，混乱的概念没有被看成与虚无同义的空虚（静止的空虚），而是运动的空虚，如同令人晕炫的旋风。J.P.威尔南强调源自古希腊语的"混乱"（chaos）一词有双重起源。同时指打翻、传播以及微微打开。我们可以将厌食症的破坏看成一种传播（我们提到过这个词的另一层意义，即到处流动），并试着想象作为身心极限外的存在，它们是如何从一开始就聚集在一起的。如何从这里重新开始？借助传播混乱的隔离，并使混乱微微打开，将之看做一种可能的突破口。对宇宙的虚无思考也是从这两个使之运转的比喻开始的，打翻、传播以及微微打开。

希腊的宇宙起源说这样开始：

"在一切起源以前，卡俄斯来到了，然后是厚实的大地，成为了众生从未有过的安全基础，然后到来的是众神中最美的爱神厄洛斯，他使众生倾倒。"(Hésiode，116—121)宇宙从三种最原始的力量起源：混沌、大地和爱。混沌第一个出现，在由爱神代表的更新影响下，混沌不再是虚无而是运动的空虚，是没有极限、没有底、没有顶点的翻滚旋风。爱神邀请混沌繁衍，混沌于是离开自身，离开自己的原则和正身，黑暗和黑夜(Nux)。混沌是黑暗和黑夜虚无的开口。黑夜开始繁衍。它从自身提取光亮和日光(Héméré)。混乱是交替和对立的根源，日夜交替、明暗对立。混沌是一个有组织的原理，它从自身的变化和运动中繁衍。绝对黑暗能衍生光明和白天的黑暗。通过延续的重生，混乱成为了时间的首要组织者。

打开和打翻，这同样是哺乳的一个比喻。孩子张开嘴，母亲倾注乳汁。起初，这个运动在孩子身上比较混乱，但是他会根据嘴巴张开和母亲的倾注来调整组织。与这个运动相似还有恢复进食功能的隔离，隔离能在独处时重启思维过程，一个沉思的过程，如同在母亲离开却又不远离时建立的最初思维过程，这一过程将黑夜组织成一个做梦的地点。既然思维产生于母亲离开时，并向延伸的夜晚展开，它会依据白天的画面来构成一个梦境。所以让我们用赫西奥德接下来的故事来思考时间的第二组织者：此处假设混沌与地母盖亚(Gaïa)协力合作，合作又同时是分离。

"然后，大地来了"。但是，就像 J.P.威尔南强调的，这是一个合作的信号，借此希腊人认为一场变化就要发生。盖亚，既是大地也是母亲。另外，她是起源时间的组织者。其实，她的出现改变了世界的结构，因为她的创造力来自混沌的创造力。混沌包围了大地，由表及里。地母因混沌而动，她依赖他并与之对立。地母是与虚无相对的充实。爱神使虚无如充实般运动，如同它们是一起相互补充的更新原则。因为总有一点混乱停驻在大地中心，大地就建筑了防止混乱的高墙和大门。混沌和地母各自的后代分别创造了四大相同的要素：黑暗和光明，欺骗（Apatè）和温柔（Philotès）。菲罗忒斯是友情的关心，是同情。他不是性欲而是与爱神生命冲动相关的温情。

混沌、大地和爱的关系证明了需要通过采取隔离的措施，使之成为更新的原则才能建立联系。要把隔离与治疗联系在一起考虑，这些联系使病患有机会学习狡猾与温柔从而重新回到正常生活。我们经常错误地认为厌食症患者欺骗了众人，但其实她们单纯得如同白纸。她们绝对不会使用狡猾的艺术，所以她们要学习，变得像尤利西斯（Ulysse，即奥德赛），为了让水手们不气馁，继续希望有一日能回到正常的生活，尤利西斯通过计谋将混乱猛烈的海上流浪伪装成能够休息的旅行。雷内·鲁西永（René Roussillon）强调，流浪是区分的标志之一。从继续生存到生活，病人必须学会绕过厌食症混乱的绝望，就像尤利西斯在《奥德赛》中那样成功地渡过了最危险的地方。如果戒除期只让我们觉得越来越糟，就像尤利西斯、因斯库拉和卡律布狄斯腹背受敌，这是当尤利西斯离开战火中被毁灭的特洛伊的旅途中，来到波涛汹涌的大海里两个最危险的海峡要塞之间的时刻。隔离治疗是一种相似的计谋，能够从混乱里制造成熟从而——克服困难。所以它不是治疗厌食症的处方，而是一个组织方法，从混乱中创造计谋和友谊（是好意的，就像尤利西斯，使水手们不在绝望中沉溺而是继续前进）。

现在我们来总结一下温尼科特在《人类本性》一书中对于混乱的说法：[1]

> 如果发展顺利，个人会学欺骗、撒谎、让步、接受冲突的事实、放弃使人不可忍耐的完美和不完美的极端想法。让步能力不是指疯子身上的特质。成熟的人类没有不成熟时那么高尚，也没有那么邪恶。杯中的水浑浊不清，但那并不是泥浆。

我们重新回到赫西奥德的神话来进一步理解隔离的住院世界，这个世界根据分离原理，利用并组织混乱的协同作用。

> 爱神促使地母从自身繁衍来延续自己，在她面前反映她但又与她对立。盖亚通过分裂衍生出一个与之平等的雄性要素。他就是星空乌拉诺斯(Ouranos)。乌拉诺斯与混沌一样漂浮空中，但没有狂风。他的星星是固定的，他全面无限地覆盖大地，使地母可以不断地生出提坦巨神、百臂巨神和仙女。可是地母喘不过气来，因为为了得到更多后代星空拒绝起身。于是她决定对他使用计谋。她让孩子们阉割父亲，让他起身，这样混沌可以进来帮助分娩。最小的提坦巨神克洛诺斯(Chronos)推翻了星空，混沌成为了分离的要素，使静止的结合脱离。

隔离成为了一种摆脱一成不变的手段，摆脱静止的忧郁、和第三者窒息的忧郁关系。我们在厌食症中遇到的内摄性认同就是对第三者的认同，是对坚持决绝放弃目标的亲人的认同。就像在神话中，双亲使孩子无法从体内出来。神话也告诉我们，如果男性和女性是彼此的分身，情况就更加危险。在接下来的神话里，双亲会

---

[1] Winnicott D. W.(1954), La Nature humanie, trad. fr. de B. Weil, Paris, Gallimard, 1988.

在结合和较量中被看作是不同并互补的。冲突成了生命的基础，生命的发动机。但是，在这部分神话里，如果对象被紧紧贴住，空虚变成了虚无，就必须要用计谋离开静止。这种在窒息情况下分离的想法就是隔离粗暴的一面，隔离能够重建欲望以及欲望的需求，如下。

　　爱神阿弗洛狄忒（Aphrodite）在这次分离中产生。从此，天空与大地分离，出现了各类符号：伤口、人类阉割以及与阉割相关的分离。在此同时，乌拉诺斯的精子掉入大海，阿弗洛狄忒从海里出生来到海边。欲望从大地裂缝中产生，两性互补的人类时期成为认同两性差异与对抗的时期，后者源于两性的互相需求和他们极端的分离，如同星空和地母。宇宙起源在这次变化中结束。从此，结合都将是短暂的。克洛诺斯也被他的儿子宙斯（Zeus）杀死。克洛诺斯为了没有对手，将自己刚出生的孩子吞食，宙斯结束了这一切。为了符合间断和需求的生存本性，使混沌不再无序地存在，宙斯制定了世界的新秩序。普罗米修斯（Prométhée）把火种带给人类，想要实现人类与众神平等，为了报复普罗米修斯，宙斯创造了潘多拉（Pandore）将苦难、痛苦、死亡流放人间。潘多拉是一个女人，是诱惑和好奇的化身。在潘多拉与埃庇米修斯（Epiméthée）结婚前，宙斯送给她一个装有灾难的盒子并告诉她千万不能打开。当然她还是打开了盒子。人类和众神迎来了另一个时代："（他们成为彼此）能够孕育后代的伙伴，随着时间的推移，戏剧般地结婚、生育、几代人的对立、联盟和敌对、战役、失败和成功"。很多宙斯与人类的结合和纠纷都成为了家喻户晓的隐喻。

在严格的隔离时间外，另外一个在住院期间起基础作用的时间是离院时间。在离院期间，病人将会在与外界和他人的接触中遭遇欲望的冲突，病人很可能无法适应。在此前，在治疗者的帮助下，病人的生活变得简单，身心混乱得以重新组织，认识了自我，使混乱成为医院环境分离和持续的催化剂。没有反复，没有被厌食和内摄性认同诱惑，但此时的离院使病人有可能遇到短暂的联系，尤其是在初中生身上。对第三者的内摄性认同经常是对一些遗失事物的认同，虽然已经失去，但不愿接受失去的事实，在思想上仍然牢牢抓住这个遗失的事物。

在我们的解释中，我们会看到这些病人往往代表了父母失去的爱，有可能是一个人也有可能是一件物品，比如一个理想。也有可能是父亲或母亲不能释怀的一件没有实现的事情，比如没有获得自己父母的帮助。反向的结构性认同设定一个双重活动：对内摄性认同的自我代入从而使自己成为失去的对象，比如星空和地母结合无法产生的阿弗洛狄忒成为了欲望，当需求和差异产生时，她能够推动爱情的结合。

通过对早期关系以及青少年与父母关系中不协调部分的不认同和重新认同，隔离阶段为欲望阶段作好准备。隔离的初期如星空和地母的分离那么粗暴。隔离首先打乱了内在状态，使厌食和忧郁的内在变得更加混乱。我们看到它通过第三者使混乱倍增。这时，出现了认同和不认同的交替，此类交替在青少年时期尤其显著，但是在这些病人身上，这个关键时期没有出现结果。当然，治疗者会暂时充当交替认同的媒介。认同媒介也包括隔离的环境和治疗者的工作，就像我们在混沌的神话中看到的。

另外，我们现在插入一个关于自我认同和不认同的注意点，同时会提到弗洛伊德关于梦境功能的可能性。因为，隔离的病人会梦到一些东西、时间、地点以及她在住院期间不时来往的男女。在没有约束的想法中，在与梦境的联系中，她会在自己和这些人事之间找到一些共同点、巧合、相反和不同点。进入环境后，病人会回忆推动自己的、所放弃的、重新发现的以及一直与自己形影不离的事物。所以在此之后向治疗者讲述这个环境的经历、独处的时间和治疗的时间，渐渐深入到它们的相似点和不同点，通过认同和不认同，病人进行着一项形象化工作。所谓认同，在于表现同意和联系，通过相似逻辑的重复和颠覆的对比表现相同性。"在这些对比中，对立可以联系到一种替换和交换"（Freud，1900，chap.Ⅴ，3）。在神话中，我们也看到逻辑的颠覆：乌拉诺斯被克洛诺斯取代，后者又被宙斯取代。认同的进行往往在三代之间。我们也通过盖亚、阿弗洛狄忒和潘多拉的顺序看到女性的认同。

　　通过古希腊作家讲述的关于混沌的神话，我们就知道在混沌的原则下选择进行哪项象征性的工作。反思以及作为组织思维概念工具的哲学的确是从神话思想中产生的。所以我们可以用混沌的神话来表现从混沌中宇宙的产生、人类概念的建立以及内在世界的创建。我们也思考了无序运动的结果，即不可预见的混乱状态，这个状态不是遗传的，而是一个组织身心生活的共同程序。所以不要把即将提到的程序顺序当做是神话的重点，应当在脑中将这些基础组织体看成是相互并列和协调的，它们是：运作、增加、分离、对立、交替、生殖、爱恋和计谋、剥离、移除、渴望、区别和互补。通过这个神话，赫西奥德在两千年前就展现了混乱中蕴含的更新能力。这个神话也向我们阐述了时间的构成，作为组织体，时间是来自混沌的第三者，是能够团聚和分离的第三者。我们看到混沌的经验可以和隔离的经验交叉,因为混沌中含有分离的逻辑。此外,这也是渐进性厌食症的逻辑:它孤立了病人。我们提议用隔离来代替厌食症的孤立,使病人摆脱停滞的状态,因为停滞使厌食症自我封闭,不再生产。隔离使空虚加倍:厌食症的空虚和隔离的空虚。我们看到在爱神的影响下,混沌倍增,产生了两个要素:友好的关怀——可以说它既是黏合剂又是承载体,还是计谋的欺骗。在有需要的情况下,这也强调了合适的治疗立场可以创造空虚倍增的益处,这个立场是以下两个要素的认同媒介:迂回(计谋)和友好的关怀(也就是说保持一定的距离,不是与内摄性认同相似的亲密:相反,隔离是为了摆脱孤立,它为向新的基础出发做准备)。在我们看来,混沌的神话是对时间性的比喻,结构性地指导主观性转变,走向他人。渐进神经性厌食症的身心双重失调真正上演了一场混乱的戏剧。

混乱的戏剧化

温尼科特在一篇关于混乱的文章里,用"混乱的戏剧化"来表示神经性厌食症一个重要的方面:它的戏剧化效果。我们会借用这个说法。以双重含义的角度,在心理经济和活力的领域里,确实涉及戏剧演出以及意思表达的复杂性。首先,我们可以说身心混乱的错综复杂难以一一消除,并且我们认为身体的反应以多原因的形式相互作用,导致生物钟节奏的混乱与中期厌食症的各类后果相结合,严重扰乱了心理经济。除由焦虑产生的歇斯底里的防御外,回避、抑制以及区分和分离的机制在心理经济的作用下出现了。温尼科特这样明确定义混乱的过程:"当个人处于单一的情况后，分裂通过对完整不可忍耐的焦虑，会有组织地瓦解统一性。"厌食症患者通过悲剧的方式展示一场冲突，这场冲突被忽视，因为未消失的症状产生了营养不良和越来越糟的绝食瘾这一双重疾病。但这场戏剧起源于对完整的拒绝，对青春期后成为完整女性的拒绝，拒绝可以发生在当下，也可发生在向成人过渡时期。我们将会提到多米尼克的情况，她因为无法再与母亲对立而离开了她，却在结婚时病倒了。这里涉及对母亲的内摄性认同，对女性特征完全绽放、尤其是怀孕的拒绝，她因此变得厌食。但是这场戏剧变成了悲剧，因为它没有终点，混乱的状态没有界限。多米尼克在七年后才开始咨询。这种疾病的悲剧在于通过心理途径越来越严重地加剧了厌食和绝经。从出生开始使生活规律的进餐节奏和从青春期开始的女性敏感的每月规律都把青少年与母亲联系在一起。它们的毁坏触及到了儿童时期的内在极点，也触及到了成为完整女性的极点。这样，个人的单一地位被破坏。如此产生了"混乱的戏剧化，个人内心世界的区分和分离、个人冲动经历复杂的结果也包括在戏剧化中"。

我们开始明白通过厌食和闭经上演的混乱也涉及过去被忽略的混乱，尤其是早熟的部分及其引起的混乱经历，作为身心混乱的厌食是这一部分的加强。我们在厌食后讲到这部分会更加简单易懂（第三部分）。因为在隔离期间，我们必须承认病人在大部分时间都不知道是哪种混乱。青少年时期的混乱经常隐藏着俄狄浦斯式的童年混乱，原始的混乱被证实来自最初的节奏和联系。

现在我们可以通过逆推混沌的神话来重新认识厌食症的发展。通过逆向建立人类时间轨迹，厌食症瓦解了人类时间组织。厌食症摧毁了饥饱交替，打乱了痛苦和原始痛苦的松弛节奏。日夜被无休止的饥饿扰乱。睡醒交替变得模糊。失眠往往伴随青少年厌食症出现,就像可能存在的幼儿表达困难时期所出现的失眠一样。激素功能退化到了青春期前。于是相反的,神经性厌食症创造了摆脱人类时间的通道。它阻碍了两性相异相补的心理整合。青少年期的空间被压缩成所谓的"与青少年相适宜"的概念,与消瘦的后果一样矛盾。厌食症患者的轮廓首先给身体一种非物质的表象,但最后会被看作不成熟。不成熟的身体似乎是无法激起渴望的。表面雌雄不分的身体被时尚界和表演界推崇,比如舞蹈。但事实上,这是一个过去的身体,保留着 12 岁时的状态,监禁了女性特征。患病的青少年失去了青春期的基础,没有成长地活着。她的生命在成熟前自我关闭了。她的身体是个幻想。我们可以说,这个身体里活着一条美人鱼痛苦的灵魂。在这个生存僵局的悲剧前,向成人期过渡的前景使青少年期陷入了更加眩晕的不平衡中。在变成女人的临界点上,婴儿期和幼儿期却不请自来,完全无法预见的混乱摧毁了生殖和同化能力,以致患者扼杀了正在形成的个性。

个性肯定的现象太微弱。我们无法得知正在形成怎样的成人,因为个性回到了未定型状态。我们遇到一个没有坐标和形状的青少年。我们可以想象她在承受怎样的漂泊经历:同化、生殖和个性的停止,不稳定的生活,空洞不充实。当口欲的基础动摇,性欲的基础无法成形时,一场内在的悲剧开始了。患病的青少年感到随着焦虑掉入了悲剧的孤独中。在完全混淆中,她徒劳地寻找迷宫的出口。她来见我们,因为她感到绝望,她被荒唐地封闭在一种疾病中,变得憔悴却无法摆脱。她面对的是一个旋转的空虚。

但是,我们觉得这种混乱是有意义和价值的,如果病人愿意把它当作是一次住院并重建的机会，当然前提是在住院初期——我们不能在一个严格的环境下，通过快速或强制的重新进食急着把这混乱去除。相反的，认同并接受混乱的意义，在治疗中使用它们，成果会更加显著。因为，混乱的经历可以变成一个巧妙的步骤，这个年轻女性需要有益于身心的暂停，以便听到被扼杀的欲望，从而摆脱成长的恐惧。

在这类似自闭症的、不成形的黑暗角落，会突然产生一种形式。正在萌芽的危机会进一步发展，以前受神经组织调节的人格自闭核心会重新启动。如果时间合适的话，这个关键的危机是病人能够在成长过程中找到的最好方式，用来去除一直摆脱不了的不属于自己的东西，与此同时，青春期的叛逆也是改变的来源。其实，空虚是她想要摆脱的虚而不实的裸露。在意识到混乱有意义有价值后，对空虚的愤怒会变得多产，带来了重生的希望。病人就可以考虑重建内在时间的基础。为了实现混乱的转变，作为治疗者，我们要不顾对空虚的恐惧，进入到黑暗中寻找并陪伴病人，病人身处黑夜，在这晕眩昏暗的螺旋中，孕育着一个特殊的生命，那就是通过混乱进行分离，准备迎接未来。如果缺少了有利于危机和厌食混乱的聆听，任何人格形式都有可能无法产生。面对提问"针对厌食症还要提议住院隔离吗？"，我们回答"仍然需要"。因为，在以上解释后，我们明白了在神经性厌食症治疗中隔离的理由。对于没有实践过的人，这个古老的方法令人迷惑，但的确十分有效：它能够运用混乱中包含的潜力来调动感官。隔离是把厌食混乱的空虚转换成再生空虚的手段。

混乱的神话帮助我们明白隔离的运行方式，不管是象征效果还是生物效果：它将厌食混乱转换成再生混乱，因为它使危机状态进入共鸣。住院的隔离治疗创造了一个空白期。病人暂时离开了生活环境中噪音和人类世界的烦躁,再次进入与日夜节奏相似的宇宙规律。这样,隔离就创造了重生的有利条件。在无声中,危机的混乱从对立方产生回响,并且扩散,成为一个真正无害的想法聚集地,因为在这安排好的、与童年规律相呼应的独处中,身体和心理能有时间找回它们内在的节奏,病人有时间逃离暴食症瘾癖的掌控,摆脱对他人的恐惧。

随后,混乱产生并分离极端。它分离黑白,光明没有阴影,我们能在所有顶峰看到的白,如同在囚禁着不见天日的怪兽的深渊中的黑。在厌食症最黑暗角落里,住着内在的暴君,他们用恐怖的声音要求继续绝食,直到死亡来临。

"分解的区分跟随内在世界区分的轨迹,是它的外在表现。"(Winnicott, *op.cit.*)

然而,在提出和接受隔离后,隔离能帮助识别区分基础的轨迹,因为它重新长时间地进入这不成形的黑暗中,这黑暗存在于心理生活的深渊中。"spaltung"(我们翻译为区分)象征着墙上的蜥蜴,或是石水晶中的划分平面。

提议隔离一个病人,就是认识到她在通过疾病感知的现有环境中无法被治愈。退步的需求是有意义的。然而,是内在的混乱允许她接受隔离,因为她已经无法承受发疯的恐惧。于是从这个分解中,产生了一个新的整合,一个新的和谐。但是住院隔离必须接受不成形,帮助病人在学会区分的同时找到自己的和谐,耐心地等待撕裂病人的内在暴君的自然瓦解。在重新建立一个抑郁处境时,像温尼科特描述的一样,病人找回了一定的和谐。病人已通过厌食排斥了这种处境。在本书的结尾,关于住院的末期和出院时期,我们会讲到重新找回和谐的意义。"混乱是一个有组织的状态,从口欲虐待狂派生,属于人冲动生命范畴,此时的人类达到了一个单一身份,拥有内在和外在"(Winnicott)。

日夜在混沌中开始,我们将用在前文中已经提及的混沌的两个词根来结束这一章。动词"cheesthai"意味倾注、传播。另一个动词"chasko"意味打开、张开。从象征意义上来看,这不是人类自出生以来所经历的第一次混乱,即依偎着母亲,又与之对立。当新生儿出生,他认知了与母亲(大地)的接触,她在他眼中显现,他在母亲和眼睛间张开了嘴巴。从母体内流出的奶味在孩子舌头上蔓延。这种愉悦在每次饥饿时重复。饥饿在变动中组织了时间。空虚的紧张转换成舒适,舒适转换成渴求的紧张。在嘴巴与乳头接触前,空虚的两个方面开始运动——张开与倾注,向着对方的方向发展。它们在相遇时调整节奏。时间在被克服的矛盾基础上达成协议。那么,第二次混乱不就是青春期的混乱吗?青春期的混乱在于离开童年和父母,掉入性别和时代不可复原的差异混乱中。在我们看来,厌食症闭经企图避开对立欲望冲突的需要和情感的双重性。它想要回到过去。青春期使差异和冲突的经历戏剧化。精神想要逃脱危机,于是脱离了肉体。青春期的混乱变成了一场悲剧,厌食症存在后,一切要从隔离期间重新开始,从分解到整合。

第二章

治愈欲望的障碍

饥饿马拉松和相抵制的治愈障碍

面对厌食症的身心困境

厌食症的其中一个矛盾是：虽然因为饥饿与绝食，厌食症起了麻醉作用，但是厌食症引起的肉体和心理混乱造成了肉体和心灵紧张。厌食症通过勉强生存的状态成为身体紧张的起源。我们知道，这身心的双重混乱并不发生在一瞬间。这需要厌食症持续存在，直到出现消瘦的情况。但是，消瘦会在之后引起神经性厌食症，从初期病状向中期的营养不良和绝食癖病状转变。

绝食癖的负面作用占上风

我们可以说厌食症成了饥饿的马拉松直到出现营养不良。因为饥饿的痛苦难以忍受，持续的绝食能够产生使人平静的欣喜状态，这就是陷阱所在。麻醉作用的发现是一场灾祸，因为它能产生另一种疾病，就是营养不良的绝食癖。从此，绝食癖的负面作用占了上风,它成了无底的深渊:通过持续的饥饿来维持欣喜感,否认疲劳与营养不良的不适。但是,专注力和记忆力的下降最终会使情况的严重性显现,因为厌食症患者往往十分看重智力,而智力会受病情影响。

不平息紧张就无法治愈

另外,正是专注力和记忆力下降的后果改变了病人的感受,从而让他们能有效地被人理解,获取治愈的方法。三种症状(闭经、厌食和消瘦)的影响使身心永久处于紧张的状态。为了回应巨大的紧张,激素发生了改变:肾上腺持续分泌大量的氢化可的松,是正常水平的双倍,与肾上腺疾病情况相似。因此紧张不平息就无法治愈,因为高剂量的氢化可的松会带来众多弊病:它破坏危险感,通过麻痹恐惧来产生能量,总之,它使病人难以感知到勉强生存状态带来的疼痛和危险。

父母,治疗者,如何治疗呢?

如果真正的身心紧张的状态一直持续,那么就很难在没有住院治疗干预的情况下治愈厌食症。奇怪的念头攻击着思维的稳固性。如果绝食在某一时期起过复活的作用,它现在却使身体衰退。病人独自无法治愈。

我们可以考虑在病人每周进行咨询的同时,与她的父母见面,其中一人或是两人一起,向他们解释治愈工作的治疗和障碍。如果病情渐渐出现好转,我们可以考虑不住院的治疗。这项工作的重点在于帮助病人和她的家人适应治愈过程中发生的改变。也就是说要帮助他们摆脱由厌食症带来的对家庭生活和个人心理平衡造成的创伤。

的确,父母需要改变倾听方式和对障碍的接受度,但这些改变因个人、性别及对厌食症消失可能产生杂乱结果的敏感度差异而有所不同。我们在接下来的内容中还会提到这一点。病人必须在应对冲突情况时放弃厌食防御,不管出于什么原因,厌食症治疗的重点在于改变不稳定的依赖关系,使冲突情况能够被接受、被消化并在最后被解决,而不是像以前一样被拒绝、逃避甚至否认。

如果对依赖和冲突关系的适应和转变无法实现,或无法马上实现,就需要治疗者用自己的坚持与平静来着手住院治疗。住院治疗的第一步要给予病人不被打扰的独处时间,使之摆脱来自生活环境相关情绪产生的压力。另外,病人要学着花时间来建立关系,减轻心理焦虑,身心疼痛以及肉体压力。病人能够建立思维联系,创造她和我们之间的关系。病人通过在病房里造出自己的茧,能够在不知不觉中恢复身心平衡,并有家的感觉。重点在于,病人必须是单独一人,但又能获得足够的照料,从而避免过于亲密的关系,因为亲密的关系有可能会令病人焦虑、痛苦和紧张。这样就又回到了医院外僵硬不变的恶性循环。

在住院治疗的情况下,治疗工作并没有在出院的时刻结束——我们也会就此再进行解释。因为,住院和出院的过渡应当是渐进的,让处于恢复期的病人可以找到新的坐标,并和我们一起评估她是否可以不再冒着复发的危险回到以前的环境中。我们往往需要考虑创造一个新的环境,至少暂时的(寄宿学校、独自生活或亲近的家庭等)。当涉及成年女性的厌食症,而不是青少年时,我们会先试着咨询治疗,如果咨询没有效果再求助于住院治疗,除非在此期间出现了生命危险。

当疾病不愿被治愈

　　不管是通过问诊、日间医院、间断或连续住院中的哪一种方式,只要重新建立身体与思维之间被粉粹的联系,我们就可以帮助病人重新磨合身体与个性。这项工作是缓慢的,甚至是反复的,因为它会不断被破坏。年轻女性或者青少年病人被重创的精神向身体进攻,身体因此被逼进了厌食的困境。个人心理生活所受的创伤越严重,新陈代谢的调节作用就扰乱得越厉害。身体越衰弱,心理的瓦解就越严重。当饥饿的欣喜感失去"魔力"时,身体被疲劳压垮,更加确切地说是病人终于意识到她的身体已经长时间透支了。通过求助,病人会更加容易做出治愈的决定并付诸实践。

　　但是如何摆脱这么复杂的防御系统呢? 实际上,对治愈的内在拒绝会一直存在。既然神经性厌食症在某种程度上是心理疾病,它对治愈的反应与其他的心理疾病是相似的。疾病不愿被治愈。弗洛伊德在《精神分析引论》(*Conférences d'introduction à la psychanalyse*, 1916—1917)中写道:

> "当一种心理组织的疾病存在了一段足够长的时间,它会变得像人一样自主,显现出自我保存的冲动,就像是它和其他心理生活之间的一种临时协定,即使其他部分实际上是与之敌对的。在一些时候这种临时协定还是有用的,它能够获取一种附属功能,给生存重新注入能量。"

　　因为心理疾病往往通过身体变质来表现,为了对抗家庭环境的欲望和现实,防御系统回到以前状态的趋势是自然的,以前的状态很容易被重建。即使某个顿悟能使病人稍稍休息一下，恢复饮食直到轻易地恢复到以前的体重，但不可能恢复月经。所以，神经性厌食症治疗的计划不能只建立在消除消瘦的目标上，因为消瘦的状况会无限反复。我们应当订立一个更远大的目标：活在当下而不是幻想生活。

治愈的赌局

如何敢于重新以广阔的视角去看待治愈这场赌局，如何重新展开渴望生活以及与他人一起生活的翅膀？这些都不可能独自完成。这就是治疗的障碍所在，因为厌食症在拒绝进食的同时，也通过拒绝联系来拒绝交谈，也就是拒绝治疗。困境和错失……当一个成人因为厌食症重新变成孩子，从生活状态衰退到存活状态时，需要通过别人的帮助才能治愈：父母、治疗者、有时还有配偶。拒绝破坏生命的基础（进食和交谈），当父母或治疗者被这些拒绝的绝对力量创伤时，他们也会因此变成病人治愈欲望的障碍，此时障碍就会加倍。实际上，心理创伤会让他们排斥在厌食症变形的蛹中还不可见却在日益增加的变化。他们沉浸在无法帮助病人迅速治愈的痛苦中，以至于无法看到正在变化的胚胎，忘记了治疗中耐心的重要性。

厌食症记忆造成的持续创伤

于是，我们要用到"创伤性"这个词来描述与厌食症亲人或病人的接触影响。我们忘记了希腊语中"创伤"（traumatikos）的意思是"对伤口有益"，对伤口有效。一个士兵的身体受伤时，身体的伤口能有效防御今后的心理伤口。物理性的伤口是治愈性的创伤。同样的，对于青少年期的少女和年轻女性来说，厌食症能够伤害身体，但对于病人无法承受的家庭或内在冲突来说，这种伤害有治愈功能。

"**精神创伤**"（trauma）在希腊语中意味着"伤口和损失"（也就是灾难和溃败）。

印欧语系的词根"ter"，也就是希腊语中的"钻头"有双重语义，即伤害、损失及磨损、穿破。在弗洛伊德关于精神创伤的文章中能够找到两个相对等的隐喻：战役中一个女性的形象，受了伤藏在骑士的盔甲下，却无法被认出是女性；沸腾的气泡薄壁正要被刺穿。自十六世纪文艺复兴开始，创伤性与脆弱相结合。我们在两者间轻易地转换：比如，从创伤性打击（头颅损伤）到后创伤性神经症，或者从情感打击形成的厌食症后果到厌食症的心理创伤后果。与后创伤性神经症的情况相同，做梦以及在梦中实现欲望的能力被厌食症破坏。从此，只有关于食物的梦。当病人能重新在夜间梦到可实现欲望时，就象征着厌食症治愈的开始。

这些年来，从无数的厌食症患者身上，我看到了治愈信心的力量。但我总感到非常惊讶，因为在治愈很久后，疾病创伤的打击余波仍然残留在病人亲友的心理生活中。所以，我们的重点在于探索谜团，直到明白快感原则以外的另一个原则可以支配厌食症患者周围人以及治疗者的心理生活。这就解释了为什么会存在"厌食症是不治之症"这种恶性传播。

我们认为应当存在另一种可以支配心理经济的原则，既然病人还有做梦的可能，即使做梦的目的不再是让白天无法实现的欲望在夜间活跃，而是厌食症创伤性经历的重复。厌食症由此产生，它带来了另一种心理冲击,即死于饥饿的幻觉,必须马上摆脱这种状态,因为自己已处于生命危险中。就如同我们看到了一个正在溺水的人却无能为力。

耐心的时间

然而,为了治愈厌食症,治疗不能操之过急,它是一项需要时间和耐心的长期工作。它要求付出所需的时间来逐步治疗,因为彻底的治愈需要时间,而且是陪同者的漫长时间。这样的过程和当今社会想要迅速得到结果的精神不符。这更像艺术家身上的一种韧性和集中力,我们需要它来治愈厌食症。

让我们再一次回到身体和心理的交界处,来了解治愈欲望的障碍是否能轻易消除。身体的改善是否能造就心理方向的一次积极互动?因为的确存在着我们还没有探究清楚的身心的交界面:即压力的界面。

三部曲:生物钟紊乱、生存的身体压力与激素混乱

隔离可以消除来自周围环境相互作用产生的各种情感缘由,紧张状态的确可以在隔离中减轻。患重度厌食症的病人经常会变得异常敏感,当她们无法承受时,隔离可以帮助她们降低敏感度、减少困扰行为。让我们在压力的角度下再一次审视与思维相联系的身体混乱运行。压力和激素失调是如何自动维持混乱的呢?压力与生物节奏的失调和负面的协同作用相关,可以使厌食症恶化

至绝食瘾与营养不良。这使厌食症成为一种完全不同的生理病状。为了能够更加清楚得当地利用身心界面使之发挥治愈的协同作用，我们必须观察生物钟、压力和激素三重混乱的极端复杂性。如果我们能不回避各个生物角度身心混乱的特殊性，设身处地地为病人着想，将有更多收益。

厌食和闭经已经产生了持续的身心相互作用。但之后，从生物节奏失调到营养不良和绝食癖的身心双重衰竭过程中，发生了什么？我们需要将生物钟和内分泌数据与临床思维的数据结合起来。这些学科将生物节奏的扰乱角色和压力激素的压力联系起来，显示大量的氢化可的松堵塞了卵巢垂体女性激素分泌指令的轴线。我们要从身心的角度来治疗厌食症，并以此出发来考虑因逐步进食而重组的内部时间心理活力暗示，通过隔离造成的混乱应当被看作是一个整合空白的创造者。我们知道，工程学精确地证明了质变混乱系统的变化逻辑。

我们想要使混乱经验的象征性起作用，将之与厌食症的治疗相结合，就可以根据混乱的逻辑，使用另一种混乱来改变混乱的状态。来源于赫西奥德宇宙起源说的哲学思维已经将混乱认定为第三者。神话故事让我们进行深思，向我们展现了空虚产生于日夜交替，告诉我们性别与辈分作为心理生活的组成部分从人类时间最初差异的互补性开始整合。这个想法符合内分泌与生物钟所提供的数据，它通过象征作用向中期思维提议修改无意识的最初程序。有了丰富的反思新因素，我们就可以开始思考厌食症患者拒绝治疗的问题，以了解由隔离带来的不适反应，以及之后医院内外人际关系的逐渐恢复。

应该向这些病人传输怎么样的心理基础才能使她们向身体传

递治愈欲望。这把我们带到了分解阶段与整合阶段,认同阶段与不认同阶段之间所需的交替。因为这个原因,时间因素是厌食症治疗的重要工具。也就是说在每个阶段都需要花费足够的时间,不论分解还是整合,认同还是不认同阶段,直到治疗结束,月经和规律的恢复。但在治疗初期,时间的表现不是一个绅士,它颤颤发抖,不是治愈欲望可靠的依赖。

心理层面的内在时间,即时间性,与生命基本的节奏,即我们每个人生命初期产生的节奏以及女性在青春期开始后产生的节奏,同时变得不稳固,开始动摇,有跌倒和停止的可能。

时间暂停了,时钟变乱或停止。这是怎么发生的?在治疗的初期,失去标记与治疗信心的危险很大。但是为了能使治疗继续,必须要让病人相信转变带来的结果能够一步步地前进,即使过程艰难,但是足够使治疗有所进展。就是因为如此,厌食症的住院治疗必须是渐进的治疗,与其他治疗结合,医疗团队只能同时照顾三到四个厌食症患者——至少根据我们的经验是这样的。这其中的优势在于,我们付出足够的时间,获取足够的潜伏期来保证治疗方法的柔和细腻,从而找出另一条出路。但是这条出路很窄并从一开始就与每个病人的特殊性相关。这样说来,我们可以说这是一种艺术或是一种手工业,厌食症的治疗不是一种工业,因为将厌食症的治疗变成定律是不可能的,即使我们使用了标记。为了证明厌食症治疗和艺术行为的相似性,我们在这里引用哲学家亨利·马尔德尼(Henri Maldiney)在《打开乌有,赤裸的艺术》(*Ouvrir le rien, l'art nu*)中的话:

"事件深度的同时性,而不是导向意愿,开启了艺术创作的空间。它不是我们追求和发现的对象。它是一种形状。它的存在旨在打开道路。如同笛卡尔所说，因为身体根据重力而测量，它也根据形状而形成。作品也是如此，它是特殊个人的展开。在严格意义上说，作品根据个人尺寸而存在，也就是说要把外的、开放的、乌有的内在化。"

最后我们要知道如何完成治愈，也就是说从开放中、乌有中成形，直到重新将女性特性纳入。另外，现在我们要了解一下时间生物学和内分泌学，吸取它们关于厌食症的观点。

时间生物学与内分泌学关于厌食症混乱的观点

作为人类科学，时间生物学与内分泌学确实可以帮助我们了解生物节奏混乱的活动。时间生物学是研究人类生物节奏、睡眠、进食及所有分泌的学科。它让我们知道所有的生物节奏都无一例外地被厌食症打乱了。它们既是二十四小时的昼夜节奏，调节着我们大部分的激素分泌，也是夜间节奏，即夜晚和睡眠的心理时间，因为饥饿扰乱睡眠，甚至打断睡眠造成失眠，尤其是在出现严重的营养不良、身体内不再有脂肪和肌肉储备时。当然，每天出现的日常节奏，包括进食节奏、起床和睡觉节奏都被破坏了。长期住院治疗的原因就在于长时间调节整体生物节奏，除了月节奏外。月节奏，尤其是排卵和月经的节奏完全打断了。只有它们恢复才能完全治愈厌食症。住院治疗要通过治疗的女性心理经验为它们的恢复做准备。

通过之前的解释，我们可以很快发现节奏的破坏程度。因为所有生物节奏的分解带来巨大压力，它不仅破坏了身体的心理，也破坏了日间思维夜间做梦的质量。另外，这压力不是暂时的。在严重的神经性厌食症中,压力维持不变。我们因此必须与之斗争。这也就是为什么要通过内分泌学来了解日夜节奏混乱、每月内分泌节奏混乱以及支配卵巢的垂体分泌特殊作用所造成的压力。

在神经性厌食症里,压力会引发大量激素分泌用以矫正厌食症,尤其是氢化可的松。氢化可的松的分泌达到了肾上腺疾病分泌的剂量,也就是皮质醇增多症。厌食症中的欣喜感,与一些以大量氢化可的松为基础的长期治疗相似,例如哮喘病的症状。氢化可的松能减轻对痛苦、焦虑与疲劳的感知。如何减少氢化可的松的内在分泌呢?使用隔离、我们的陪伴和重新进食作为补充方式来重新建立生物节奏和感知,可以减轻压力的来源。在氢化可的松的作用以及它在厌食症中麻醉的副作用下,只要压力始终存在,病人的身心只会状态越来越差。在大多数治疗隔离的初期,消瘦的状况还会在良好进食的半个月中恶化。这其中的一个原因就是压力继续存在。另外也因为在消瘦状态下新陈代谢加快了(消瘦者比体重正常者消耗更多)。从初期厌食症到重度厌食症过渡的部分原因可能源自压力和氢化可的松。这样,我们可以从生物角度解释中期双重病症的出现(无法感知营养不良造成的疲劳,氢化可的松的麻醉感造成的禁食癖)。

至此,应当加上最后一个因素。内分泌学研究的是激素的运作和分泌腺,证明了以激素为媒介的节奏混乱互相影响。我们现在明白了肾上腺对睡眠、进食和物理分泌节奏的作用——分泌氢化可的松和肾上腺素。我们也了解肾上腺与调节卵巢活动的各种垂体分泌之间的相互作用。我们终于确定排卵已经完全混乱了:在这段时间女性激素大量分泌,打乱了女性其他生物节奏的规律。因为氢化可的松与女性激素的相互作用,女性比男性对睡眠和进食的紊乱更加敏感。

另外,时间生物学和内分泌学的观点与精神分析法的观点相一致,即人类节奏的产生和维持依赖于自己母亲的生物节奏以及规律性或与之相反的不稳定性和破裂。母亲节奏的身体记忆非常顽固。我们将有机会在书的结尾提到厌食症治愈者在生育哺乳时期的表现。

临床观点

医院背景的隔离帮助病人从身心混乱中走出来,因为通过治疗者的传递,可以唤起病人幼年的日常节奏,从而重新建立生命基础节奏的规律性。我们不能够过于强调住院治疗的母性一面。治疗者轻松、专注、亲切的态度才不会增加病人的压力。如果它平静到可以创造内在化而不是增加压力再开启负面的协同作用,它就能创造出新的感知,并成为新节奏的内在回忆轨迹。隔离往往能够马上改善厌食状态,这也与学校和家庭环境中紧张情绪原因的消失有关。随着氢化可的松的减少,感知渐渐变得正常。如果食欲也能同时回来,身体的压力也能随之减少。在开始进食后,病人会感到生活重新有了意义,因为营养不良得到了改善。与当下相对立,记忆和梦境重现了。当病人从内心深处接受治疗环境时,时间性就会慢慢重新出现。在强制节奏、强制隔离中病人付出再多的努力都是没有用的。更好的做法是了解病人的身心痛苦,细心地陪伴病人。因为住院初期是绝食癖的戒除期,我们等着饥饿产生的麻醉感降低。我们耐心的等待与友好的关心能使病人安心,比昂(Bion)是这样定义这类关心的:我们在等待中,没有决断和回忆,尤其没有目标,只需应对出现的状况,不应强迫和拔苗助长。

　　相反的,如果无法恢复正常进食,那么一切都依赖于治疗者的另一种态度。症状的延长与气馁的可能会导致病人和治疗者之间内摄性认同的苦恼,那么在这种情况下怎么治疗呢? 我们将以这个问题来结束第一部分。如何通过陪伴和离开的时间交替来灵活并严格地调整日常节奏,从而在拒绝进食的基础上创造出治疗联系,缓解病人的焦虑? 在临床治疗上我们最重视拒绝的病例,因为治愈动机往往变化迅速,绝食癖一旦开始就很难戒除。混乱状态能够保护病人免受身体疼痛和冲动焦虑的折磨,她们会就此估算自己对混乱状态的依赖程度。

　　我们应当强迫她们渡过难关吗,比如看着她们进食? 我们的答案是否定的。如果她们选择继续留在病态中、没有节奏、没有时间性,我们就应该尊重她们的选择,虽然这样的选择会使治愈变慢,但在长期看来却更加有效。在结合了时间生物学和内分泌学的数据后,我们应当坚守这种临床观点的价值和意义。戒除期的身心疼痛和情感波动将难以忍受,尽管有治愈的动机,但是摆脱麻醉感的焦虑还是巨大的。最好的办法是陪伴在病人的身边,不时地向她讲述战胜困难的艰辛。

　　当戒除期的痛苦变得无法忍受时,我们可以用话语的麻醉感来补偿失去的麻醉感。话语可以减轻痛苦,话语讲述的是有时还很混乱有时暂时轻松的感觉与印象,就像我们给一个孩子讲述一个童话或故事时,会在当天发生的事情的基础上发挥。不要忘记我们的病人身体状况很差。我们的心理治疗应当是身心的治疗。语言的乐感和平静的陪伴能够给予混乱一点正确的意义,使病人平静,但仅仅是一点。在戒除期这个阶段不用解释这是什么、这是谁,因为解释会自然地引起悔意并会因为过多无法同化的情绪而重启负面的协同作用。应当保持一个正确的距离,不能因过多的情感或过度的坚持吓到病人。时间生物学的知识让我们可以阐述隔离的意义以及日常住院感受的意义。我们知道这个有节奏的经历本身就是治疗。这经历象征了时间,治疗陪伴和离开的交替节奏象征了与之相似的最初的生物时间。为了习惯对话和分离的交替情况,我们也会讲到噪音、日常习惯以及其他所有。尽管有治愈的欲望,但是当病人不能重新进食并持续消瘦时,另一个问题出现了。那是怎样另一种障碍? 我们觉得混乱极端悲剧化,是通往死亡危险的需求。我们必须明白厌食症形象代表了什么。在厌食症的病例中,对严重性的否认是悲剧化的一部分,而且它重复其他的家庭否认,一些有时会威胁到患者身心安全的严重否认。

对严重性的否认和否认的严重性

由于营养不良和消瘦,厌食症演化到最严重的地步会有生命危险,厌食症患者会产生严重的肝脏衰竭。对疾病演化严重性的否认是十分危险的,但是我们在第 1 章中已经看到,随着病情的加重,厌食症扰乱感知,为了应对营养不良与身心混乱产生的压力和疼痛,厌食症通过大量分泌氢化可的松起麻醉作用。然而,一旦肝脏衰竭确诊,病人会被送往重症监护室,我们观察到在这种情况下病人的治愈欲望会增强。另外,身心的互动是根本的,如何将负面的协同作用转换成正面的协同作用?

我们可以说被重症监护的病人已经触碰到了厌食症的最严重部分,就好像我们在水底可以用力一踢以借助反弹力上升一样,病人之后会变得有所不同,因为她们找回了活下去的欲望。因为尊重生命,她们找回了继续生活的感觉。主观性恢复后,她们感觉能够承受欲望以维持治愈决心,直到找回身心的女性特征。病人似乎摆脱了否认并消除了自我区分。但是,这不能完全解释这种回归生命的极端转变。在重症监护医生照料下,营养均衡的恢复起了决定性作用,它不但能及时恢复被破坏的肝脏功能,在摆脱疼痛和压力的同时,也能调整加速的新陈代谢功能,因为在新陈代谢过快的情况下,一个微小的身体活动都会消耗大量能量。重症监护下恢复的营养均衡有助于找回感知。当病人能够更好地意识到自己的状态时,否认的消除就更加简单了。

多米尼克向我们讲述了她重症监护的经历以及前后的变化。她详细的描述展现了重症监护前后的状况,让我们更好地明白在无法及时找到最初歇斯底里转换的压抑根源时,像多米尼克这样的病人是如何陷入渐进性厌食症的?她们在其中徘徊,直到生死对峙使她们真正地摆脱了厌食症。就像上文所提到的,弗洛伊德为了解动机而研究冲动,我们有时也需要高估表现欲和自虐欲,从而连接自身未知的怨恨孤岛,将它们看作主观性的外来者。

不论如何,我们可以说极端的厌食症患者必须渡过这一难关,通过经历极端的痛苦和匮乏来找回生活。其中大部分病人早已有了治愈的愿望,但在她们和我们未知的情况下,治愈的愿望遭遇了强烈的抵抗。这似乎主要是因为她们的过去遭遇了许多重复的创伤。

我们可以说一股粗暴的消极力量不愿意消失,对它解释也无济于事。也就是说,病人体内的死亡力量已经无法连接生命力量了。但是因为生死的较量能够组织所有冲动的命运,我们想知道一个冲动的场景,如"裸露、工具化与捆绑的身体",能不能在重症监护中帮助病人重新找回心理经济。我们看到，在任何情况下，如果死亡和毁灭的出现与生命动机没有联系，它们就无法融合。我们可以认为在它们重新活跃时忽然出现的联系，是因为毁灭的力量获得了毁灭以外的另一种形式和另一种命运。它们成功地将毁灭的力量转向病人自身，猛烈地攻击治疗者，显示它们能够被治愈，从而离开治疗者回到它们本来所在的地方。身心的分离也为重新整合做了准备。更准确地说，这些极端消瘦的病人（以多米尼克为例）在与我们相遇的时候保留了很大的人际关系潜力。她们处理人际关系与肉体关系的方式，并没有给我们留下精神病防御机制的印象。我们观察到区分机制似乎在病人否认病情严重性的时候在心理防御深处产生了。另外，与我们建立联系的能力，正是我们对病人个人与社会生活进行治疗的标准。

然而，这些病情如此恶化的病人往往能在长时间的住院治疗后彻底治愈并找回女性特征。为了找回自我，她们可以在使用攻击性作为生命力量后成功地将之消化，这样她们可以随之充满活力并自信地开始年轻人的生活。

通过多米尼克的治疗和演变，我们可以跟踪治愈的过程。在重症监护前、中、后的临床治疗日志中，我们将交替使用治疗者的叙述与多米尼克的记忆，多米尼克的记忆来自她怀孕以及两个女儿出生期间写给治疗者的信件，并在三年后重新整理了这些信件。这篇日志也使用了多米尼克在双胞胎女儿八个月时与治疗者的对话。这个细节十分重要，因为第八个月是母婴关系的转换时期。根据雷诺·史必兹[1]的观点，此时反映的是心理生活的组织者

---

[1] René Spitz，奥地利精神分析学家。

在陌生者到来时的转变反应。焦虑的出现是一种情感的表现。此时的婴儿同时爱并恨着同一个人,即他的母亲,因为分离和重聚的交替使他厌恶所爱的对象。在这两难的困境中,我们发现在陌生者身上产生恨意是对母亲的一种保护。范因(Fain)、克莱斯勒(Kreisler)和索尔(Soulé)指出,过早发厌食症的婴儿不会组织这种焦虑,他们与陌生者显得更加亲近。我们可以就此推断他们过早地被怨恨入侵以至于不能将怨恨转移到母婴关系以外。

同样的,肉体严重受损的厌食症患者难以将怨恨融入青少年末至成人过渡期的各种关系中。她们难道不是以一种极端沉默甚至粗暴的方式在治疗关系中重新处理这个问题吗?比起她们已经认识的其他治疗者,与作为陌生人的重症监护治疗者的关系处理起来不是会更加简单吗?

对危险的否认是一种暴力,不仅仅对于患者而言,也是对治疗而言。通过多米尼克前两个月临床治疗的日志,我们可以了解到这一点。多米尼克,24 岁,在遇到她丈夫的时刻起患上了厌食症,也就是她 7 年前求医时(在令人担忧的消瘦出现时)的状况。我们会明白,或者只是因为写了一本日志,或者是因为多米尼克刚刚经历了她早产的女儿住院,她通过把暴力转移到治疗者身上,将暴力戏剧化,而这暴力来自她母亲严重的心脏病。在她童年和青少年期,她一直与一种自己无法理解的疾病接触,但是她在否认中忍受,也不要求任何解释。第一封信开始于在爱恨中调解分离的变化时期。多米尼克重新处理与治疗者痛苦的分离,因为他们曾在她生命危险时陪伴着她。咨询治疗仅仅是与心理医生见面,这不算重新回到那个环境,她再也没有属于自己的房间了。

病人的信

有一个医疗环境是十分有利的。我本以为能够自己痊愈，因此花了七年的时间才接受住院治疗。在我体内有一股强大的不受控制的力量。与医疗队伍的接触非常顺利。我感觉很好。重症监护前的第一个月，我没有不好的记忆。有利的环境因素让我们都信心十足。但是在医疗环境外，住院前，活下去都很难。等待住院前的两个月似乎没有尽头。

治疗者的记叙

多米尼克住院五个月来一直不能重新进食。她的营养联系没有进展，精神治疗联系也同样没有进展。她只是告诉我这一切都开始于遇见丈夫的那一刻。那是在他们上学期间。她说是他让她看清了自己与家人的关系模式，然后她就开始出现进食困难。不良的状态开始了。但她无法在厌食症的初期得知原因。

多米尼克的厌食症应该是对认清否认这一冲击的反应。否认来自她母亲的严重病情，她的母亲患有严重的心脏病却装作若无其事，坚持做大量的家务，使别人害怕却又无法阻止她。随着刚开始的爱情生活，性冲动伴随否认消除的创伤出现了。多米尼克明白在这个家庭故事中她被不公正地对待了，于是在她刚开始的女性生活中拒绝进食的快乐。她开始攻击生命的基础。

多米尼克和她丈夫结婚了，他们从事相同的工作。他们远离各自的家庭生活。可是这没有导致什么改变。多米尼克的厌食症令人惊讶，因为她说她是幸福的，尤其是在职场和夫妻关系中。多米尼克十分有魅力。她喜欢作画并坚持写作、听音乐。她微笑着告诉我她会成功的。没有抱怨、没有变瘦的欲望、没有对身体意象的不满,但她每天摄入的能量总是无法超过 600 卡路里。

多米尼克在认清了自己与家庭的关系后,想要在两者之间建立一个重要的地理分离,但她绝望地发现自己身上早已带上了不知所以的病态并无法摆脱。也就是在这种难以察觉的情况下,她的厌食症进一步发展了。婚后年轻女性身份认同的加强是否遭到了内摄性认同的阻碍? 对母亲作为家庭主妇的不幸认同阻碍了多米尼克女性特征的建立。总之,厌食症扰乱了年轻夫妇想要尽快有孩子的计划。

多米尼克接受重症监护的事宜已经刻不容缓,因为她的新陈代谢已经加速至危险的程度。她固执的拒绝令我迷惑。我无法越过她客气的微笑和表面的平静打动她。她似乎无法感知疲劳,但是生物检查的结果却令人担忧。所以无论如何必须要抢救她,因为她的生命一直受到威胁,如果不进行重症监护,她很可能一命呜呼。做出这个决定对她来说十分困难,因为这意味着不再等待、接受自己拒绝的驳论并回应类似拒绝的无意识召唤。

我们在三年后才在交流中发现重复的重要性:在患上严重厌食症后,多米尼克很可能无意识地将自己认同为病重的母亲、从而认同了对生命危险的否认。患有严重厌食症的多米尼克在住院的第一个月里否认自己病情的严重性,她依旧拒绝足够的进食以改善营养不良的状态。多米尼克会不会需要一段与治疗者相处的重要经历来康复呢? 这经历可以将她童年与青少年时期的创伤戏剧化。我们确实可以说她童年的经历被反转了:多米尼克扮演她母亲的角色,治疗者扮演童年与青少年时期的多米尼克。这是一种反转的延续。她可以借此发现除了她家庭中否认的复杂性外,存在着另一种解决方案,我们可以接受一个病人无法面对他的疾病,但我们自身不可以进入否认情况严重性的机制中去。治疗者不强迫多米尼克承认自己的否认,因为她无法做到,但却让她认识到身体的危险,这样她就能获得一种新的认同,认同正面的母性能力、认同治疗团队的立场,这一立场建立在清醒面对当前健康威胁的原则上。

为什么三年后,多米尼克在孩子早产住院后和她的丈夫一起带着女儿来见我? 多米尼克也曾经是个早产儿,她刚刚学会用厌食症期间住院的经验来陪伴她的女儿。每天,她都有两个小时寸步不离地陪着孩子,将她放在自己的肚子上。她在女儿早产住院开始与我们进行信件交流。她告诉我们她与丈夫、孩子的状况。我们也通过书信了解厌食症的影响。

因为母亲与女儿早期联系的建立,哺乳早期成为了解厌食症住院治疗联系的有利时期,我们在下文中还会提到这点。我们总是建议病人在哺乳期重新联系我们,在治疗关系结束后重新建立联系。这种心理治疗有利于新一代早期联系的发展。事实上它能够找到可能存在的重复标记,以帮助它们的转变。

对话

我问多米尼克:"您对重症监护一个月前的事还有记忆吗?"

"我现在可以说在第一个月的时候我已经没有了对现实的感知。在重症监护前的一段日子里我不再是我自己。我不再是自己的主人。我甚至不再思考。在重症监护之前的最后日子里，与现实脱节的感觉越来越明显。我并不是有意隐藏，这也不是恶意的，我只是默默忍受着。我感到自己被我们提到的内在暴君所操纵。我已无力对抗。我想起重症监护两天前给您打了电话。我状态很差，但又感觉不到，也无法感知外界。这完全就像中毒了。我有与现实脱节的感觉。在重症监护前的一段日子里我不再是我自己。"

"您当时无法告诉我吗？"

多米尼克向我吐露了隐情：

"**当时**没有意识。我们不再是自己的主人。我们不再思考。真的不是想要隐瞒。我没有撒谎的记忆。我觉得自己行为合理，没有坏的意识。这就是您所说的内在暴君。忍受一切，失去控制，到最后达到了极致。在那之前，我们时不时地被侵袭，但我们也会不时做出反应，重新振作。但到最后，什么都没有了。我不记得自己很不幸，我也没有失眠。我听音乐，做自己的事。"

多亏了足够的营养补充，重症监护医生在一周内改善了多米尼克营养缺乏的状况、重新建立了电解质平衡并消除了新陈代谢加速的危险。就像我们在新陈代谢重新平衡后经常观察到的，内在暴君——这个将拒绝食物摄入强加于人、存在于内心却让外人误以为疯狂的声音——消失了。这就进一步假设了心理动乱的根源在于新陈代谢，我们将在下一章中探讨这一假设。我们同时也可以知道，由疾病与住院造成的衰退状态是否能够通过微弱的身体感知再现身体早期经历的痕迹。当前的这种情况很可能是早产儿新生时期的痕迹。在治疗环境的帮助下，多米尼克似乎能找到一个支撑点从而在第一个月为他们的女儿带来一个母性环境。在严重厌食症的治疗过程中,根据迪迪埃·安齐厄[1]的比喻,涉及进入肌肤触碰肌肤的关系。质量良好的心理接触是有意义的,它能够对抗由厌食症带来的极度敏感,后者是对母亲内摄性认同的死亡冲动所造成的内在结果,这位母亲拒绝承认心脏病早期以及失去健康的事实。失去的对象,忧郁的对象,就是健康。摧毁的冲动暗自破坏了内在关系,这一切都在最大的沉默中进行,以至于多米尼克甚至无法将自己的感受用语言表达出来。她似乎记得自己无法感受周围的一切,作为治疗者的我们却无法破除这一切。我们不得不借助重症监护。相反,我们成功地使她抵达拒绝与精力的尽头。这样,我们的悖论在于:承认她的拒绝,将之看作她主观现实和我们所忽视过去的一个重要成分,我们将它看成一个未知的存在形式,但是承认厌食症导致的严重的身体现实。

治疗者的记录

多米尼克的状态是其他病人濒临死亡的状态,她只在这种状态下意识到自己所面对的生命危险。只有她能感受到死亡的焦虑。她的丈夫因为无法帮助她而深受打击。我们也刚刚和多米尼克一起经历了这种无力感。她丈夫不愿去重症监护室探望她。他反对她给自己和周围人造成的暴力,并且十分坚定。丈夫的缺席和其他病人死亡的先例无疑造成了她的重新焦虑。在承认感到焦虑的同时,她与心理生活重新建立起了联系。

我们注意到这场使她精疲力竭的旅行有时可以是认可的开

---

[1] Didier Anzieu,法国心理学家、精神分析学家。

始,从而重建更稳定的心理状态。这就是多米尼克的情况。仿佛让她去到死亡深渊的边缘,才有可能走出症状的矛盾状况。多米尼克重新找回了现实:生活价值的现实与死亡危险的现实。她的生命,在将要失去的时候,有了价值以及给予乐趣和意义的关系。

病人

六年后,我的记忆仍然鲜活。在重症监护期间最困难的事情在于自我意识的完全丧失。我们(on)不再有人类关系。没有人跟你说话,我们(on)不再是一个人;这使我振作起来。我有了反抗的想法。我必须要证明我是一个人。我没有忘记。这就是当时的我。在重症监护期间的一个晚上,我看着订婚戒指和婚戒,意识变得强烈。我开始意识到自己经历的这一切,是我自己制造了一切,我要反转所有用来自我毁灭的能量来进行自我重建。

我们注意到多米尼克用"on"这个泛指人称代词来称呼患有厌食症的自己,用"我"来称呼自己,即她个性的主体。这种对自身两种状态的区分要如何命名?我们认为她用"on"来称呼失去个性并处于心理创伤状态的自己出于内在原因,这是死亡的冲动在起作用。通过打破心理平衡,它摧毁了成为自我的能力。而且,重症监护的环境因素也使病人失去特色,因为病体被客观化和工具化。但与此同时,在生死面前,多米尼克看到了人类脆弱性最普遍和最主观的一面。当这些病人处于身心困境时,像多米尼克一样用"on"来称呼自己并不罕见。我们几乎可以察觉到这种区分的防御性。她们被自己的敏感性、主观性、亲密性和痛苦分割。但这样只能导致区分的加剧,而不利于消除。

强烈的痛苦与汹涌的感情
击溃了对依恋的否认

　　我们将看到情感是如何在信任建立后变得活跃的。在多米尼克住院期间,当她看到婚戒并意识到对丈夫的依恋时,一种统一的感觉便产生了。病人情况的严重性产生于自身并自我维持,消除对这种情况严重性的否认意味着对自我区分的消除。多米尼克重新将自己合并,而不是继续逃避对丈夫明显的依恋。她的丈夫拒绝在她治愈前前来探病。多米尼克在重新感受到痛苦的同时,也找回了感情以及表达感情的言语。重新寻回所遗弃部分带来了强烈的痛苦。多米尼克对这个时刻记忆清晰,比我的记忆更加精确、有条理,这可能是因为我只观察到了不一致性并精心地用合适的词句将她描述的感情表达出来。但我们也感到她在找回强烈情绪和所有感情的同时,似乎无法将它们说出来。

　　病人

　　住院十五天后,我觉得简直活不下去了,因为感情过于强烈:怒气、慌张以及深深的伤心。我觉得错过了很多。开心的时刻、爱情的时刻。我写了很多。我有一些很强烈的回忆再现。在开始重症监护后的十五天里,一切都重现了,童年时的所有焦虑,六七岁时的肚痛、恶心与不幸感。我记起自己埋在枕头里哭泣,当时因为母亲要动手术而感觉糟糕极了。我浪费了自己的生命。

　　这些情感非常突然,但同时也掺杂着喜悦。这些记忆消失的部分原因难道不是来自身体的紧张? 身体紧张导致激素分泌对抗痛苦。我们会在下一章中就这一点进行解释。其实在这一时期我们观察到多米尼克血液中的氢化可的松浓度很高,也就是说她此刻正在对抗很大的压力。这压力不是营养不良的压力,难道是一种心理痛苦的新压力?对于类似多米尼克状况的病人来说,最重要的是有足够的平静和时间来经历这一切,而不是用镇静剂甚至止痛剂来堵塞。当然,在此基础上,我们要通过每日的谈话做日常的心理陪同,以防止治疗团队陷入代偿失调(décompensation)的狂躁焦虑中。强烈的感情经历使多米尼克精疲力竭,使她感到在与治疗者关系中不够主动。可能这就是治疗团队所担心的。我们应该更充分地倾听她。我们应当鼓励她讲述从而缓解她的心理痛苦。一切都发生得太快。

治疗者的记录

回到内分泌科后,多米尼克下定决心重新生活。大约三周的欣喜麻醉状态使她濒临死亡,她对这身心冲击有了反应。她的身体内泛滥着思想和语言,她记录下所要述说的事,并像格言一样张贴在自己房间的墙上。她向我们解释为了维持找回的生命她小心遵守写给自己的信息。虽然有点奇特却令人感动。

就像在发生事故后会后怕一样,多米尼克在经历了重症监护之后有了害怕的感觉。我们可能会将之认作是一种躁狂的状态,但这更像是一种继续活着的兴奋,以及没有完全失去生命和找回生活乐趣的欣喜感,她对日常生活中最芝麻蒜皮的小事重新有了浓厚的兴趣,这些事情在我们差点失去生命之后变得如此宝贵,就如同大病初愈时的情形。我们不应该一味地给病人吃药,生活的经历才是最基础的。我们认为,除了极度抑郁的时刻,最好不要试着纠正厌食症住院病人的情绪而应当让她们感受到安心包容的陪伴关系,这样她们就可以有意识地、充分地经历否认与区分消除的时刻。让我们接着来看决定性的内容:

病人

"一切都解开了、变得简单了。这就是我在重症监护十五天后所明白的。在那一刻,我表达了怨恨和很多负面的事情,这是我以前所不敢的。以前,我无法得知为什么。然后我发现这与母亲相关。时间能够帮助我们找到方向,然后明白一切原因都在那里。我则需要医院这个空间来找回真正的标记。"

多米尼克于是察觉到她所经历的一切可能与她的母亲有关系。

母女关系的焦虑与不安全性

一种焦虑被激活,好像启动了痛苦的河流。这种焦虑源于最初关系的破坏及其在童年与青少年时期对病人与母亲关系的影响,这种影响在婚后转移到了病人和丈夫身上。由于病人无法在没有医疗陪同的情况下承受刺激,所以她们不能在医院环境外找回被隐藏的痛苦。在消除了对重病的否认后,多米尼克经历了跟很多其他病人相似的心理展开过程。在童年,最初的焦虑表达由身心两方面组成:肚痛和恶心。这发生在俄狄浦斯情结末期、开始进入性潜伏期的阶段。当母亲去医院时,多米尼克想要和父亲单独相处、代替母亲陪在父亲身边并怀上孩子的欲望变得可以实现。在多米尼克住院两年、与丈夫有了女儿后，她才与母亲建立起一种更加平和的关系。在现实中多米尼克永远不能代替她的母亲，但我们可以认为她母亲的疾病阻碍了小女孩就与母亲的对立关系进行的安全幻想。她无法在这些青春期新的欲望里感受到内在冲突，尤其是她不能与自己脆弱的母亲进入冲突，更不要说试着主动产生冲突。所以，她无法明白在家庭里，我们可以试着流泪、争吵，然后继续被父母无条件地爱着。

从前，肚痛和恶心可以被看作怀孕与分娩欲望歇斯底里的表现，与性欲望及犯罪冲突有关的负罪感和焦虑亦是如此。所以，进入性潜伏期也产生了一定影响。随着俄狄浦斯情结产生的焦虑，最初关系的焦虑也重新出现了（在分离的焦虑上又增加了早产的因素）。这个不被充分倾听的母亲只是婴儿的母亲吗？难道不也是接受早产治疗的母亲吗？所以，早产就已经是一场长期的疾病；为了维持自己的生存状态，她不得不放弃母性、离开孩子，她或许要经历一次原始的心理垂危才能在医院环境继续生活。

在经过死亡的危险后，重新回到重症监护、与治疗团队重逢能够给病人带来什么呢？

治疗者的记录

多米尼克让我们感到她正从一场长期的疾病中康复。她一从冲击中恢复过来，就开始寻找自己的语言。她想要在对话中讲述内心沉重、将她推向饥饿死亡的这一切。她以为婚姻已经把她从与母亲的联系中解救出来，因为在此之前她无法形容这段关系。她发现这一切是内在的、来自与母亲的内在联系：依赖的关系和顺从母亲要求的关系。她开始明白她维持着一种与母亲的消极内在联系，这联系模糊地跟随她，以致成了她的一部分。

病人的信

我有一种很强烈的感觉。我现在明白了这一切，但我一点都不怨恨我的父母。他们这么做也是因为爱。但问题出在倾听和自由的缺失。这是有条件的爱。我以为我要买母亲的爱。我母亲以为给了我真正的爱，我们就此进行了交流。我无意识地忍受着。有很多事情让我很痛苦，因为这份爱里有太多条件。我感到和我女儿在重复这一切。出现了占有欲过强、使人窒息的爱的警报。厌食症让我明白了这一点的，今天在平静的条件下我利用它看到了不同的一面。我感到我的女儿也因此受益。我母亲的问题在于聆听的缺失、希望我与她的各方面相符、不帮助我形成自己的人格、不倾听我的欲望和意愿。因为受到母亲支配，我感到很大的负罪感。我通过她而生活。这是很强的模仿性。我无法认识自己，这是我痛苦的原因。我浪费了自己的生命，我本应该经历不一样的事情，但我却屈服于她听命于她，我为她做了一切并且与她相似。然后，我很自责。这是小女孩对母亲的爱。她有严重的健康问题，当我看到她身体不好我也不能生活。自从经历了重症监护后强烈的情感经历，我的看法改变了。从那以后我感到很幸福。虽然在与我母亲和女儿的相处方式中，仍有一些事让我苦恼，但我能够承受，这不再困扰我了。当我们不再按照母亲的意愿行动，我们就成为了自己并有了自己的限制，一切都很顺利。

其他信

"在厌食症后,我看到治疗给我以及不知不觉中给我周围的人带来的好处。现在,随着女儿的降生我感到收获到了最美的果实。第一个星期一切顺利。我在家中得到了帮助:我的母亲、阿姨,当然还有请了三个月假的新爸爸。我很感激这些日子家人的陪伴,并为能和家人、尤其是母亲分享这幸福时刻而开心。我如何能够不享受现在与母亲平衡健康的关系呢?真相、爱、尊重、聆听还有其他的词代替了'疾病',这段关系变得完全不同了。能够在这样平静和完全清醒的状态中度过哺乳期、愉快地分享这些重要的时刻,是何其幸福。关于别人给予的希望和勇气,亚里士多德讲过,人类拥有不可置疑的能力和潜力,灵魂就是他的动力。他告诉我们'灵魂就是人类的动力'。这都与内在倾向与启发有关。我常常体会到要相信内心、相信深层源头。感谢您花时间回复我的每一封信,就像您跟我说的这是联系的力量。"

对话

三个月后,我们又有了新的对话机会。多米尼克给我讲述了重症监护期间与死亡接触的经历:"首先,死亡都是残酷的,从内心深处将我们撕裂,我们生活中的一切都受到了质疑。但反常的是,在死亡周围也能存在强烈的生命力、亲密和非常人性的时刻。面对死亡,我从自己的经历中得出结论,觉得只有一种可能的答案:爱,这种联系的力量把我们凝聚在一起,给我们活力。"

在这本临床日志的最后,我们简要地重建了厌食症中童年母女联系的破坏历史,正是与这些从青少年到成年病人的对话启发

了我们:

——母亲对孩子个人冲动的忽视;

——女儿想要被倾听的企图失败。她被控制并且有负罪感。总之,她保护母亲并自我保护,不陷入失去母性支持的痛苦;

——节奏的死亡:这是在负罪感影响下她的年纪和欲望活动所特有的。从厌食症初期,通过摧毁进食节奏与女性生理节奏,节奏的死亡一直在反复自我攻击;

——生理垂危:指的是自我主观性的丧失;

——对于母亲的模仿认同不是真正的同化、转变和选择的认同。

总之,由于疾病缠身的母亲忽略了倾听,孩子无法理解母亲疾病而产生的焦虑和不安全感使一个孩子为了满足父母的愿望失去了自我。确实,这个病人使我们明白要在厌食症之前解决顺从的问题:

——放弃自我主观性与自我的区分;

——维持有落差的联系;

——镜像发展。

以前,病人身上有过多的心理渗透,现在她能在治愈后接受有局限的自己。

多米尼克让我们明白了病人经常提到的"顿悟"。当否认和区分消失时,戏剧性的事件发生了,如同主观性的自我分娩。这样,我们也看到多米尼克摆脱了否认厌食症的立场,然后意识到母女支配关系。病人变得矛盾。另外,我们总是在这种情况下,开始明白这种矛盾的逻辑。其实,她在否认口部联系时并不明白为什么。她还在婚姻里封闭了女性繁衍能力。如此,她阻碍自己成为母亲,她拒绝繁衍生命。重症监护期间就如同一个客观化的过程,多米尼克在此期间找到了自己没有在婚姻里成功逃脱的联系历史。她度过了宣泄期,她的治疗很简单,她的治愈是深层的并没有复发。三年后她成为了母亲,并且没有在与女儿的早期联系中表现出特别的困难,这可能是因为她在住院后继续自我重建,接受自己、周边的人以及自己和他们的局限。

但在一些其他的病例中,顿悟后期并不是那么简单,病人似乎还需要一个长期的治疗设计工作才能在医院外建立重新生活的坚固希望。这是消瘦加速的渐变性厌食症的一个特点吗? 它能在六个月内引起令人惊呆的衰退,而身体却没有时间来适应消瘦。自杀倾向和抑郁也会更明显吗? 我们可以追问,这些病人在青少年自我构造时期缺失了什么使她们将这些冲击带到了成人期。我们可以就此判断治疗环境可以让她们想什么做什么。也就是说,由治疗者担当的社会第三者扮演了怎么样的角色,从而填补心理经济不够牢固的缺陷。但是,这些意见和问题并不足够。我们也必须想到住院过程中复发治疗的困难和解决因素。因为复发的可能会导致治疗失败。有什么方法可以避免住院期间极端的复发,有时两次住院,或者一次住院再加上长时间的出院后跟踪? 我们将探讨哪一种治疗象征类型可以分两个阶段治愈厌食症。

重新找回的身体以及治愈的怀疑焦虑

我们面对的是怎样的复杂病状,应对的就是怎样的复杂治疗。确实,我们对神经性厌食症没有全面的解释,即考虑到身心双重结构的全面解释。厌食症更可能是一种因果关系的连接。

我们遇到身心发展的无穷变化,而且在身体严重临床状态和不良诊断的心理变化间没有相关性。身体严重状态有时似乎会在心理层面进展得更顺利。住院行为让我们不得不考虑一个重要的问题:在身心的十字路口发生了什么? 答案是:神经性厌食症扰乱节奏和联系,即生命的源泉。其目的难道在于预警、找到能够重建月经与规律的对话者吗? 所以,治疗、住院和问诊的目的不能仅仅是厌食症状的消失。就像我们说过的,在月经恢复前,我们不能因为厌食症状的消失而停止跟踪。如果病人持续停经,神经性厌食症不过治愈了一半,她更加容易复发,因为无意识的女性问题仍然暗中存在。

我们强调:**在身体恢复体重平衡后治疗必须继续**。当然,我们也不能在达到体重平衡前暂停住院治疗。但是在达到体重平衡后,要评估青少年是否找回了足够的内心平静来面对治愈的最初几个月。住院环境的脱离期和住院初期的疾病脱离期一样微妙。离开医院这个保护环境并准备可行的出口是能否治愈的治疗关键时期。我们必须聚集所有的条件,使住院后一年内的恢复情况有维持的希望。成功度过前六个月后,就很少有复发的情况了。

厌食症状的治愈是月经恢复的前提条件。在厌食症期间,卵巢进入了休眠,下丘脑和垂体的命令以及激素反馈轴使卵巢重新回到童年的工作状态。在住院治疗后的最初几周内,这种情况依然存在。然后,失去性欲望和成人性征的生理支持,与同龄人的相处几乎是难以忍受的。这种极端的情况导致了极端的痛苦,所以必须要汇集疾病的所有条件,摆脱痛苦的环境,重新来到医院。心理支持是不可或缺的。另一方面,稳定的体重是不足以证明已完全治愈,一旦同时出现过多的情绪和约束,厌食的想法就会重现。

但是,大部分时间我们观察到,在营养不良得以纠正的同时,厌食的想法也随之慢慢消失(什么都不吃或者只吃一点点)。我们大胆地猜测,厌食想法继续存在的情况常常是因为病人被被动治愈而自己没有产生治愈的欲望。所以她们对身体健康的摄食量保留一种不确定性。在治疗的后期,爱情生活往往有了幸福的转机,我习惯向她们提议去咨询一位女性营养师兼内分泌医生以获取她们所缺失的过渡来确定她们进食量的选择。这里进行的是女性间的交流。过渡的象征性任务在内在冲突的基础上展开,目的在于让病人成为一个女性并能够主动与一个男性建立家庭生活并共同进食。

另一方面,在厌食状态中存在着一种怀疑自己生病的焦虑。这种焦虑是一种控制混乱的尝试,厌食症是关注自己身体的一种伪装。我们可以认为这种特殊关注的目的在于创造与母亲关注相类似的情况,因为她们似乎缺乏这种关注。厌食症意味着对身体的一种关注,但这个身体是消瘦的、依赖内在的婴儿并处于身心失衡状态的。这样,不再厌食的青少年或年轻女性暂时产生了这种患病焦虑,她同时是担心的母亲也是生病的孩子。在做出能改变生命的决定和进步前,我们应该考虑到这种关注的需求,使厌食症成为被遗忘的过去。

一种相似的需求隐藏在患病的焦虑和抑郁背后。对可恶身体的憎恨和抱怨将这一需求掩盖。对患者病痛的关注、对不幸的承认才能建立信任并进入对话的有利途径。另外,对真相的认知令人震惊:在病人感到自己被理解时能自由表现出焦虑以及统一的欲望。感觉到被理解、被接受,而不是否认和排挤,对她来说是极大的宽慰。在她感到变得疯狂时反而重新找回了人性。她刚刚经历的自主性停止是一次令人焦虑的经历。

当我们和她之间出现转折空间时,我们首先要跟她说明以上叙述的内容,以便对话和解释,看清现在并展望我们和她都未知的将来。这个青少年或年轻女性需要感到自己的差异被接受和认同。但是她的差异不再是厌食症患者,只是单纯地跟别人不同。她有自己独特的人格。这是一条通向自我的道路,通向最私密的地方,我们体内的孩子和成人在这里交汇,人类生活及其局限的大门打开了。治愈时,排卵和月经恢复正常了,生病的焦虑象征着对死亡和人类局限的意识,这是创造和生育的冲动。所以,将这些焦虑当作病症是不合适的。相反的,它们是良好的。它们守护着欲望的门,承担着生命的传承,就像每一代人所承担的。

我们这里再次提到**玛丽莲·荣资**(Maryline Ronze)关于厌食症治疗评估的文章。她指出病人发现自己治愈的时刻就是成为母亲欲望形成的时刻。她强调数量评估治疗的重要性,并将它与女性特征相结合。然后我们也可以参考《身体,记忆和疑病症》(*Corps，mémoire et hypocondrie*)[1]一书,以更好地了解疑病症、生命创造和传承间的支点和结果。

最后要注意的是一定量的混乱存在于每个正常的个体身上。但在厌食症期间它呈现的是一种使身体分解的状态。尽管有治愈的欲望,症状还是螺旋形地依次破坏了身体和心理,然后又相互作用。治愈欲望不够坚定。它就像大地完全承担着混乱。在治疗中,心理生活的内在世界会短暂地进入一种更混乱的情绪状态中,因为闭经和厌食这两种持续症状同时在两个阵线用原始的力量将

---

　　[1]　Combe C.，Dunod, 2009.

内心世界包围:这两个阵线是口欲性和女性特征。脱离厌食混乱必须要经过整合(intégration)的阶段,即生理和心理上的结合。从精神病的角度来看,我们可以说神经性厌食症是对生理有影响的心理病症;从内分泌学的角度来看,我们可以将它看作心因性的激素病症。

但是,不管是哪一个观察角度,治疗的目标必须是整个疾病,即联合地治疗厌食症的生理和心理方面。厌食综合征,即闭经和厌食,长期存在。所以我们必须将每个症状一一击破,在关键时刻将感官的分散要素集中起来。治疗厌食症,就是通过身心的两个入口、针对综合征整体采取一种治疗态度。但是,一个往往被忽视的明显事实在于,厌食症状的消失不等于治疗的结束。

如果"个体变得会欺骗、撒谎、妥协并接受冲突的事实、放弃使人无法容忍的完美和不完美的极端想法",那么他就被治愈了。治疗环境在保证充分幻想和热情的同时,很少能够将这些生活的武器传递给厌食症患者。所以我们设想治疗应该延伸到症状治愈之外,使病人能够茁壮成长,在进入成年期并认识到它的残忍之前继续被中断的青春期。在决定病人是否能够不冒着复发危险回到正常环境之前,我们应当试着评估家庭、朋友、学校或大学以及娱乐环境的能力。最常见的是准备改变环境以确保治愈的机会,除非病人与家庭和父母关系有了改善。我们将在下一章中讨论与住院相关或无关的追踪环境中这些关系的处理。

没有恢复月经的神经性厌食症不能被认为治愈。然而,在厌食症状消失和月经恢复之间的时期内坚持治疗并不容易。这时,经常会出现治疗的间断和空白。所以治愈分成两个阶段。住院治疗属于高强度的集中治疗跟踪,但住院治疗不能一直延续到月经恢复,因为在恢复到正常的稳定体重和女性激素的正常运作之间有时需要一年。否则治疗的费用将会非常昂贵。但是,我们必须强调很多复发病例的原因就在于过早地停止了高强度治疗。我们必须要设想如何在让病人返回学校或大学正常环境的同时,与家庭保持一定的距离,让病人继续留在一些治疗单位中,从而避免重新消瘦、营养不良,或者暴食和补偿性呕吐等灾难性的演变。社会上存在一些这样的组织但为数不多。同样,我们不应该让病人在出院后独自继续大量地增重,比如身高 1 米 70 的人从 45 公斤长到 55 公斤,我们也不能夸大不被治愈的危险。只要体重没有增加到恢复月经的水平,未得到治愈就是正常的。最后,我们必须知道第一次排卵和月经恢复后的时期是一段非常敏感的时期。这是第二次青春期,非常艰难,心理和生理的变化都跟第一次一样复杂。这段时期可能成为一个代偿失调的时期,病人在缺少了陪伴的情况下,可能会通过一种新的厌食、暴食或节食态度,回到之前的麻醉状态。

后医院期的演变也可能会导致病人进入另一种类型的心理表现,尤其是抑郁或恐怖症。这些半治愈状态使人以为神经性厌食症是永远无法治愈的。然而,这是错误的。在媒体中我们也是更多地谈论没有被治愈的情况。治疗地点和治疗者的变化是困难的来源,因为厌食症患者在分离时刻是特别脆弱的。大部分复发都是因为安全感的重新缺失。以下为治愈的噩梦:梦到自己死亡,梦到自己被所爱的人抛弃。不要忘记它们同时掩盖并显示了俄狄浦斯情结——象征性地杀死父母(或者这里的治疗者),将他们抛弃,从而开始自己的生活,尤其是爱情生活。但是需要有机会解释这些噩梦,使正在治愈的病人不被欺骗,看到梦境的诡计。

我们刚刚从神经性厌食症生理和心理治疗的两个目标出发来考虑治疗的定位,从而更好地治疗由厌食造成的身心双重混乱。为了应对青春期的危机并找回自我节奏的生活机会和乐趣,我们想到可以帮助刚刚经历厌食症并向我们求救的青少年吸取厌食症的经验,从而由此出发让她感受到自我的形成。我们深刻地认识到混乱时期的重要性,如果在这个时期,她可以根据自身需求信赖我们,那么她就能在隔离的时候认识到一个放松的自我联系。如果在住院期间,她能够学着将自我联系的认识应用到与他人联系上,那么她就可以更好地继续青春期末期的发展。她将能够不过于紧张地容忍他人的混乱时刻。脱离混乱以后,她需要重新咨询我们以找到自己的方式来过渡到成人期。

第三章
治愈的插条

这一章的标题是在收集组成它的两个主题时产生的。为什么选择"插条"(bouture)这个词呢？从 15 世纪开始，这个词主要被使用的意思为"生长和种植的对象"。生长的意思渐渐消失了。16世纪，它成为园艺学的一个专有词汇，即从主干分离出并在土里栽培的树枝。在我看来，厌食症的治愈也要经历分离和生根。扦插指的是通过插条繁殖植物。我还觉得，对治疗者、父母或者配偶来说，厌食症的治疗会产生扦插的缩减效果。相反的，病人的治愈插条却强有力地生长，厌食症的症状从而消失，排卵、月经和女性特征得以恢复。在这一章中，我们讨论厌食症治疗对治疗者以及周围亲友产生的影响。

这一章的两个部分收集了本书第一次和第二次出版相隔的七年间厌食症临床治疗中最主要的经验。我集中思考了治疗的两个方面，尽管它们在短时间内的效果是破坏性的，但是对它们的研究会对彻底治疗有创造性的影响。扦插一词中破坏性影响和创造性影响的双重含义起源于 11 世纪法兰西语"botan"一词生长和敲打的双重含义。植物学(botanique)由此产生。对于神经性厌食症生物倾听的认同和坚持让我觉得,治愈就像通过嫁接或扦插治疗完成的生命复苏或生命再发展。厌食症是一个自我摧毁的过程,为了成功治愈,必须要坚决地修剪。我们可以在所有的欧洲语言中找到这个词的相同起源,日耳曼语的"bautan",词根"bau"可能和拉丁语"refuter"中的"fu"是一样的。治愈是拒绝的插条,在治疗中再三认同、转移并重新栽种"拒绝",治愈因此萌芽了,直到分离的过程变成想要接受并亲近他人的不同欲望,虽然此时也会有冲突但是联系不会因此而有结束的危险。病人的拒绝无法用词语表达也无法被听到,正在坚定走向自我毁灭的个人将自我毁灭当作拒绝的绝望表现,但在治疗中获得的这种经验能给予一种新的抵抗。

在 12 到 17 世纪,"插条"(bouture)一词极丰富的衍生含义并没有因为"驱逐"(bouter)一词在"推"(pousser)、"打"(frapper)、"安置"(placer)、"放"(mettre)等词的竞争消失而受影响,在衍生含义中出现的"boutoir"一词开始意为清洁皮肤,现在的含义变成了粗暴地放置、放火、用点火棒点火。这都源于语义使用特有的发展,其中最重要的衍生词为"末端"(bout)和"按钮"(bouton),这与"撞"(buter)和"目标"(but)一组相近。所有语义的延伸都能在厌食症治疗的特征中有所体现,它们可以用来温暖和复苏被厌食症吞噬的病人,就像导言中亚森特的例子一样。

在与治疗者初次分离的时刻,与治疗者在治疗中产生的冲突导致了内在冲突的产生。

另外,与父母见面、向他们解释治愈的过程,让他们能够随着治疗的展开去了解和陪伴病人,同时进行自我纠正并转换父母角色也显得很有意义。在家长的同意下,我们在病人不在的时间和地点与家长见面,这样可以避免病人承受与她无关的情绪和交流,因为它们都是有关病情和治愈的过程。不管面对的病人是成年还是未成年,这样的交流对于治愈的扦插都是有意义和有价值的。有时,也可以有一位家长和病人的组合,这样家长可以谈论病人出生以及童年的记忆,关于她父母或者祖父母的记忆,以及随之发生的家庭重大事件。

家庭和治疗团队都会经历厌食症治疗粗暴冲突的复杂性。我们要将冲突用作治疗建筑中的扶垛而不是冲突间的互相支撑。如果把它们看成敌人就错了。它们预示着治愈。如果它们能让我们建立信心,我们就要坚信治疗能够带来彻底的康复。

但是,就像尤利西斯在他的旅行中一样,我们要穿过一个狭隘的海峡,经历重重陷阱,但船最后还是沉没了。因为对于治疗者而言愤怒是危险的。如何能不拒绝它、清楚地回避它呢?如何让表面的劣势变成成熟的脓包呢?这需要我们转化困难、把好舵,通过潜在有利的改变找到最开明的方法来发展正在形成的病人个性,因为扦插已经形成。

这一章的前两个部分,既关于治愈的扦插,来源于一个传递的要求。我感谢它的发起者,一边是米兰精神分析所的同事,他们请我来米兰分享暴食形式厌食症中关于家人、家庭和治疗者的经验,另一边是维尔巴纳精神健康和社区研究的同事,他们在两年一次的精神病学国际课程中请我参与了关于治疗中冲突和冲突性的讨论。我很快感觉到在米兰和维尔巴纳的研究中存在一种延续性,这种延续性围绕着能毁灭治疗的两大谜团。

第一,为什么在治疗中由病人引起的冲突有时候只被解释成行动的过渡?其实它还孕育着能够带来实际治愈的改变。如果将治疗中的冲突事件看作是家庭或夫妻间僵局转移到治疗中的机会,就可以用另一种方式进入自己的冲突性,成为发现自我欲望、亲密空间、个人领地及时间的机会,我们就不会浪费时间了。面对家庭矛盾出现在治疗里的危险,我们应该大胆去利用。这样,发生的就不是治疗的中断也不是治疗者受挫,而是治疗和治疗者的加固。

第二,为什么父母仍然在很长时间内看不到他们女儿的康复,还坚持在治疗末期检查她的餐盘,而她自己已经不再怀疑被治愈了? 父母似乎被疾病造成的家庭不幸创伤了,因此不能从这种痛苦中回过神来,就像被烫伤的猫害怕冷水一样。应当如何帮助他们从惊恐的折磨、无能为力的经历和暗自自责的精神创伤中走出来呢? 这创伤出现在夫妻生活中,也出现在所有家中孩子重病的夫妻身上。有什么可以预防的方法呢? 从治疗初期开始,和他们两人或一人见面,向他们解释疾病的影响,根据男女性情的不同重复此过程。如何告知他们疾病进展直至消失的不同阶段,让他们看到病人一旦在身心病情及其影响消失后出现的女儿或妻子身份? 如何帮助他们卸下防御、更清楚地看到病人完成稳定康复所要经历的变化?

这两大问题是发现微妙途径的关键,这途径联系着病人和她的父母,并通过父母联系着兄弟姐妹、祖父母辈甚至曾祖父母辈,就像牵牛花一样。这些牵连隐藏在病人双亲的交流中:有一些简单的联系在厌食症谜团中一一显现,另外更大的一些深陷在厌食症中,断了联系,在我们不知的地方抽枝发芽。后一类牵连往往能在一些跨代的精神创伤事件中找到根源,并找到否认厌食症严重性的原因。这些事件也能解释对于女儿完全康复的否认吗?

当这些牵连的网络受到极端冲击,在与父母的接触中就会出现令我们意想不到的事情:女儿的康复产生了其他扦插。我举三个例子。母亲产后厌食的暴露,这是青少年时期无需治疗而消失的轻微厌食症的复现。长期以来代理母亲角色的父亲开始产生自我分析的愿望,因为他发现了自己承受并陪伴女儿退化行为的一系列能力,而女儿的退化行为有时候与自己融洽,有时候与自己作对。祖母要求进行治疗,她在丈夫过世并结束女性生活后,看到了自己孩时厌食症的雏形,发现自己不愿意说出失去丈夫后一个人不能担任大家庭母亲职责的秘密,因为这个家庭总是在假期时人满为患而在平时冷冷清清。

父亲、母亲和女儿,妻子和配偶,成功⋯⋯

让我们思考以下问题:当厌食症正在实实在在地被治愈时,身边的人——父母或配偶——和治疗者在治疗期间经历了什么? 在这些经历中存在互相可寻的共同点,可以使他们互相理解互相帮助吗?

我来做一个比喻。它来自摩西最后传递的话语里。筑巢很高的老鹰教雏鹰飞翔。当它决定把小鹰推出巢时,它一边鼓励雏鹰一边在它上方滑翔,在雏鹰跌落时观察雏鹰。如果受惊的雏鹰有张开翅膀的本能并能发现气流提供的阻力是一种支撑,成年老鹰就会让雏鹰与跌落的恐惧做斗争,跌落的加速使它成功地扇动翅膀并在锻炼的同时获取经验。如果雏鹰被惊恐吓倒,任自己跌落而不展开翅膀,老鹰就会使尽全力来到它的下方让它落到自己的翅膀上,并带它回鹰巢,因为雏鹰还没有到独立飞翔的阶段,还为时过早。不久以后,老鹰会再次推雏鹰出巢直到雏鹰学会飞的那一天。

那么精神分析师在住院医治前后,或在没有住院的治疗中要怎样和家属、医院治疗团队、精神科医生、心理医生、内分泌医生以及营养师——合作呢?像老鹰一样,下定决心、冷静和耐心!他的一部分精力要用来和他人合作以彻底地治愈厌食症,使起飞和分离变得可能,以达到一劳永逸。我们一起工作,稳步前进,根据每个人对漫长治疗的反应,灵活地调整和补充治疗的可能性,这个过程从病人的成长开始,直到她成熟到可以起飞并承受离别。每一次的治疗方式都是特殊的,因为我们面对的病人不同、家庭不同,合作的同事不同。这就是为什么每一次都是集体的创造,一种治疗的艺术。

分娩后的厌食

和一个少女或者年轻女性以及她周围的人同时进行治疗的经历让我萌生了构建一个神秘诊所的想法,这个想法表面看来高深,但实际目的在于研究联系的恰当性、交流的真实性以及关系的温和性,使每一个人都能有真正的转变。病人、父母和治疗者都是治疗的参与者,他们的转变可以让每个人的内心在治疗过程中或治愈以后获得更大的自由。

走向这个神秘诊所的第一步:为什么经历了厌食(消失的厌食症)青春期的年轻女性在成为母亲时又要重新面对被厌食症折磨的危险呢?这个问题进一步解释了周围亲友和治疗者在伴随病人穿越戒除期的通道、最终治愈节制或暴食两种形式的厌食症的过程所遇到的重大疑问。

在一次治疗过程中,我有机会在刚分娩完的病人让娜(Jeanne)身上目睹了厌食症迷宫的重现。我在让娜的一对双胞胎出生的几年前认识了她。当时她的婆婆正在接受分析,她在这种情况的促使下也接受了分析。青春期厌食症似乎在让娜身上结束了,但当她第一次成为母亲时,厌食症又开始了。婆婆向她象征性地传输了什么? 她听到婆婆说希望她能摆脱无法顺利度过生育期的忧虑。我因此结识让娜并从夫妻俩计划要孩子开始,即怀孕前就陪伴她。让娜觉得丈夫的家庭比自己的家庭更温馨。

怀孕的让娜决定远离她的父母。在她看来,她的父母是会刺激孩子的老嬉皮士。他们的自由和在家的裸露妨碍了她以自己的节奏来思考青少年的发展。她还能感觉到这种刺激:"它使我滞留在亲子关系的表面。"让娜觉得自己在一种区分不够显著的集体生活中长大。当她向我描述以前的日常生活时,我感到惊讶,因为她关于家庭的其他青少年时期回忆让我觉得她的家庭过于死板。比如,她梦想从事戏剧工作,但她不断推迟自己成为演员的梦想,因为她感到父母不赞同这个想法,而更希望她通过高考、进入大学。让娜最终放弃了自己的梦想并听从了自认为是他们的意愿。

哺乳末期的困难

在她的女儿们出生几个月后,她要重新开始工作时,让娜在心理咨询时说她还一天每个孩子六次喂奶。她正在变得具有侵略性,在她不自知或者以前无法告诉我的情况下,让她的孩子挨饿。但是她察觉到了吗? 我想知道她有多少反省能力。她会说:"我感觉这样对，或我今天觉得这个方式好，或我想说……，又或者，这就是我的想法……"

让娜经历着身体焦虑带来的疑惑。她不断地自问自己是否做得好。同时，精疲力竭的她开始消瘦。一种摧毁性的暴力又出现了。她知道这一切，她描述一个女儿持续哭泣，因为与双胞胎姐妹相反，这个婴儿被缺乏营养的母乳饿到了或者无法适应这种结合而疲惫不堪。但是尽管我们一起经历了很多、建立了深厚的信任，她还是无法在咨询时找到合适的言语表达这一切。我害怕婴儿的顺从是她青少年厌食症的先兆。让娜看到也看不到这情况。我们可以说她爱也不爱她的双胞胎。她以为自己在根据孩子成长的需要进行调整实际上却在做相反的事。但是，她在仔细观察她的孩子。然而，在爱与恨的母性行为中出现了一条鸿沟。如果让娜能容得下情绪的双重性，就可以放缓哺乳的节奏。

男性配偶充当母亲的角色

过于关注自己的让娜忽视了年轻的新父亲，不知道他的想法。为了避免冲突，他会在她紧张时去看电影、玩电脑。因为无法承受夫妻间的冲突和差异，父母不再互补，父亲没有反对母亲过多地哺乳女儿。精神分析帮助让娜看到出口——脱离由她建立的没有节制、荒唐的一天十二次的哺乳。但这都建立在精神分析师坚定的第三者立场上，他还必须承受与让娜关系中的怨恨，否则让娜还会继续混淆、紧紧抓着自己的孩子们。一旦她开始放手，那个哭泣的婴儿便开心地喝起了奶粉。

厌食症复发的年轻妈妈很难接受冲突和情绪双重性。如何保持适合孩子成长的距离？通过剥离。剥离什么呢？当然，在她们脆弱的时候，其他人就成了她们的救生圈。在紧紧抓住亲人的同时，她们怎么能意识到自己哺乳和养育孩子的职责呢？她们要怎样在精疲力竭前放手呢？

面对年轻妻子厌食症复发的夫妻二人，一个紧张，另一个受害。丈夫试着确立治理者的立场，以适应年轻妻子/新母亲的需要。从小时候起，妻子就迎合和顺从母亲的需要和愿望。今天，她要求她的配偶做她母亲没有做的事——不停地适应和调整。她矛盾地把生命中的男人放到了自己孩时的位置上——适应、照料一个妻子、母亲。总之，这些妻子包围了孩子的父亲：孩子的父亲必须承受她们孩时的痛苦。更糟的是，尽管她们拒绝进食，但婴儿时期因遭受饥饿而产生的需要会被重新激活，她们可能会将这需要强加到自己的孩子身上。

为了避免妻子出现这样的转变，丈夫变成了母亲。他照顾妻子，失去了第三者的能力。他为此而烦恼。如果厌食症是叛逆青少年找到的最好的发泄方式，丈夫在遇见妻子的时候可能不知道厌食症的过往，因为她不能和他一起回到那个时候，于是将这段经历隐藏了起来。然而，现在她又回到了这种不幸的生存方式——她知道——完全拥有麻醉和欣喜的潜力。面对婚姻、怀孕、哺乳的情绪波动，成为母亲使她惊慌失措，她淹没于其中，这情况可以持续很长时间，可以是她们孩子的整个童年。

攻击性的污水

亚历山德拉(Alexandra)之所以请我对她进行精神分析治疗，

是因为她突然对自己七岁的儿子产生了攻击性的想法,她感到害怕。她害怕做出冲动的举动。在第一次咨询后,她梦到自己抱着一个婴儿走进了海里。她继续前进,决心和婴儿一起淹没。惊醒后,她不再清楚梦中走进海里的是自己还是另一个女人。如果是精神分析疗程导致了这一切的发生,那是怎样的疗程……不管是她——即母亲,还是我,我们现在通过逆转形成了一个有自杀危险的分析组合。对一个患厌食症或患过厌食症的年轻女人做任何精神分析或治疗的关键和危险之处就在于此。我们要怎么适应她呢?

我当时还不知道亚历山德拉得了厌食症。恶心在她家族里很常见,她从没有仔细考虑过自己的恶心症状。据说在她家里,女人们一旦坐上车就呕吐或感到很不适。可是,她的梦给了我警示。我没有轻举妄动而是耐心等待。面对治疗初期的冲动以及通过精神分析创造的亲近,第一次咨询被总结为"被抱在怀里走向淹没"——这情况令人担忧,因此我建议放慢咨询的节奏从而让她可以在咨询间隙自己前进。间隔延长使她感到放心,给了她安全感,她吐露了自己曾经很快放弃过一次精神分析的尝试。那是她儿子出生的时候。她记得在黑暗中下楼时摇晃的记忆。当时的精神分析师拒绝以渐进的方式开始治疗:"三次(连续的)咨询否则就不要咨询。"在陷入深渊后,她发现不能再这样下去了。

失去了生命中的屏障,这些年轻女性被深深地困在了生育期,就像陷入了对母亲愤怒的污水中。但是她们知道这些吗?她们看到自己被污水淹没了。有时,当父母女儿的三角关系对她们来说不够有组织性时,她们也会埋怨父亲不能帮助自己建立母亲的身份,或者没能让她们知道有一个孩子的夫妻是怎样的。生命中这个新的时期让她们再一次面对青少年时的俄狄浦斯情结——对亚历山德拉来说是童年的俄狄浦斯情结,因为她在三到六岁时对父母产生了内在冲突,患了严重的儿童厌食症。

两代或三代的厌食症

刚成为父亲的丈夫看到妻子和妻子的母亲每次见面都互相伤害,而这些见面本应该改变她们的关系。母女关系转变的因素应该在哪里? 在女儿或者母亲身上? 只能在一个人身上? 或不在任何人身上? 实际上,母女对立的冲突已经变成了祖母和母亲的对立冲突,但这种对立冲突无法起作用,因为两个母亲不能建立新的亲密来缓解这冲突。温柔创造者之间缺乏互相认同的默契,就像达芬奇画中联合圣安娜和圣母玛利亚的力量。我们需要找出其中没有完成的步骤。新晋的祖母无法离开自己以前的身份,她的女儿以为自己永远被固定在小女孩的角色里。不管真假,年轻的母亲试着逃离。亚历山德拉这样描述:"我终于还是动用了自己已经不太挡雨的老帐篷——就是以前的厌食症。我蜷缩在里面,希望逃避责任。"我提出了以下意见:"一个年轻女性不愿意或不能扩大她的帐篷……"

无意识地将自己认同为不被爱的母亲

更严重的是,她们的内在母亲似乎无法帮助她们。她们内心世界显示她们无意识地将自己认同为不被爱的母亲。然而这无爱的状态被分割并投射到婴孩身上。年轻的母亲霸道、不理性地认为自己的孩子不爱自己。我们可以认为她的孩子被放在了她母亲的位置上。但实际上,在孩子出生后形成的亲子三角关系中,年轻的母亲把孩子放在了对立面。在分娩中,她又成为了婴儿、所谓的"婴儿陛下",并将新生儿当成了她的兄弟或姐妹。

父亲的第三者立场

认识丽雅(Léa)时,她十四岁半。是她让我看到了错综复杂的母女关系。整整六天绝食的厌食症开始于一年前的夏天末期,到一年后的八月末差不多一年了。丽雅在七月份结束了持续七个月的住院治疗。此时正是她的康复期。厌食症中的进食障碍部分已经得到治愈。她重新找回了进食的乐趣和本能。在康复的前六个月里,我们利用精神分析、内分泌和营养学三个方面的互相补充作用,谨慎细致地陪伴着她。一年以来,与父母的见面也进展顺利——我们根据他们的要求与夫妻两人或与其中一人单独见面,谈论与厌食症斗争过程中他们的体会。在厌食症的初期,她的父亲就开始采取了行动。正是在他的介绍下,我在丽雅患厌食症的第二个月、学校开学时认识了她。

明天,她将出发去野营。对出发感到焦虑的她夜里叫醒了母亲。她睡在沙发上,母亲坐在扶椅上,整整好几个小时握着她的手直到第二天早上。父亲早晨起来看到了这一幕。厨房里洋溢着假期的气氛,他和自己的姐姐讨论,姐姐告诉他"不能无动于衷,放之任之"。今天,他第一次有了将她们分开的勇气,她们的这个习惯养成很久了,当丽雅睡不着的时候就会这样,但这是住院治疗后的第一次。这是灾难性的。他决定冷静地表现自己的怒气,他起身,对母女说:"我不想再在这里看到你们这个样子了。今天早上,我单独带你去营地,如果夜里你再感觉不好的话,你来叫醒我,而不是你妈妈。"丽雅是在野营回来后告诉我这件事的,野营当然很顺利。但令我惊讶的是后续:听了父亲的话后,丽雅半夜起床去找他;她看着他们两个人,她在父亲对母亲说话的语气上加了一句,"你,你不是我的姐妹"。

虽然听上去很荒谬,但丽雅的句子"你,你不是我的姐妹"仿佛是真相的爆发。她正在接近厌食症里父亲—母亲—女儿三角关系谜团的答案。她可以接着说:"你表现得好像我是你的姐妹似的,但这是错的;或者更加确切地说,在你的世界是这样,但在我的世界不再是这样,现在我痊愈了。"

多亏了父亲有条理的坚定话语,丽雅开始从内心脱离与母亲的融合和混淆,她大声地表达出她们的不同。当父亲说出真相时,她平静了下来。她很可能意识到了"伺机而发"话语的有效性。她的父亲在耐心思考后才冷静地行动。

在丽雅开始重新与父母见面、然后返回家中的时期里,我们与父母一起或单独的对话让父亲改变了做父亲和丈夫的方式。以前,他随着丽雅好转和复发的节奏而摇摆不定。他开始反省自己过于母亲化的地位。他妻子承认自己有轻微的厌食:因为害怕变胖,她几乎不吃中餐。她回忆起丽雅生命中最初的几个星期,丽雅在两个星期大时接受了一个手术:"她以前是一个爱笑的、容易相处的婴儿。他们将丽雅还给我时,她不再是同一个婴儿。"她害怕这个婴儿。她寸步不离自己的婴儿,背着她做饭,夜里牵着她的手。面对妻子的内在反应,丽雅的父亲发现自己成了妻子的父母,难以有效维持第三者的角色。妻子害怕压迫她的孩子,于是克制自己不强求她并帮助她。但是不知不觉中她却压迫了自己的丈夫。

亚历山德拉、丽雅以及我们马上会提到的拉谢尔（Rachel）像所有依赖特殊治疗的厌食症患者一样成功地和我们建立了真诚、互相信任的联系。我们会讲述拉谢尔的治愈过程以及她与父母关系的转变（她把这转变与寻找平衡以及控制冲突的压力联系起来）。她们要经过治疗中复发，治疗关系中的抑郁，最终才能在转换中找到自己的完整性。她们在治疗联系中有了责任和承诺。

让娜的彻底治愈更加困难，她前两次怀孕时都复发了，在第三个女儿出生时才完全治愈。请产假的决定象征性地背弃了在她家庭中总是占据首要地位的职业理想。超我得到放松后，她脱离了更像是生硬代入而不是真正同化的自我认同，意识到个人情绪和冲动的真正吸收。

是什么样的差异令让娜需要更多的时间来改变和康复呢？让娜和父亲的关系不同于丽雅和拉谢尔，后两人无论在困境中、童年，还是患厌食症时总能得到父亲的帮助。

在女儿希望被治愈时，一些父亲在情感上积极地参与治疗、尊重她们治愈中无法得到他们帮助的困难，并在她们因治愈过程而变得难以忍受时继续保持耐心。在丽雅、拉谢尔和亚历山德拉身上萌芽的力量正是来自对她们父亲的强烈认同，因为父亲在她们治愈的道路上做出了很大的努力。但这不是让娜的情况，丽雅和拉谢尔外祖父们也没能这么做，因为她们的母亲承认存在进食问题，但厌食的严重性被否认，从未就医直到她们女儿厌食症的爆发和治疗。我们早就知道如果父亲重视，随着女儿在心理上渐渐被控制直到被绝食癖困住的过程改变对待女儿的态度，厌食症的诊断会更有效。

如果父母可以在治愈的过程中面对、宽容并承担女儿与他们个人或两人关系可能的恶化倾向,那么住院的治疗经验可以在没有住院的情况下重新运作。

因为拉谢尔的父亲在三个月内承受了父女关系的恶化,拉谢尔在二十四岁时没有经过住院治疗治愈了厌食症。她母亲也承担了自己的责任,她不但承认了自己的厌食症并在看到女儿的变化后希望展开对自己的治疗。拉谢尔的父母在她青少年时期离婚了,她的厌食症就是在他们的争吵中开始的。

在精神分析疗程开始十八个月后,拉谢尔开始压迫性地针对父亲,她冲他哭喊,怪他什么也不懂、什么也不愿意听。她在路上游荡,在电话里对他大声喊叫,有预谋地指责他在电话那一头喊叫而实际上他一直很平静。拉谢尔开始每周一次的咨询,然后变成两周一次,最后渐渐减少;在四年的治疗后,她不再需要咨询。在父亲的支持下,她学会了承受治疗联系中的痛苦。幸运的是在这段地狱般的时期里,尽管父亲被各种指责,他用尽全力坚持了下来。拉谢尔当时深信父亲不爱她,不像爱她的兄弟姐妹一样爱她,一点也不。

当拉谢尔的大姐刚有第一个女儿后,拉谢尔无法自然地亲近这个孩子。她告诉我她的一个朋友说过:"的确,你有时不好相处。"拉谢尔知道我会注意到这句话。然而她认为姐姐的一些观念和行为是错误的。她姐姐希望家庭聚会时的气氛能够平静安详,因为姐姐的女儿在孕期患了发育缓慢症。她无法忍受拉谢尔对父亲的坏语气并指责她破坏相聚的时光。拉谢尔感受不到自己话语的暴力面。当她的朋友向她指出这一点时,被震惊的她回忆起自己的话才意识到当时没有感觉到自己态度的攻击性。

攻击性的情感源于对母亲卡特琳娜(Cathrine)的无意识认同

吗？她讲述困难的无辜使人费解。当她生动地描述这些的场景时，自己也在里面。她直接在我面前与自己的朋友对话，就仿佛她的朋友当时和我们在一起似的。是因为这样她才看不到自己吗？是因为这样她才感觉不到自己言语里的暴力吗？

在交流中我们强调拉谢尔所缺乏的自我反省：在咨询中她开始在她母亲面前陷入精神崩溃，我制止她并禁止她这样做："我们可以用言语表达一切但不能什么都做，你在这个进行交谈的地方不遵守原则，等于说你不尊重我。我不能允许这一切。"

母女对话，苦涩的回忆

在与父亲关系恶化的这段时间，母女进行了三次交谈。卡特琳娜告诉她的女儿在后者出生的第一天，她无法直视自己的婴儿。直到丈夫到来后她才开始端详她的女儿。她需要丈夫把孩子放到她怀里，她不敢自己抱她。我似乎在这个时候就明白了事情的缘由。卡特琳娜的丈夫已经在上一次的婚姻中成为父亲，她不得不要求他——她说这使她安心——以他为中心从而减轻成为母亲的恐惧。她请求他的帮助直到拉谢尔的青春期，后者出现越来越歇斯底里的精神崩溃，大致就像在咨询时发生的精神崩溃。她让丈夫先帮助自己平静下来。她动人地向女儿描述自己像小女孩一般的崩溃，并看到年幼的女儿也开始像自己一样意外地发怒。于是她觉得为了防止拉谢尔复发应当先治愈自己的厌食症。

我再次和拉谢尔讨论她外甥女出生后父亲家的聚会。"你的感觉如何？试着向我描述一下你的感受……现在表达出来后你感觉如何？"为了改善她控制冲动与情感的能力，我试着创造事后的自我先驱者。我注意让她有机会学着区分对她而言太过强烈的情感、酝酿或沉淀它的能力，并让她对自己的这种能力产生信心。

我们需要花很多时间让她重新掌握这种能力——暂停、沉淀——因为她不明白父母与自己的联系。在我看来，她因为想要否认母亲施加于父亲的暴力而无法明白这种联系。她将父母间的争吵归咎于父亲的暴力。我猜想她父亲因为无力安抚自己的妻子而进入了一种厌倦的状态，但又不得不在震惊的孩子面前摆脱这种状态。

父母或治疗者，谁在施虐？

母亲对孩子的侵占迫使父亲反应激烈，一些父亲施虐造成的场面也显示出他的无能为力。作为治疗者，我们也可能掉入同样的陷阱。这些情况中的一些绝对因素使我们陷入同样的无能为力。但是作为没有爱情也没有日常联系的治疗者，我们可以因此更好地坚守第三者的位置。

父亲们不是被主观性而是被情况的现实性打倒了。母亲或者女儿因此而崩溃："冲我来。"她们的情商和智商令人惊讶。她们花费所有的精力使一切都以自己为中心。厌食症让对话者对她们产生极大的认同，为什么她们要放弃这种认同呢呢？

相反的，当父亲们在女儿情况恶化时小心地维系着父女关系时，如果他们不沉溺于扮演母亲的角色，就能够和治疗者一样比母亲更有效地帮助病人。病人的攻击能力不再针对自己而是他们，所以鼓励他们坚持第三者的立场十分重要。

当治疗者因为害怕病人死亡、被指责忽视病人甚至因治疗导致病情恶化而被厌食症震慑时，他们就被无意识的杀婴欲望控制了。杀婴欲望由身体状况的严重性或心理的退化而激发，因为这两者象征性地指向了幼婴的脆弱状态。治疗者于是会进入与病人家庭相同的内摄性认同，因情况的现实性而消沉，而不是因为谋杀或暴力幻想的主观性。

在无法指明杀婴幻想的情况下，要怎么压抑它呢？这些陷入幻想包容障碍的治疗者就像一个刚分娩完的厌食症母亲，简而言之就像拉谢尔的母亲一样。他们必须要完成拉谢尔母亲没有去做的工作。如果治疗者失去了父亲功能的第三者立场，他会变得像拉谢尔的母亲一样无法用情感或言语来打动病人（刚出生的婴儿）。这就是数个治疗者功能互补的优势，互补治疗使第三者的存在变得可见，从而治疗被厌食症现实震慑的治疗者。

当一个患过厌食症并已康复的女人成为母亲时，她会在生活中找回一种几乎无法忍受的敏感。对她而言，关键就在于摆脱与杀婴欲望相关的现实主义，并将之包容入幻想中。为什么要包容？母亲会不时感到被无法预见的梦境入侵，就好像自己成为了童话中的继母；相反地，将伤害孩子、甚至危害他生命的杀婴欲望变成幻想可以让母亲变得有预见性和远见。包容幻想的过渡是让既得的抑郁状态变成内在的抑郁处境（内疚、修复欲望、照顾婴儿并建立联系的母性责任）。完成过渡之后的停滞成为厌食症母亲真正的困难：她们难以接受将幻想的感情投射到婴儿身上，使后者与自己为敌。她们害怕这分割的感情投射回自己身上，无法想象自己的孩子不能爱自己、甚至孩子永远不会爱自己。

这样，母亲不仅因为害怕伤害孩子而不敢接近他，而且也不让他触碰自己并害怕收到和感到来自他的东西。这就可能使婴儿因过度谨慎而造成自我满足的自闭防御:他有超强记忆力,通过观察记住一切。没有被动接受能力的母亲也不能给孩子营造足够良好和充分的机会来学习被动性。

对治疗者来说,最紧要的事正是在合适的时刻卸下自己的高度防备,并懂得把握与病人的距离从而维持第三者的位置——就像丽雅的护士和治疗者们所做的那样,等待她第一次在医院里表现出攻击性。治疗者必须能够等待,能够不用靠病人太近而及时掌握她的情况。让病人自发上演一场通向治愈的冲突,使病人找到自己的位置。对冲突的快速掌控不应当是治疗者的立场,反而是治疗者过度担心精疲力竭的表现。

为了学会飞翔,雏鹰必须在老鹰的监视下试用自己的翅膀,老鹰必须懂得等待最佳的干预时机,不早不迟,但这时机在尝试和错误前是不可预见的。这样,未来才能从失败中展开。

驳回治疗的庸医和激烈的冲突

差异

不和,即把一个与另一个分开。"差异"(différer)在法语中的发音使人联想到它起源的双重含义。拉丁词"*differre*"的意思为分离的倾向、回避。"差异"即不相像。它也有排斥、延期的意思。在这些词的联系中产生了差异的意味。

差异能够缓解将我们融合、离开自我极限迷失在别人中的引力。从不和中产生的冲突折磨我们,因为它让我们远离了为同类的幸福而幸福的感觉。冲突让我们遭遇另一个现实,这个现实与我们的现实相差甚远：年代、社会、体制身份、职能和性别的差异。

然而，通过差异互补，我们认识联合、团结和爱，我们感受和谐、存在的延续和相似性。相爱的夫妻往往会有激烈的冲突。我们也知道团结就是力量，激烈冲突的力量让我们聚集，正像当代时事所启示的一样。

冲突、破裂、挫折？接合、缝合？两者皆是。似乎在缺少冲突的情况下，就会产生分解、瓦解：有东西松开了。失败就在眼前。一切都萎靡不振。投入的减少破坏了联系。我们的反应往往变得强硬。在"冲突"（conflit）一词中，词根"cum"意味"和……一起"，词根"fligere"翻译为"打"。指的是矛盾并灵活的某事，可以折但不会断。灵活性源于在冲突中调整的能力，即协商。相反的，强硬会导致断裂。

内在的冲突通往焦虑的矛盾。但怎么在厌食症治疗中获得能力来承受尚不存在的焦虑、缓冲焦虑获取有益结果呢？难道我们不应该先区分冲突或冲突性的理解，不应该给予时间来沉淀从而来品味它们吗？

嘴是身体的轴心。当一把钳子钳住我们的脖子时，我们的心变成了石头。我们的牙齿不容通过一丝喘息。但是我们留在原地焦虑。怎么办？我们必须知道试着张开嘴重新说话是重新开启自我大门的通道。一旦大门打开了，话语就增加了。说话的乐趣随着说话增加，就像菜肴的滋味在品尝中增加一样。一种乐趣带来其他乐趣，因为我们知道身体和心灵在嘴中相汇。我们首先要考虑的是嘴。

但是当绝食敲响最后的警钟时，只剩绝望中的最后希望，因为话语已经失效，它们没有、甚至不应该被听到，这情况是难以名状的。对身体的攻击迫害心灵,受伤的心灵损害身体的活力。身心俱疲,病人要怎样重新学会忍受令人焦虑的冲突,而解决方法不再是将进食乐趣的嘴巴变成冲突中拒绝交流和联系的嘴巴。厌食症的绝食以及其向对话者展现暴食假象的怪异极端,就像我们最后都不得不承认在这个暴食社会辩论和冲突的重要性,因为它们是做出决定的前提。

在厌食症里,忍受冲突,不向厌食防御求助是治愈的信号。冲突和冲突性不再让位给呕吐,呕吐只不过将身体储存了片刻的食物重新吐出。

为什么通过嘴巴呕吐来看看里面的东西,而不是保存同化?呕吐是对进入体内事物拒绝同化、整合、内化和认同的身体表达,是生存危机和青少年危机的表现。呕吐是恶心的反应,而恶心产生于对不认识和不熟悉的事物的接触。

相比成人,新生儿和婴儿嘴巴里引起恶心反应的面积要大很多,在出生的头几个月,反应区域一直延伸到嘴唇。在内外的边缘,一旦一种不同于奶的食物接触嘴唇,婴儿就有呕吐反应。当他渐渐熟悉母乳以外的味道后,他口部的拒绝反应就减弱了。

呕吐厌食症患者是退化到了婴儿时期强烈的恶心反应,不再能忍受差异与不和吗?

是丽雅让我发现了这种差异和不同的无意识关系的复杂性,它就像与内在母亲的关系,是婴儿嘴部感官记忆的痕迹。当性联系和感官的发现侵占情绪丰富的青少年的陌生嘴巴时,肉体和幻想印象的新鲜感会落到嘴巴以外而不能变成主观性的来源。频繁的心理活动会伤害身体,最后她们会发现新鲜事物的最初根源,即嘴巴。

我们提到的丽雅,在我认识她时,她十四岁半。她在一年后回忆起自己的治愈轨迹,渐渐接纳了内在冲突,不再呕吐。当时正值八月底,差不多是厌食症爆发后一年,这场厌食症是由一年前夏天末的十天绝食引发的。丽雅住院七个月后在七月份出院了。她还处于康复期。厌食的症状消失了。

里外:不习惯和表现

住院末期情况复杂,因为每次外出中遇到的新鲜事物都会让丽雅产生强烈的不适和悲伤印象。当她第二次出现在公园、中学和家门口,她的印象在意料之中,她感到开心。首次行动就像扩散的恶心反应,但只是引申含义并没有实际的呕吐。

我们不得不延长里外、医院内外的过渡期,就像嘴巴的里外,让她可以一次次地重复接触多样的微小事物。这和消除婴儿恶心反应的原则是一样的。

然后,在治愈和返家的前六个月,我们结合心理分析、内分泌和营养学的互补作用小心谨慎地看护着她。为了不让口部原始困难的敏感人群遭受由于分离痛苦产生的医源性效果,我们保留着与原先病人的治疗关系。一年以来,与父母的工作也在展开,根据不同的要求进行个人或两人的谈话,讨论在与女儿的疾病斗争过程中的感受。

病后与孤单*

让我们继续谈论之前提到的治愈过程。明天,她将出发去野

---

* 此部分与"父亲的第三者立场"相同,是原著作者重点突出的内容。——编者注

营。对出发感到焦虑的她在夜里叫醒了母亲。她睡在沙发上,母亲坐在扶椅上,整整好几个小时握着她的手直到第二天早上。这是父亲早晨起来看到的场景。厨房里洋溢着假期的气氛,他和自己的姐姐讨论,姐姐告诉他不能对此视而不见。今天,他第一次有了将她们分开的勇气。她们的这个习惯由来已久了,当丽雅睡不着的时候就会这样,但这是住院治疗以来的第一次。这是灾难性的。父亲决心冷静地表达自己的怒气,他起身,对母女说:"我不想再在这里看到你们这个样子了。今天早上,我单独带你去营地,如果夜里你再感觉不好的话,你来叫醒我,而不是你妈妈。"丽雅在野营回来后告诉我这件事,野营当然很顺利。但令我惊讶的是后续:听了父亲的话后,丽雅起床去找他;她看着他们两个人,她用父亲对母亲说话的语气上加了一句,"你,不是我的姐妹"。

这听上去很荒谬,但丽雅的句子"你,不是我的姐妹"仿佛真相的爆发。她正在接近厌食症里父亲—母亲—女儿三角关系谜团的答案。她可以接着说:"你表现得好像我是你的姐妹似的,但这是错的;或者更加确切地说,在你的世界是这样,但在我的世界不再是这样,现在我治愈了。"

多亏了父亲条理清晰的坚定话语,丽雅开始从与母亲的内在融合和混淆中分离,她大声地表达了她们的不同。当父亲说出真相时,她平静了下来。她很可能认识到了"伺机而发"的话语有效性。她的父亲在耐心思考后冷静地采取了行动。

潜伏的构造和变化的清流

丽雅是如何在住院期间认识到潜伏效果的呢？尤其是她想要

护士修改首次外出许可时间的那天。护士回答说这不在她们的职权之内。丽雅扔了外出许可，摔了所有的门，然后把自己关在了房间里。听不到动静的护士们开始担心，打电话问了内分泌科和精神科的两位主治大夫。他们答应其中一人会在问诊后过来。我去丽雅的房间看她：她已经生气地打翻了自己所有的物品，我跨过一切来到她面前："我来看您了。"她拉下帘子，在黑暗中，躺在床上看书。我们平静地讨论床上的这本自传。十几天后，在第一次外出归来后，我们冷静地谈论她所经历的冲突以及外出的焦虑。她完全明白自己不应该超越住院治疗环境的固有限制来回避衔接里外生活的第一次外出带来的焦虑。

在治疗中，当出现这样的机会，病人可以借此学会承受冲突，发现自己保存并生成冲突性的内在能力时，治疗者应如何反应呢？这次事件可以让我们进一步了解这种情况下应有的治疗态度。这种临床情况展示了在治疗中冲突是怎么以类似心理剧的形式打开心理冲突的治疗空间——在这些选择治疗的青少年和年轻人身上刚产生的冲突性还很脆弱，我们看到心理冲突性的发展和成长；心理冲突性可以让病人忘记生命威胁的压力，发现现实生活的焦虑。

当治疗态度能引导病人在自己创造的情况中找到责任，并在她们还不会利用的沉淀期内耐心等待，这些重新活过来的女孩和女性就能渐渐使用重获的能力来发掘治疗、出院后家庭生活以及朋友间发生的一点一滴。她们在被忽视的亲密空间里迎来了见证内心成熟的骚动和寂静。她们学着尊重当下混乱复杂的感情，就像我们尊重她们的处理方式一样。

当来自成长过程中的冲突性内心混乱经历成为更新和变形的源头时——不再是营养不良和绝食癖复发的源头，冲突爆发带来的无限魅力能避免她们走向毁灭。这也是丽雅这几年来的情况。

如果冲突和冲突性能够重复并转移到父母关系里,最终让病患联系进一步明朗,它们就可以改变因疾病而暴力化的家庭联系。为此,必须同时就父母的痛苦进行对话,谈论他们无法帮助女儿治愈的痛苦和绝望,以及他们如何在与疾病抗争路上每次面对绝境时和女儿的感同身受。在单独或两人被倾听和倾诉生活的过程中,父母也从女儿厌食症的破坏力中学习到了创造。

在 19 世纪,"mijoter"意为长时间、慢慢准备,从此衍生出了我们熟悉的用文火烧、煨的意思,也有了引申义精心准备(筹备一个惊喜,策划一场复仇)。但是"mijoter"有一个更古老的意思,它的原意为"使成熟"。

"migeot"是诺曼底和安茹地区 14 世纪的法语方言,指的是储存水果的地方。我们说"migeotter"苹果,指的是把苹果放在木质或草质的筐子在昏暗的环境里成熟。

冲突是需要成熟的果实,如果它必须运作而不致腐烂呢?它要怎样才能不腐烂、成熟呢?不要咬不成熟的苹果,否则味道苦涩。在吃苹果、知道它的味道之前,我们必须给它一个屋檐、一个成熟的环境,一个储存水果的地方必须让它不腐烂反而有更好的味道。

为了知道冲突的内涵,我们必须像亚当和夏娃一样离开伊甸园,但要怎样才能承受失去的痛苦以及之后的焦虑呢……成熟的结果,难道是产生自心理冲突性整合的焦虑吗?幸好我们可以使用相关的特殊词语来增强它们的联系、描述过程的精妙,就像我们描述一种酒、油或香水的制造过程,或者是苹果的味道一样。存在着许多不同的精妙词汇。

　　我们必须通过对词语联系力的信任来承受差异性无法表达的焦虑，这种差异包括从主观感受的差异对立到对同一个人经历主观冲突印象的差异。我建议通过这章里提到的二期临床治疗加强心理治疗中冲突成熟的概念。我们就能更好地分析并理解迥异的冲突是怎么在时间的帮助下促进内在冲突性演变的。

　　我建议让冲突慢慢成熟使之进入内心。随着时间推移它从内心、自我深处脱离了最初的外表，即苦涩、行动迟缓和令人气馁的外表。在黑暗的庇护下产生了不可见的内容。所以，我们获得的不仅是内心空间的感情也有惊讶——感到内心运作、反复支撑和包容分散、抵触冲动的惊讶。家庭复杂性制造了一种统一、瞬间的特殊性。经历不是凭空产生的，而是成长、成熟的结果。就像葡萄酒味道的散乱印象在舌尖上进化一样，冲突也会随着时间改变外表。

　　跟冲突和冲突性一样，经验也是对外在现实的自身认可。这种整合可以叫做"责任感"。这是温尼科特在《人类本性》中给出的定义，即成年后聚集童年回忆的意识状态，它是过去、现在和将来人际关系的终点。弗洛伊德曾经在否定表达中找到将来的根源，如"不论怎样，这不是……"（否定的冠词）。通过对别人的倾听，我们选择用他自己的词汇来回答他。通过对自己的倾听，我们发现词汇将不可融合的事实联系在一起。语言是一片需要开拓的领域：一旦他们相信自己的付出会有回报，治疗者和病人就会联合他们的力量和创造力。

　　但是，我们能保持不加快正在进行的治疗，就好像我们不能拔苗助长一样吗？我们想要在治疗环境内爆发的冲突中找到属于自己的位置。然而，冲突反而会警示害怕遗漏的治疗者。在对峙的时候,我们想要通过言语或就行动和事件进行说理从而控制情况。然而这打断了由冲突发起的主观化过程,因为显露的主观性会被我们的批评和解释扼杀在摇篮里。

冲突的意思是相互斗争。冲突折磨我们,让我们像面对战争一样投入工作。我们必须一再地调整个人对待患者心理冲突性的态度,即反移情。我们的情感同化和模仿能力可能到了极限。这样更好。一个患者懂得怎样吸引我们,面对无法预料的情形,没有任何传统做法能让我们恢复轻松自在。所以,就像比昂建议的一样,我们要毫无保留才能没有成见、最大限度地完成职能。此时的我们就像病人一样一无所有,没有现成的答案可以帮助我们。这样我们才能没有成见地真诚倾听。治疗中没有现存的保护理论,我们必须真正地陪伴病人,因为后者对我们的倾听抱有希望。

青少年的冲突性和冲突的场景

让我们回到正在研究的这个临床场景上来。马上就是第一次外出的时间了。14 岁的**丽雅**打算去影院。当她拿到外出许可时,她注意到医生写的时间是 14 点。然而电影也是这个点开始。她请护士修改时间,但护士说她们无权这么做。丽雅作为当代的青少年,相信能够通过商议解决问题。在得到否定回答后,她生气、发火,扔了许可、拒绝外出。她将怒气发泄在诊疗室的门上,门虽然没有坏却被摔得大响。接着是她房间的门,随后是她大声降下来的窗帘。她所有的物品、文件、鞋子、内衣、书、洗漱盒和乐谱都被扔在地上。

然后一切都静止了,护士们很担心,犹豫片刻后给主治医师打了电话,内分泌科医生和精神科医生正在另一楼层门诊。他们答应门诊后其中一人会过来。

这就是当时的场景。然后我们应该做出怎样的治疗选择呢?

在冲突的场景中,每个治疗岗位都有自己的职责、位置和限制。护士们说:"我们不能擅自改变许可的时间,我们没有这个权利。"精神分析医师只负责心理治疗的倾听部分。部门负责人确定外出的时间段。但是治疗者要警惕一致同意的封闭性和盲目性。集体团结一致的反应是自然的。但这是针对什么的反应呢?这种反应难道就没有把决裂和暴力欲望投射在病人身上吗?

这里的危险在于潜在的酝酿,但要区分这种危险。这一危险的未来变动取决于倾听的信任,要通过倾听来分辨还没有出现的、正在酝酿成熟的东西。的确,如果我们不把消失的事物留在黑暗中,我们就等不来酝酿中的光明。在这期间,冲突的效果在治疗中延续。它深入内心,在事后产生效果。

环境和成熟

怎么在治疗中创造环境,使在冲突中产生的混乱成熟?什么样的环境能使之成熟而不是腐烂,可以让封闭在里面的心理味道发展?

我们忽视了潜在内在冲突性的关键。但奇怪的是它可能在接触到不同治疗联系时被混乱地打散了。如果它在治疗里就像地上的一篮子苹果,我们要去把它们捡起来保存,分歧的关键在于互相聚集和整合,坚持不腐烂,直到完全成熟。

我们要调整冲突的环境，树立冲突的权威。我们决定建立一个倾听环境来保证长期的投入。这涉及记忆的环境。我们要保留所涌现出的无法控制的纠缠记忆，因为我们还无法破译它们、找出它们的一致性。我们必须从治疗历史的记忆环境开始研究，即治疗关系的历史环境。

接下来的一切在于一个假定，即倾听技术的假定：所有在治疗中陆续发生的事件都与心理协调性有关，它们发生在同一轴上但显得不协调：这是精神错乱。如果能够提供倾听的环境，行动和话语就能够出现在不同的治疗时机。我们就能记录下内心悲剧中拖累自由、毒害生活的因素。它们体现在行动和语言中。冲突是这两者：行动和语言。语言也可以视为动作，沉默亦是。戏剧化的行动成为抵触情绪、情感走向和冲动矛盾的媒介。

调整、管理都以此为前提，即给予主观性一定的空间和时间来找到重新融入的位置。这并不是没有焦虑的，因为主观的运动能引起焦虑。自我破坏和排斥能够帮助逃避关乎生命的焦虑。

丽雅这一代人的父母会沟通、解释和讲道理。思考、推理、理解……所以丽雅就她的年纪来说太成熟懂事了。她的身体看上去也有 18 岁了。6 个月前，她病情直转急下。在经历了十五天的突然厌食后，她又出现了严重的暴食和呕吐，从而破坏绝食反抗形式产生的后果。

九月开始的治疗使病情平复，但是一月份丽雅的病情又爆发了：焦虑、强烈的不适、直到残暴地用割刀像猫爪一样割皮肤。呕吐拯救了她。我们决定以隔离的方式让她度过危机，她和父母都难以辨认出危机中的她。

什么是治疗中戏剧行动的环境呢？即投入的环境。投入帮助他人在了解自己的同时明白是什么在过去怎样地折磨他，是什么在现在怎样地折磨他，从而让他找回自由来应付将来的一切。如何投入帮助他人？那就要借给他我们在治疗中留下的记忆，我们要信任记忆以及与记忆和忘记相协调的变形工作。因为"当下"是由一种特殊投入的形式缺失构成的，即脱离融合以及摧毁一切倾向的投入。我们通过出借记忆树立治疗者的威信。

威信中有什么？治疗中的权威人物就是主导者，就是知道并传输的人。不是传送所知事物的人而是懂得传输的人。这个知道主导治疗的人也能够长期地投入和倾听。倾听是一种对他人的投入形式，可以传授他人倾听的能力。当有联系时倾听内心的生活和动向，没有联系时也向共同生活者打开心扉，我们通过联系的媒介和集体生活而生活。这些共同生活者包括个人、集体，还有内在集体。

精神科医生来敲丽雅的门，丽雅答应了一声没有动。在黑暗中，床头灯照亮了床，丽雅盘腿而坐，看着医生跨过地板上乱七八糟的一切。互相的幽默。我笔误将"互相"（réciproque）写成了"réciproche"，潜在的意思可能是"互相责备"（réciproque reproche）。精神科医生没有多说（没有指责），走过散落一地的物品并强调"我来看您了"。

两人就此事都不做评论，而是平淡地谈论起了翻开的书：《鲁宾斯坦的一生》，鲁宾斯坦是一个严谨敏感的人。她们分享认同他的乐趣。鲁宾斯坦作为媒介帮助找回了平淡谈话的乐趣，建造使冲突成熟的良好环境。她们心照不宣地选择没有让冲突腐烂。通过避免解释冲突，她们小心地不去碰坏水果。

成熟的神话

10 天过去了。在暗处放置的冲突怎么样了？在谈话中，我们提到了一个存放处的想法。在那里放一些潜伏的东西。在眼下这些东西是黑暗的。它之后会对我们的耐心和顽强回报果实吗？不将记忆保存下来我们是不会知道答案的。但是我们必须接受所有成熟的节奏都需要时间。

现在就咬苹果难道不是很诱惑人吗？我们受好奇心的驱动但好奇是贪婪的，它不顾代价想马上有结果。

然而，我本来会想要解释所发生的事并与她和其他治疗者分享。我觉得对许可的拒绝中有害怕外出的成分。丽雅可能想通过冲突来躲避、忽视许可自由中冲突欲望的焦虑。但是我确定吗？温尼科特说，"因为急于解释，我多次错过让病人认识独处喜悦的机会。我于是拒绝不顾代价地维持对关系的掌控"。

我们等来了后续。头几次的外出是一个惊喜：我们看到重复着相似的情绪发展与不和。每一次外出，去公园、在学校出口溜达、拜访朋友家庭，丽雅首先觉得人们都很冷漠、悲伤、封闭，她很不适地回来，经过一段时间才能恢复，最后她有时会在夜晚的灯光下理清思路。相反的，在第二次尝试中她觉得人们变得开放，她能平静地与他们进行眼神交流。

我们为返家所做的准备：与青少年就里外过渡进行谈话的同时，我们在住院后期与父母双方或一方单独进行谈话，规定返家外出的时间。

当家里发生冲突时⋯⋯

在出院一个月后,丽雅与父母出现了冲突。因为第二天要去音乐培训,丽雅被焦虑折磨睡不着,她叫醒了妈妈,她躺在沙发上,妈妈握着她的手在扶椅上过了一夜。第二天,她爸爸起床看到了这一幕。他模糊地感到妻子在两人婚姻中的缺席但没有做什么。在假期里,与亲姐姐在早餐闲聊时,她鼓励并说动了他,告诉他不能对看到的一切没有反应。他第一次对妻子和女儿发怒,直面他这些年来一直躲避的冲突。丽雅的妈妈为她守夜到 10 岁。他默默承受,没有将她们分开。丽雅和她的父母都没有将下面这件事告诉我们。丽雅在出生三个星期后做了手术,之后她母亲说看到了一个不同的婴儿。这不再是那个微笑、放松、容易相处的婴儿。她白天抱着她做饭、打扫,这种肉体接触直到厌食症都没有停止。父亲斩钉截铁地说:"我不想再看到这一切。我带你去培训。"出乎意料的是,他听到丽雅生气地对母亲说:"你不是我的姐妹。"

一些事情通过词语联系起来,治疗师的话"我来看您",父亲的话"我不想再看到这一切"和妈妈的话"我看不到离开时那个微笑的婴儿,而是一个不同的、我不认识的婴儿"连接了起来。

住院隔离后第一次外出与治疗者的纷争、丽雅在孤独中的反省,以及后来外出中被认为让她不安或舒适的他人状态变化(其实是对他人看法的内在差异)都变得渐渐明朗。我们看到丽雅用很多精力将没有眼神交流的悲观看法转换成一种有眼神交流、开放平静的观点。她也能反转那个手术后不一样的婴儿无意间对母亲造成的伤害吗?她因此再也看不到那个手术前平静、放松、微笑的婴儿。

这样冲突的经历通过记忆中词语的联系变得稳定,后者要通过语言的采集来巩固,因为它像所有个人或集体的活程序一样会瓦解。形象化来自个人和集体行动交错的记忆。

现在成为权威的父亲将母女分离,冲突和冲突性会怎样跨越这种分离从而转移到精神疗法上来呢?

6个月后,丽雅康复了,没有出现呕吐复发,可她说来与我见面时又感到不适。她总是无法告诉我她想要的东西、生活中的小事、旅行、阅读以及与朋友的见面。我连续就旅行、书籍与见面提出问题……她与我谈论出发的乐趣,当她回家时总会有所改变,她渴望出发。她手上有一本关于姐妹、母女和对手的英文书。然后她联想到母亲,问我她是否应该告诉母亲她很清楚母亲每次不一起上桌吃饭的借口。返家时,为了女儿的康复,她母亲答应按时吃饭,但她现在又忘记了这个约定;母亲的所作所为让她很痛苦,因为这让她想起自己的疾病。虽然女儿已经不再生病,但母亲不照顾女儿感受的做法令人痛惜。

丽雅还想到:她问我来我这里这样哭哭啼啼是否还有必要。我简单明了地回答了"有"。

我在无声中记录了母性的传递,通过她日常有趣的生活看到了欲望,在生活中我能够感到她敌对的欲望,不再需要费心去回避。

一周后,丽雅告诉我她与母亲进行了交谈并看了很多电影。她用惯有的嘲讽幽默又一次"哭哭啼啼"。通过倾听,我发现倾听中被我忽视的一个昏暗角落,我忽视了焦虑最内在的表达,康复的病人害怕想到呕吐、想象自己正靠在马桶上呕吐的画面,这是她们的表达方式,而我却忽视了它,认为这不

过是一时兴起。突然，我联想到她父亲视而不见的经历，我让
丽雅解释这种我无法明白与认同的焦虑。这是她最深处、最
陌生、最难认识的部分。这是她最不同的地方，是她现在的
样子。

　　我们一起联系这无法认识和分享的内在，她都无法与自
己分享，需要寻找描述它的词语。就像在电影中一样，我们有
了反馈和记忆重现，真实得仿佛就发生在眼前……反馈、种
子、转变的种子现在都在她的身后，面对由母亲厌食在她身体
内存留造成的厌食呕吐，家里的每个人都装作若无其事。

在公园里冷漠的人或许也是起初父亲漠不关心的象征代表。
但是，我们知道父亲在女儿患病和治愈期间一直陪伴左右。但在
俄狄浦斯冲突中的女儿只看到他对妻子长期轻度厌食的不在乎，
对母女胶着关系的许可，这一切又在精神治疗期间重演。当丽雅
关注自己的冲突性时，公园里的人和父亲变得有意义了。

正是分歧和差异首先让我们觉得自己与众不同。在这些考验
中，我们接受不可分享的东西。心理治疗职业要面对的不就是在
和"哦，这不行，永不，我接受不了……"做斗争的同时，并在其中感
受到人性的统一。我们要根据差异进行区分。自我的统一与他人
的相异碰撞……这是怎样的相异性呢？首先是他人的，但最终我
们在这分歧中所遇到阻止融合的强烈力量是我们自己的相异性，
是我们体内的陌生人。然而这里的不同——又可称为可恨的或奇
怪的——可以以冲突的形式被投射到外在的场景里，以表达难以
描述的内在冲突性吗？因为水面看起来越是平静，就越让人觉得
害怕并难以征服，这就是对心理协调永久反抗的所在。它是生物
心理复杂性的标记。它是集体中个人差异的表现。

这是治疗中发生的一次很平常的冲突,没有危险也没有暴力。发生的一切和每个人的感受相近:治疗者的经历以及熟悉的内心经历。我们只是潜在地感受到俄狄浦斯冲突性的最后反弹造成了冲突中情感的力量。

我们想要最快地处理冲突,以减轻所酝酿的压力。这种想法来自一种粗暴、破坏性决裂在病人身上的投射,这决裂产生于我们自身破坏性的俄狄浦斯冲突,以及我们以为与初为父母相同的粗暴口欲。

为了重新回到有利于成熟的等待,我们要耐心回顾发生的一切,以体会所有的立场,我们以不同的方式拥有不同的立场,就像梦中的人物总和我们自己有一部分的重合。让我们像童话中的金发姑娘一样来行动吧。在治疗中,我们有时扮演一个角色——倾听者、治疗师、迷失的治疗者,有时也是小女孩的父亲和父亲身旁的小女孩,或者在失去或恢复尊严父亲面前的成年人,有时也是回忆起苹果的孩子或是犹豫的医生,"我来看您了"。尝试不同立场的目的在于通过窗户逃跑,就像感受到差异的金发姑娘,因为冲突能够通往相异性。我们来回于各个立场间。如果从我的角度要向治疗团队传达什么,那就试着使用所有自身的立场,所有自己被投射和驱动的立场。还有,我们不单单是病人床边的治疗者,也许我们每次还是家庭联系意义的永久寻求者。

如何在暗中进行加强自我先驱建设的心理工作,第一步取决于治疗态度:我们能否由此成功获得对最初和原始的欲望说"不"的能力。

重点在于给予时间,让病人和治疗者在冲突后有独处的空间,让当场行为的强烈欲望熄灭,因为它们持续的后果是严重的。的确,强烈欲望会变成失望并抑制思维。它使人错信如果不是完全的力量(所有、马上),就是无力(虚无、永不)。为了完成自我反思可能的成熟、成长和进一步发展和优化,区分并等待潜伏效果以及恢复信任中潜在创造力的能力是首要关键。

　　5年后,丽雅的父亲问我什么时候能够帮助他的母亲,因为她的消瘦令孩子们担忧。

第四章
未成形的变形

治疗对混乱的整合

从我们认为厌食症是混乱经历的观点出发，在对神经性厌食症身心症状进行梳理时，我们将注意力转向了神经性厌食症的生物钟和激素方向。我们发现，通过一系列极度复杂、身心混乱的因果关系，生理节奏被厌食和女性激素功能的停止渐渐打乱了。在一个起初很正常的现象后，一些更加紧凑的互动在身心间建立起来，这就是向歇斯底里转换的神经机制，性冲动也因此被抑制，性冲动的表现被压抑，厌食症状使被压抑对象显现，也以拒绝女性欲望的形式掩饰它。

青少年冲突焦虑同时向两种躯体化转换的过程严重打乱了青少年的生活。她们因为缺少与年纪相符的女性激素功能以及被强化的情绪化，青少年期的发展和心理女性化的成熟被严重阻碍。这个年纪本来强烈的个性化也深度受损。在对这些因果关系的一一梳理中，我们通过使用隔离来依次改进对生物和冲动的调整，完善了对青少年末期和成人初期厌食症治疗的思考方法。我们知道，在谨慎减少生理压力原因、采取所有调整生物节奏措施的同时，首先要以病人的立场找到心理混乱经历的入口。

第一个身心同步的入口是尊重病人所需的时间，在此期间病人在无知觉中一步步抛开厌食态度、渐渐找到个人节奏。我们注意到通过慢慢打乱进食节奏，暂时性厌食症会轻易地转变为严重性厌食症。所以我们应该首先给予她们重建身体节奏的时间，从而在隔离期间培养心理时间性的主观性成熟。比起在外面重建联系，隔离期间会更舒适，因为重建联系首先带回了痛苦。然后，我们要检验住院两个阶段完全不同的因素（严格的隔离期间和里外交替期间，我们会从后者出发建立外出的节奏）。我们必须同样重视渐渐解除隔离的时期和与外界建立联系的时期，建立外在经验、休息、内在思考时间的交替，在已接受日常生活痛苦的同时，最终学会应对外出的痛苦。即使好转的速度看上去很快，也绝不能过分减少隔离的时间，因为一切都是时间问题。我们之后会看到苏菲（Sophie）的病例（第八章）。现在让我们来关注治疗不同阶段的协作是怎么找到它们互补性的第一个平台的。就像在混乱的神话里看到的，互补性，既是对抗、差异——有时候直到对立面的反转——也是一致和集合。它让缺失以及衰退整合有了存在的空间，并准备心理女性化来接受不同的他人以及与他人的关系。

治疗和补充

为了充分发挥治疗互补的作用，病人必须同时建立规律的日常生活和睡眠节奏。这生活节奏中包含了多种重叠补充的治疗关系。以我们的经验来看，补充性在三种不同的治疗关系基础上发挥作用，即生理方面（与内分泌专家）、精神治疗（与精神治疗师）和营养方面（与营养师）。相对于积极尝试应对混乱，其实最好分割治疗，从而更好地将混乱纳入治疗方案。这样，治疗首先被粉碎了。于是，最初的过程类似于病人解体的状态，一切都仿佛无序地重叠在一起。我们的治疗态度必须及时就厌食症患者因区分产生的防御做出及时反应，通过治疗功能的分割在第一时间尊重病人的防御。

治疗的主要问题在于传递心理女性化。自从月经以及身体所需的进食欲望消失后，自我及女性化相关症状被摧毁时，身心混乱就已经损害了女性化。这种关系的存在状态，即身体和大脑的关系同时被改变，直到关系不再存在，出现威胁生命的严重生理状态。"混乱是个体的一条裂痕，它通过延续的重新经历而治愈。"在通过隔离重建延续性的经历中，这些病人学着接受属于正常范围的暂时心理断层，并开始容忍可以正常承受的冲动焦虑。

在关于混乱的文章中，温尼科特对整合的定义如下：

"整合即责任，它离不开意识状态、回忆集合及联系中的过去、现在、将来，它几乎是心理生活的起点。"(*op. cit.*)

但是我们不能一下子触及这一状态。透过混沌的希腊神话，我们从混乱的经验中看到混乱的整合能提供身体和精神新生的前景。所以，整合是时间的统一，它能重新带来重要的发展。每次当病人通过思考暂时成功地协调一致重叠着的两种治疗，我们就能获得时间的统一。将两者进行对比，尤其是用象征方法观察到它们形成的整体，病人就做了一项联系工作：看到两种不同治疗的补充作用，将两者联系起来。她从内心感受到它们对于整合女性对差异接受能力的补充作用。

我们在这里详细解释如何催化这种整合。我们通过自己的存在方式降低精神压力的风险，从而减少病人很多焦虑。因为只要她们维持连续紧张的状态，与他人的关系对于她们来说还是很不稳定的。但实际上，当治疗者只担负治疗的部分责任时，对立的关系并没有很惊人。因此，为了给予时间，补充治疗成为我们最主要的辅助。给予足够的时间让每个病人都能找到住院和治疗联系的节奏和方式。她们会觉得自己对待隔离和治疗者的态度很受用。治疗者有时可以被当作转折的物品使用，就是说可以残忍地不顾及他们的感受，像是对待绒毛玩具一样，可以在不考虑他们的情况下靠近或疏远。

这些病人学着以功能化形式整理不同的治疗联系。如果她们能使用我们，找到连接身心的机会，自我感觉会更独立。她们感受到多个治疗者以各自的方式与自己建立和维持联系，在各自的领域缓解自己的焦虑。她们同时也产生了某种依赖的感受，但没有额外的压力和愧疚。对物品的使用是交叉认同联系建立的前提，这一步的特点正是没有愧疚。

但是为了治疗厌食症，我们的第一个任务就是给混乱时间，让它变成生产的源头。的确，提供的治疗环境应当考虑到病人在能够接受治愈之前处于不成形状态的需要。因为，即使她们害怕治愈也要维持治愈的欲望，让她们确信在治愈的同时不会找回先前的焦虑。她们逃避心理冲突的焦虑，却通过环境冲突表现出来。厌食症让她们找到了切入点。但在同化作用与激素生理功能以及心理生活冲动功能的双重失调下，厌食症治疗情况属于矛盾的范畴。厌食状态的严重性有时强迫我们不得不尽快治疗厌食的症状。

但是如果没有二次的巩固治疗，这种治愈往往不能持续。的确，为了治疗厌食症，我们的工作在于通过三种方式应对分解、建立联系：象征化工作、身心联结与理解工作以及补充治疗工作。这一切都与治疗态度有关。我们的工作首先要耐心、提供联系、懂得等待、给时间以时间。因为同化作用、女性化和冲动内在失调的修复都是时间问题。"就像我们说过的那样，时间是一个绅士"。

象征化工作在住院治疗的每段联系里都一直存在，因为任一治疗者都可能重新体验自发的日常经历，我们将在第二部分看到这项工作的详细步骤。象征化的工作每天都在发生，每个病人都可以在我们的帮助下表达感受。然而，在治疗中的一切都是象征性的，它们可以在医院内存在和建立，这样就可以在隔离解除后、回来倾诉的同时在外面建立它们并让它们存在，直到可以出院、可以完全待在外面，但也可以不时地回来找之前的治疗者倾诉。首先这涉及在医院内自然地存在和建立象征化工作，不再求助于厌食防御，然后再让它在社会上存在和建立，以一种与生病住院前不同的方式。

但是这个计划在执行时会遇到两种障碍。对于治疗者来说，我们的主要障碍是在治愈病人过程中因为病人特殊的停滞期而可能出现的自身内摄性认同。我们将在第一部分结尾讨论可能在治疗师未知情况下出现的内摄性认同的临床和理论研究。

另一个混乱整合的障碍明显存于病人身上。一些病人，就像我们从住院开始就接触的梅拉妮，需要不寻常地延续不成形状态。这样，我们无法在治疗初期在病人身上获得进展，有时候或许能在生理方面获得进展，可在心理方面毫无进展。我们可以认为一些病人需要长时间停留在混乱的状态，就仿佛她们不想要成形一样。

紧接着治疗者也会遇到障碍,但这是容易战胜的困难,没有内摄性认同能使治疗者或整个治疗团队陷入病人潜在抑郁的黑暗面。

不成形的需要

一些病人需要长时间生活在衰退状态中来找回自我。在童年或青少年时期,她们没能够按自己的节奏成长,而是经历了精神和智力上的先后早熟,情感方面却远远落后了。这些病人需要更长时间地停留在不成形的状态,以慢慢找回自己内在发展的速度。如果我们误解这种不成形的延续,将之看做治疗的失败,就会陷入困难:我们犹豫是否要在她们身边陪伴足够长的时间(她们并没有侵略性)。由于我们的迟疑,看上去适应得不错的关系慢慢变得不和谐、无效并失去方向,最终变得陌生。相反的,我们要使用这种衰退的状态。在这种情况下,治疗师要与病人发展一段更深入的关系,没有进展的计划,简单地停留在这个状态。病人在不成形中学着存在,即感受并接受自己和治疗师,后者要忍受怪异的对话,让病人能够通过话语感受不成形并慢慢成功地将之象征化。我们必须毫不担心地接受什么都不做,在这不成形的世界里独自长时间地陪伴病人。这就是在这种治疗联系中会出现的成形和不成形的象征化问题。

要注意的是,其他治疗者往往会忽视怪异的危险,因为在日常情况下看不到它们,这不是一种精神怪异,因为语言和关系都适应了现实。但有一件事经常能刺激治疗者(这是一个指标):病人不成形,也就是说她们的体重不增加,她们在服装和发型风格上没有真正地女性化,更不用说拥有女性的身体了,她们从来没有胸部,更像是一些热爱体育的假小子(我们不谈论与厌食相关的体育),并经常进行竞赛。

让我们来谈论治疗工作中不成形的位置。我们必须要重视它,让病人可以通过这个媒介感受到存在的愉悦但又不觉得受到强迫。这样她就通过一种被动的形状来保护自己以免对他人过于主动,从而在被动地位(女性心理)形成之前避免主动地位(男性心理)。治疗师必须要陪伴还在自我寻找和摸索中的病人,但不能先于她,也就是说陪伴但不打扰。我们必须学着倾听这些很少说话的病人,但不能过快地解释她们的言语,在很长一段时间内我们不能向她们展示我们在她们不成形经历中所看到的东西。但是我们必须展示我们理解的局限。

我们通过梅拉妮的病例来解释不成形的问题。梅拉妮,19岁,通过六个月的紧急治疗体重停止下降但也没有增加,在此之后,她自己要求住院。在住院后,梅拉妮的身体状况没有恶化但一直处于停滞状态,心理咨询也没有进展。将近两个月后,不成形的经历开始慢慢象征化并且成形。

一些像梅拉妮一样的病人都经历了需要我们认真对待她们的不成形状态的过程。她们需要通过不成形来感受自己真正被接受,正因为她们从没有在童年和青少年时期经历过无所事事。

两个月来,梅拉妮以这种没有变化的存在方式无情地对待我们。

当这些病人发现我们不急着改变她们时,她们就放轻松了。但是让她们摆脱厌食症仍然需要时间,厌食症让她们发现不成形状态的重要性。正是身心的混乱状态让她们治愈,她们如同珍惜眼睛一样珍惜它。尤其不能要求她们变成另一个人。因为不成形状态是她们认识自己与治疗者女性特征的机遇。我们要尊重将要到来的这个陌生人。对病人来说这是十分关键的一点,摆脱厌食症意味着长时间变成另一个人,但不意味着放弃自我受虐和摧毁的状态,就像我们可能误解的那样。然后有一天,这一切都被象征化能够被述说,这一切才算改变,终于成形了。在梅拉妮和许多病人不成形的转变中,隔离时间延长了,但治疗者没有气馁。这里的关键可以说是消除内摄性认同:做自己,不强求自己照顾别人。在这转换中,梅拉妮的危险在于治疗者像她母亲一样消沉。

　　梅拉妮又让我在她还未完成的画前坐下,上面有一些红棕色或红色的桦树树干;草甸经多次反射,由白到绿再到黄;就像清晨或傍晚薄雾笼罩中她家乡的景色。她告诉我她迫不及待地想要看到整体画面,因为它开始成形了。效果还不错,她花了很多时间和精力在上面。她觉得周一时主治医生让她心烦意乱:"如果这个星期您还没有增加一公斤体重,您就出院。""他害怕了",她对我说,"我知道他根本不想我走。另外,他还说我的皮肤重新有光泽了。他可能已经知道我的体重正在增加。除了晚上,我不再觉得累了。我也听不到以前那个让我失去胃口的内在声音了。"

这天,我们一定不能武断地解释梅拉妮"他害怕了"的投射。是她害怕了,可能她觉得气色好了,所以体重也在增加。让我们看看这个投射是怎么来的。梅拉妮敢说她迫不及待地想要看整体画面,这象征着许多其他属于她并有颜色的事物,她还说:"因为它花了我很多时间和精力。"然后她说医生:"他害怕了,我知道他根本不想我走。"她长期没有成形的画开始有了形状和颜色。我们可以说梅拉妮感受到自己的长期不成形开始成形但又害怕康复。但是，她感觉不到自己的害怕，通过戏剧化让自己陷入困境的过早出院可能，她将之排离并投射到指导她的医生身上。当然，我们也听到"您出去"的潜在含义，她很兴奋，可能无意识地感觉到了医生对治愈和女性特征的投入。另外，她认识到发生的改变：疲劳和专制声音的消失。我们要用话语把这个过程表达出来，从而激活新陈代谢。请看下例：

> 但有时，梅拉妮会长时间想下餐饭会有什么。我向她解释她的治疗与她的画相似，整体画面的出现需要很长的时间。我说疾病是一场雾，白蒙蒙的。正因如此我让她必须要耐心等待现在还很模糊的未来。现在不可能看到以后她将看到的。"起初，未来没有新的画面，就像过去一样。深处的田野，也就是您深处的自己开始出现，因为疾病模糊的效果开始散去。在接下来的几个星期里，您可能会对一点点出现的东西感兴趣。一般，自我是一个整体，认识自我非常困难，现在您的厌食症开始消失，您将来的样子会出现，会像画中一样零散地成形。"梅拉妮回应："对，将一件件事放在一起就会出现另外的事并向前发展。"我接着说："对，过去、现在或将来的画面，都会先以不成形的方式零散出现，然后联系起来成形。"

要注意，此时所建立医患联系需要充分的时间，只有按节奏进行才能保证它的质量。没有时间限制的经历很大程度地缓解了梅拉妮这一类病人的焦虑。直到此时，她们经历的都是口欲的加速期。如果她们不能马上完成自己开始的事，就会气馁。除了在体育方面，她们感觉无法评估可行性或不可行性。将隔离的经历作为没有形状的时间将变得可以忍受：从开始的一点点到每天一点新鲜事物，这就是没有形状的顺势的陌生。总之，我们可以说在获得等待和暂停能力的同时,梅拉妮和这些病人也获得了所缺失的自我先驱,即评估可行性的能力。也就是说,她们在住院治疗初期建立了一个现实原则——她们的和别人的物质与心理现实。单纯地学习生活,好像什么都不做就是她们做的。在有了现在后,过去和将来就有了生命,语言也重新有了生气、变得丰富,她们的梦里重新出现了食物以外的东西。梅拉妮从咨询以来首先让我们知道的也是长时间没成形、没意义的碎片时期,然后是关于进食的主观表达和词汇杂烩时期,最后是协调时期。我们知道,在发出一串音调前,乐器必须调音,此时发出不成形的声音。

我们就这样长期和病人谈论进展的困难、体力的恢复、重复的强迫和阶段的发展,以便有一天她们可以自己更好地明白这涉及什么,来叙述身上发生的过程:保持不成形、回到熟悉的环境,从而避免自我与他人的协调问题。让我们和梅拉妮一起在这个阶段来看看治疗语言是怎么叙述协调过程,如何从早期联系到男女性别联系进行隐喻的。

> 梅拉妮回到食物的话题。她明白自己的困难在于想要退缩、改变首次引入的食物、回到已经尝试的食物。比如米饭,她已经好长时间不吃了;现在她却只吃米饭。但她也要尝试其他食物。昨天晚上,她第一次吃了土豆酱并觉得很好吃。她说,并不是对陌生事物的恐惧阻挡她,因为她喜欢惊喜。困难在于与后退倾向作斗争。一种力量拽着她回到熟悉的食物上。我解释,她对陌生的恐惧可能在于生理节律与性的问题。与他人节奏协调的恐惧以及自我不一致的感觉使她无法找到进食和月经的节奏。她不愿跟从别人的节奏。我觉得她跟我谈论进食关系的这个事实正好说明了这点。男女如此不同的

节奏唤醒了她童年的经历,可能是很久以前母女节奏在早期联系上协调困难,或者是在哺乳期或固体进食和使用勺子的过渡期,尤其当母女俩天生节奏很不相同时。我知道她母亲长期体重超标。这些女儿与父母的协调问题有时也发生在青少年期,在身体处于青春期向女性身体变化时。她强调:"这是真的;我父母不一定知道怎么应对。他们有时候太快了。"

在与梅拉妮的谈话中,我们从她与营养师的协调联系谈论到童年关系,然后再一次回到青少年期与父母和身体的联系。我们就此建立一个初步环境来联结和明白身心总体,赋予口部联系的转化以象征意义。梅拉妮进食关系的演化使这一转变具体化。我们要经历从具体到引申,从与营养师的日常经历再到它的象征意义。之前厌食症渐渐淡化所有的味道,舌头失去了对细节生动的感知。厌食症逐步削弱了菜单的多样性,禁忌也越来越多,最终单一性使她失去了胃口:饮食失去了可以增味的粘合剂和佐料。总之,她的舌头很长时间内只尝到分散的味道最后味道完全消失,就好像舌头上裹了一层雾。对于舌头的另一功能语言也是如此。梅拉妮讲述进食的经历。治疗师对她的言语重新赋予意义以凸显这段经历中所包含的从前以及将来的经历。就这样唤醒过去的内容并为将来做准备,把现在、过去和将来连接起来。尽管对疾病记忆以及其特殊表现感到恐惧,一个更广阔的安全环境通过疾病的严肃演化重新给予受伤的自我一些预兆:花时间、暂停、退步、善意耐心地等待自我的成熟。但在正酝酿的一切变得有效前还需要时间发展。所以必须教会梅拉妮坚持、而不是勉强加快节奏,教她自我尊重、思考、选择、决定、行动和爱。这些自我的预兆通常都是通过父母传递的。但厌食症的发生割断了父母传递的纽带。

　　与平行权威的关系让像梅拉妮这样的病人有了使用思维、横向组织它们的机会。这样传递关系也改变了。梅拉妮以自己对进食关系的观点来讲述以前的联系：她以为别人倾倒食物来填满她。所以根本没有想象转变、消化与他人联系的同化空间。

　　"以前，我想象中的自己是一个被填满的人。每一次，是一公斤；两千卡路里，一公斤，第二天又是一公斤。"我用她的词语（填满、倾倒）来进行不同的释义，创造出一个轻微的意义差别，将身体联系转移到与他人的联系中。"于是您觉得自己没有转换？没有使用、排除或存储，也没有要以后使用的东西。与他人的联系也这样吗？好像您不能想象自己可以使用吃进的食物，甚至排除或者储存。"梅拉妮听着，注意词语和它们的象征意义：转换、排除。

我们将梅拉妮的注意力转移到心理过程上，同时关注两个方面，空和满。然而，梅拉妮只提到了让她害怕的满。在混沌的神话中，满象征着地母盖亚，即她的性别、生育、欺骗、阉割乌拉诺斯的欲望，以及更新的一切。我们这样描述梅拉妮的感受："就好像您毫无改变一样"。改变包括分离，即空对满的经历，有依靠和反对的双重含义。要空和满相遇才能改变。我们可以用梅拉妮描述的画面来隐喻与他人的联系，告诉她联系可以让我们转变。学习的开端、儿童乐园、模型和折纸都是围绕凹凸、空满的游戏。随后我们讨论了排除，而不是排泄（由于梅拉妮很少排泄，排泄的画面只能让她焦虑）。排除指向的是生物具体的功能，但也是挑选的游戏。

　　在幼年时，我们通过体积、形状和颜色等进行挑选。挑选是思维活动的基础程序。梅拉妮用体积进行自我比较，就像小时候一样。孩子在澡盆中通过用一个容器向另一个容器灌注水来进行比较。当我们在治疗这些住院病人时,必须清楚知道身体的感知因为以下两个原因退化了:厌食和住院。我们必须使用这些退化的直觉,用初步的言语来描述身体的存在,从而进入退化。青少年的身体感知失掉了本应具备的复杂性。生病的身体面临特殊的焦虑,即生病儿童的焦虑。我们要毫不犹豫地使用幼儿身体的内在表现来重组复杂性。对于性的表现也是如此。我们以潜在不显露的方式回应童年的性成熟:我们使用的词语"排除"回应梅拉妮的话"我想象中的自己是一个被填满的人"。"倾倒"和"排除"能够暗指在青少年期重现的儿童性行为。

此处要重申"冲动"是用来表达心理生活经济和活力基础的身心联结概念的术语。隔离和补充治疗的作用和价值在于提供重建这个基础的方法。在厌食症里,身心脱节,也就是说冲动组织脱节了。为了启动冲动联系,当病人要同时经历冲动和物体联系时,我们要简化她们所遇到的错综复杂的困难。这样,我们建议她们区分口欲联系时间、独自在房间吃、与物体联系时间——以我们的经验看,与营养师联系的时期探讨进食,与精神治疗师联系的时期讨论如何学习生活。问题的分解(口欲冲动和与他人联系的智能分离)降低了口欲性带来的焦虑。然而,我们知道在厌食症中出现的焦虑,也正是性欲焦虑留下的痕迹,就像冲动和联系一样。我们也知道慢慢地,焦虑会随着任何欲望的出现而出现。

三种平行的治疗联系按各自节奏进展,我们借此调整医患联系的恐惧。从口部观点看,这个联系有可能侵略内心,侵占并直到困扰、过度的状态。厌食症患者对联系的恐惧成为拒绝治疗的基本原因。治疗的分离有助于停止恶化的协同作用。通过梅拉妮的例子，我们看到这个治疗建议遵循着梅拉尼画中的程序前进。首先，分离降低了关系过度亲密的危险，也就是说这联系来自怨恨的爱、启发的力量和排斥的无力感，因为这些联系一开始就是分离的，不存在占优势的联系，没有一种联系能支配另一种。

这样看来，这三种联系之间都是第三者关系。我们在某种程度上处于平行权威的运作模式，不是更重视某些治疗而区分执行任务和决策任务的等级化垂直权利运作模式。我们觉得这种治疗组合的运作方式对想要治愈厌食和停经的病人来说是一种与心理功能适度运作可类比的经验。我们还可以在这补充权威的协调经验中学到良好连接主体、身体和思维的方式。专横超我使这些病人的"它"（ça）"我"（moi）关系停滞不前，她们必须摆脱专横超我（surmoi）的垂直支配，找回目前不协调的三个空间中流动的灵活性——不管是我、它还是超我，或者是意识、前意识还是无意识，又或者是主体、身体还是思维。这种支配无法忘记遗失物体、忧郁倾向留下的痕迹，不愿意承认缺失。

落差是哀悼的开始

对某些病人来说，对哀悼的逃避只会增加重新进食的困难，不利于承认缺失、创造哀悼疾病的空间。她们错失了哀悼这一环节。我们坚持对这些貌似快速康复的病人出院后进行长期追踪。因为她们很可能只在这时候才能转移她们的落差需求，从而自我区别、摆脱控制。在住院期间，她们推迟了这一表达。随后，她们频繁通过"无法前来咨询"的方式表达不协调。她们有时会记错时间或日子，或者答非所问、甚至在解释后不作回答，不是她们不明白而是为了岔开话题。如果我们在病人出院后保留住院治疗时期的对话者，我们的治疗可能更有效，因为这样就能够使用内摄性认同和拒绝的移情效果。也就是说落差的转移发生在接受初期治疗很长时间以后。

当落差变成对妥协的拒绝，也就是对的拒绝时，我们感到病人开始哀悼对父母失去对象的内摄性认同和控制。

梅拉妮不可能想到这两者。但她这时候开始以自己的名义讲述并承认她的困难。我们所做的只是调整时间，等待那一刻，而不是进行深刻的谈话。我们没有强迫她面对沉默，或面对我们想要她说话的愿望。在等待她能够更长时间谈话的同时，我们也没有说很多，却在某种程度上跟她打了个招呼，只是简单地建立了主观性的基础，让她可以在有第三者倾听和等待的情况下掌握认识自我的节奏。一天，她真的主动说话了：

> "现在我知道摄入两千卡路里不会使人发胖，但还有一个困难：对我来说，吃一份正常分量，就意味着和别人相同。我总是问这是不是正常的分量。护工都厌倦我总是提同样的问题了。如果他们回答'米饭或肉还不是'，我就毫无问题地吃。如果他没回答'是'，我就怕变得跟其他人一样。"

以前她不得不面对表达的缺失以及存在和形象的不可能性。现在"我"被肯定，因为梅拉妮讲述了她的不安并感受到用这些奇怪句子被接受的轻松。通过对她的倾听，我想起自己坐在她的座垫上也害怕过变成她那样。就算她主动邀请我，我却产生了退缩的念头。这是情况的一种反转：我和她的感受相似。这些反转经常出现在厌食症治疗中。它们是情感同化认同的开始，但是我们也知道这里面黏着的危险。所以，我选择使用长期的干预来建立一个更安心的距离。我利用她可能存在的落差需求历史重建，解释了她对于吃正常分量的害怕：

> "您不知道您是否能够成功地做自己并在与他人的联系中坚持做自己。您害怕与别人相似、失去自我。因为直到现在，您都不得不放弃自己的节奏去迎合另一个人的节奏。厌食是一个进步，因为它让您学会拒绝迎合、首先想要做自己并换一种角度思考自己的饮食。但同时这也变成一个监狱，您现在就是害怕出去。实际上，您经历了所有身体节奏的摧毁。您失去了饱足感和优质的睡眠。神经性厌食症仿佛进入电脑的一种病毒。一种真正摧毁所有生命生物节奏软件的毒害。"

她告诉我这种解释对她有用。她的行为不再是荒诞的，而有了意义。梅拉妮继续描述她的感受。我们可以说感受被倾听并被接受后，她有了挑衅的能力：她第一次敢于批评她的心理医生将自己的习惯强加于她，使她在来的时候感到很不确定。区别和对抗开始在治疗中出现。

> "我不能在等待某人的同时做其他事。不确定您今天上午还是下午来，我就什么都做不了。"梅拉妮向我指出我的节奏打乱了她。我明白她想通过让我坐在她的椅子或座垫上来改变咨询的节奏。扰乱的答案是：扰乱。

我们可以说她正如温尼科特所说的那样学着使用物体。这种情况指出了住院心理医生的地位。"作为物体，被使用，必须是真实的，即是分享现实的一部分，而不是简单的投射光束。"回想之前的对话和她的投射运动（我知道医生不希望我走）。在这段治疗时间,我们看到梅拉妮无情地连续"使用"了许多治疗者,就好像他们是她的玩具、转折的对象。

为了尊重她不同于我的节奏,我问她是否想要我确定前来的时间。她回答:"不,因为生活就是这样的。我最好学着在等待的同时做自己的事情。"我于是问她在以前的一次咨询中"您有一个开端"的意思,她回答"这正是我们刚刚做的"。

梅拉妮接过了研究的职能,这是我在与她谈论或不谈论某事时经常做的,她开始接手自己的心理工作。她谈及了离开不成形的需要,因为没有人在她童年认同她首先要不成形的需要。她的环境逼迫她过早成形。梅拉妮想要知道在最终成形前怎样不失去自我地等待,怎样在等待中开始,因为她想要确定自己的差异被认可。梅拉妮还讲述了对咨询的等待、陪同的不可或缺性以及不被支配的他人关系(不,没有必要预先告诉我,因为生活就是这样的)。总之,她敢于在我面前表现独处和不同方式的独立思考能力。她开始掌控并乐于接受别人真正的样子。简而言之,梅拉妮想要感受活着、无所事事地想入非非,而不是像疾病严重时那样的自我摇摆。她想要学着暂停一个目标,在自我表达一个目标的同时感受它的潜在。

这一过程为"我"的功能前驱做准备。梅拉妮和治疗师还有其他的治疗者一起经历了一种无法封闭她、感染她的依靠,她敢于表达遇到的困难并在治疗者的帮助下,根据与他们的不同补充方式进行思考。当梅拉妮谈论开端的时候,她不是想要提及在能够回忆前的准备工作吗?梅拉妮向我们展示了冲动的心理可以通过使用身心的治疗补充性表现在食物和与他人的联系上。她也向我们展示了如何从营养师关于食物的想法出发到与治疗师所谈论的与他人联系。

治疗的补充性回应了导致治疗失败的两个潜在障碍：病人方面是我们刚刚讲到的延续的不成形，治疗者方面是内摄性认同。治疗补充性的优势在于尊重病人和治疗者的防御性。

一方面，补充性治疗可以在与像梅拉妮这样长期需要不成形的病人接触的失真效应中保护治疗者。这种奇怪的效应在不同的治疗联系中稀释，变得可以承受。我们看到治疗师反而必须更加接近患者以成为不成形象征化工作的参与者，因为患者必须进行这项工作以摆脱它而成形。

另一方面，补充性治疗也能让治疗者避免内摄性认同的风险，尤其是在隔离期间。在女儿成为青少年或者心理上离开父母并开始个人性生活的时候，在母亲或父亲正与抑郁做斗争的情况下，母婴之间最初胶着的联系有时会延续到青少年时期。我们可以通过重新研究玛丽诺和多米尼克的病例（第一部分）进一步了解医患双方的障碍。瓦莱丽的病例（第三部分）解答的是母亲抑郁的问题，露西（第二部分）和瓦莱利亚（第三部分）的病例所对应的是父亲抑郁以及对此认同的问题。为了说明住院治疗的不同阶段，我们建议回顾第二部分中露西治疗过程中的两个阶段，即隔离阶段以及与外界和父母恢复联系的阶段。

当治疗者的内摄性认同成为障碍时

两种传递的重叠

病人对母亲的内摄性认同存在两种方式。内摄性认同产生于

当焦虑无法找到慰藉时,我们现在来分析这个过程:

——一种是**直接移情**,病人在无法摆脱厌食想法的焦虑时处于不成形状态,我们刚刚在前一章解释了这个过程以及它的治疗意义。

——另一种是**反移情**,一个治疗者或整个治疗团队感觉变得不成形、灰心、焦虑、无法思考后续的治疗,处于分析、发现资源的枯竭状态,无法维系治疗转折空间的潜能。

尽管我们借用治疗工具避免内摄性认同,但后者依然存在,我们可以通过对内摄性认同移情的理解,在神经性厌食症治疗一般数据的基础上总结第一部分的内容。

我们可以说一种额外的落差有时会与治疗者脑中的移情重叠。病人因不再感到自己强加于治疗者身心的压抑而感到安慰,努力表现出不同。然而无论如何,对母亲的内摄性认同仍然伴随着她。

这两种移情的重叠增加了治疗的复杂性。但是,我们必须首先设法接受治疗情况中错综复杂的曲折性,使病人能够尽情感受,从而让我们能和她一起通过重复与创造这两个阶段象征化内摄性认同的经历以及它对联系的影响。如果没有象征性的工作,身心治疗的连接和补充性治疗就会功亏一篑,治疗依旧没有融会贯通,女性化也仍处于区分状态。

我们要打开混乱整合的治疗空间:由于忧郁混乱的经历,没有经过分析的对母亲内摄性认同的移情有时仍然在治疗中发生。这是因为肉体压力、焦虑以及痛苦的隔离和缓解还不足以整合冲动分解的混乱。

没有对象的焦虑

在厌食症中,口部和语言开始退化,变得负面,也就是对食物和话语的极度否定。想要抛弃嘴巴。所以厌食症似乎不是无法在病人和分析师之间创造语言,它不过更倾向于创造解释和回答之间的落差。但这一脱节非常有意思。我们想过这可以变成区分的一个转移空间。在对病人的倾听中,解释的作用在哪里呢?我们觉得随着病人在解释和回答之间的落差,解释变成了焦虑的对象。焦虑通过后期的改变应当能够成为从区分到压抑这一过渡地带的开端。我们觉得解释的语言见证了病人和分析师的心理活动,区分的转变正在此酝酿。解释将是一个创造过程,在过程中会经历以肉体和衰退为目的的交汇点的语言复苏。在梅拉妮和玛丽诺(Marine)的病例中,语言使用的充分差异为对话的继续提供了材料。

分析师通过解释看到玛丽诺被分割的内摄性认同,后者类似于从童年起就联系着玛丽诺和她母亲的内摄性认同。

玛丽诺18岁离家求学,与同上预科班的一个男孩产生了爱情。她在不久后出现了严重的厌食,在三个月内轻了15公斤却浑然不知,在班上名列前茅的她依靠爱情、学习和清水生活着。青少年的爱情击碎了年幼时就形成的心理基础,即节制的母性理想。在考试前她不得不住进了医院。住院后,她因为不愿放弃医院外的生活而衰弱。她被困在恼人和重复的话语中:"这里很枯燥,是一种老年人的生活,什么事都没有。"难道她不认为在这里必须适应环境?而这个环境正好与她父母的生活相似,即老人的生活。她希望通过拒绝和不承认相异性联系——与他人、与思维的联系——的复杂性来缓解痛苦吗？直等到出院后各种障碍的出现，即分离的焦虑、复发的威胁以及抑郁的状态，才能在咨询中发现玛丽诺确信我无法明白她的感受，因为她无法像照镜子一样在我的话语中认出自己。在住院一个月的末期，玛丽诺出于理性而不是欲望，不再那么强硬地拒绝进食。她开始脱离极度营养不良的状态。

但面对她重复单调的抱怨"这儿每天都一样，您要我怎样好起来，这没法帮我康复"，有一天我终于说："这儿每天都一样，可能是因为您总是待在同一个地方以同样地方式看事物。如果您换个地方和视角，那就不一样了。"令我惊讶的是，她突然语气活泼生动地回答："真的，您这么说的时候，我就从我的树上下来了。"我想象她因为一场洪水高高地坐在她所谓的树上。这个冬天刚刚发生了很多问题。我重新审视那些危险的但不会从避难处（树上）掉落的问题。于是我提议："从您的树上下来，然后呢？"玛丽诺斜靠在她病房的床上，打趣地回答："然后播种，放出动物。"

大树的枝叶不是发肤和手臂吗？我忽视了玛丽诺可以像在我的怀里一样在树上，虽然无聊还是紧紧抓住，因为害怕口部冲动像洪水般威胁她的爱情。如果这种冲动因为爱情的力量或者对噬人爱情的怨恨而带上了攻击性，那么对她或另一半来说，口欲是死亡的危险。面对治疗者的忧虑，可能玛丽诺很快就会妥协，放弃拒绝进食的念头。她在自己身上重新发现治疗的能力，这种能力曾经因为母性忧郁而被转移，可是她只能在肉体上进行自我治疗。的确，玛丽诺不能指望心理上的自我治疗，一方面因为她必须同时承认她的母亲也需要治疗，于是她就会疑惑为什么没有计划这项治疗（她会进一步追问父亲面对母亲抑郁所采取的态度）。另一方面也因为她无法在住院期间开始心理构建，无法转移我脑中留下的内摄性认同。她感受不到深度的不适，她只是投射性地觉得这里的每一天都一样。她意识不到自己行为的重复，因为她主观性的这一部分被排斥并投射到自身以外。在我看来，这种复杂的移情方式在一年后才变得有意识。在出院后的治疗过程中，在与我和其他治疗参照物建立更坚固的联系后，玛丽诺毫无知觉地复发了，以一种更抑郁的形式。

在她出院后，每个周末与母亲的分离就变得撕心裂肺。我发现假期的一次分离唤醒了玛丽诺身上对摧毁欲望的厌食性躲避。她正是以这种方式在自我联系中面对失恋的危险。我提出了一种相似的假设："和我在一起就跟和您母亲在一起一样。"不久以后，她和母亲进行了谈话。她才知道她在八个月大时有过厌食反应。她母亲把她交给自己的姐妹看管了一个周末。玛丽诺整个周末都拒绝进食。在父母回来的时候，她不停的要求被抱："我曾是一个胶水瓶。"这种紧抓不放的态度持续到她十八个月大的时候。

幼年厌食症的无意识记忆

幼年厌食症的无意识记忆被厌食症的释放激活，住院第一个月的咨询最终深深留下的是怀抱里"胶水瓶"的印象。玛丽诺抱怨住院治疗日程一成不变。我可能陷入了想入非非中，竟然在咨询中出现了幻觉。我肯定预感到玛丽诺愿意重新进食却通过紧抓治疗者拒绝联系。我鼓励她去观察其他地方，让她有了从我怀里下来自己探险的欲望。我用语言带来了冲动、空虚感和实现的简单："稍微走动，改变视角。"这一解释让玛丽诺从互相黏人的需要中解脱出来。她看到我脱离了自己的忧郁，允许她不再束缚于我，不用再只看着我，只对我感兴趣，就像对她母亲一样。通过这场两人的梦境（从树上下来……），玛丽诺的"我"重新获得了在与"它"接触时自我修正的能力，"它"的能量与生殖力幻想相关。我们将转移移情作用，从内摄性认同到歇斯底里认同。玛丽诺找回了移情表现的能量，从树到种子，再到动物。她在区分的地点建立了被厌食症否认的欲望压抑可能性。智力活动和准备中的爱情可能加剧了口部受孕的童年性理论。

以下解释的语言是具有否定性和空间性的："如果您换个地方和视角，那就不一样了。"我们注意到在区分消失的特殊时刻、在身体极度厌食的状况中否定表达的频率很高。面对由玛丽诺的严重区分在我身上所引起的情绪波动，我否认了自己的疑惑。一些与情感相关的压抑表现重新出现。玛丽诺可能跌落。我任由她跌落呢还是让她下来？咨询中的压抑以及之后压抑的消除在其表现出来的时刻与发现其潜在的时刻之间创造了一条移动的轨迹。

在重度营养不良的厌食症中，我们接触到被否认、分割、丧失语言化的冲动。"我"和"它"之间的代表转移没有发生。前意识的倾听没有被当做集合中的一个潜在，因为集合并不存在。因为女性心理特征的重复性，我们必须被动地相信自己的无意识活动从而接受冲动的变化。通过与玛丽诺厌食机制的对比，我辨认出她的情感：依靠麻醉感感受到日常重复的形式，"什么事都没有"。在她就这个解释（如果您换……）给出的答案里发生了一些事（那……）。

玛丽诺重建一个对象和一个不同的主体(当您……我……)。她也建立了退一步思考能力的基础。解释加强了"我",在"我"与"它"的关系中重建了一定的活力。

失去爱情和内摄性认同

以前的失恋问题也参与到没有对象并被区分麻醉的焦虑中。玛丽诺将失去所有爱的恐惧作为贡品弥补自己冲动关系的方式,后者来源于父母。失恋成了阉割的表现。性问题是她向成年过渡恐惧的中心。面对恋爱状态所证实的性别差异,玛丽诺开始厌食。她的俄狄浦斯情节没能构成有组织的俄狄浦斯认同,由于过于脆弱的初步认同,她无法平静地包容爱恨纠缠的情感矛盾。

治疗工作在于找出一些迹象,给焦虑指定一个对象。我们找到这个回忆的片段,"胶水瓶",作为对象。一些口欲的冲动成为玛丽诺在爱情中停滞的部分原因,因为她总是通过避免亲密关系来远离吞咽或被吞咽的惊恐。每次当她能在移情的帮助下重新找到整合"它"与"我"的机会时,她就强调与我的差异。一切治疗工作的目的在于接收她现在可说的焦虑,并关注每次冲动浪潮过后的抑郁,做到不慌张不绝望。早期联系的关键又在这里出现,尤其是她八个月时厌食的关键。我们注意这个关键点在当时年龄下无意识记忆的后续。这个时刻留下了痕迹,即投射到治疗者身上的无意识内摄性认同以及"它"与"我"之间冲动循环的困难。通过设计,我们可以准确地说针对身体极度衰弱的厌食症患者的治疗分析技术关键在于将"我"整合进"它"的深层,后者联系着移情的冲动,但此整合会让病人失去爱情,于是厌食区分被重新激活。所以玛丽诺 18 个月后(鉴于她的幼年厌食这个时间段并不是没有意义的)第二次住院治疗也不足为奇,因为隔离的环境保证了治疗联系的延续,后者又保证了爱情。

　　厌食的态度,什么都不吃或吃一点点,对应的是幼年发现性别不同的应对方式:"什么都没有或有点什么?"它们假设了一种与现实联系的脱节,于是"我"就病了。"我"与"它"越来越近。冲动的调整体现在所有"它"冲动的口部衰退。阴茎焦虑,即什么都没有的焦虑(做男孩,或者什么都没有的女孩),重新变成口部的焦虑,即被吞下或吞食的焦虑。于是这些病人确信在自己身上发生了口部原始阉割。但厌食者用什么都不吃的厌食来否认吞下和吞食,于是她在自己的逻辑里拒绝承认性别的差异,即其中不同的女性特征。可能因此她才紧抓着一些幻想不放,她想象自己吃东西。这样,可能永远什么都没有,但总有些东西。什么都没有和有点什么可能是一样的,没有差异。这样她的脑子在进食关系上就进入了不可想象的混乱中。在这方面,她将完全失去行动和幻想之间的差异,因为她最终会觉得现实中什么都不吃和想象吃东西是一样的。她的选择将是菜谱或下一餐的菜单。这些都是半拍子,是将"我"从现实中脱离的不完美尝试。接受或许总是伴随着抛弃。如果解决厌食区分呢? 如果身体治疗技术能缓解营养不良的疼痛,与精神分析师的谈话能同时进行,它就能更容易地被解决。因为饥饿的生理痛苦可以激活心理痛苦,所以身体治疗能减轻心理的痛苦。在进行身体治疗的同时,分析技巧让"我"能够接受由专横的口部冲动压抑消失带来的焦虑。基于严重厌食症身心痛苦焦虑的移情作用,我们觉得可以在严重营养不良而住院的环境中开始厌食口欲的解释了。

重整的女性特征

厌食症患者将因过去或当下的母性抑郁而产生的内摄性认同转移到治疗中:治疗变成令人消沉的治疗。要用另一种方式促进病人对治疗者女性特征认同,使其能为双重混乱的治疗树立一个更长远的目标。我们能帮助她表现自我,她可以通过治疗,在治疗关系环境中以另一种方式更加牢固地重建女性心理特征后,期盼有一天找回月经和身体的女性特征。出于治疗者在治疗初期的母性关怀,这些治疗联系首先是初级的同性恋关系,在随后的治疗中它们也是中级同性恋的象征关系,就像青春期母女间的关系。

在这个治疗计划中,我们感到一些病例所显露出不可压抑的沮丧,拖累治疗的进程并挑战治疗者的容忍度,因为治疗者对她们心理防御的尊重已超出了极限。这一类沮丧可能是病人自己异常沮丧,也可能是一个治疗者,有时候是整个治疗团队。住院治疗似乎失去了意义,我们想要放弃或转手给别人。正是这些病例让我们反思是什么在内摄性认同机制中扮演本质和转移的角色,阻拦了初级或进一步的女性认同过程。只有带着这个反思,我们才能摆脱以下的想法:所发生的让我们绝望的一切来源于没有进展的治疗,因为治疗失去了意义甚至变得非常荒谬。相反的,我们会看到我们正在治疗中重新面对棘手的心理问题,后者使病人的心理生活苦不堪言,让她不得不将情感放到最低。我们现在就掌握了分析母亲内摄性认同在治疗中移情方式的因素。

在玛丽诺的病例中,我们看到治疗者怎样一步步试着将游戏引入联系中,于是想到了住院困难病例的特殊临床治疗。这种方式在玛丽诺身上只起了一时的作用，因为她没有真正地掌握情感的表达，所以才在出院后复发了。我们将在第六章中看到精神分析师陪同和分离的交替如何在大多数情况下让病人重建有联系的生活并通过早期游戏（布谷鸟和捉迷藏）象征化框架的建立打开精神治疗的游戏空间、与自我相遇。我们能在病人和治疗的联合下成功。

但是对母亲的内摄性认同是整合的大障碍。我们刚刚看到两种整合治疗的象征化手段。在梅拉妮病例里，从病人方面出发，虽然她自己不敢尝试不成形需要的象征化工作，但后者具备实现可能；在治疗者方面，治疗忧郁表现（尤其是气馁）的象征化工作也是可实现的。我们也应当想到延长隔离的时间，从而强调过快的营养治疗与没有进行的心理治疗之间的不协调。这样，我们可以明确地告诉病人我们不认为治疗联系是"倾倒来填满空缺"，而是需要心理治疗来协调的联系。我们注意到那些对治疗中重叠内容表现的连接和协调有困难的病人往往是对积极/消极、男/女协调有困难的青少年，因为这与她们父母的运作问题有关：缺乏协调，我们可以说在女儿的脑子里这些父母没有生活在一起，没有真正的联系，他们好像待在两个重叠的生活里。在我们观察到母亲抑郁被忽视和没有进行治疗时，联系的缺失是其中的重要原因。它成为否认的对象，这些难以诉说的情况可能会引起多米尼克（Dominique）经历过的痛苦汇集（第二章）。

在本书中，我们不讨论家庭治疗和父母集体治疗的使用，因为我们研究的厌食症病例中的病人都已成年或即将成年。于是，我们觉得最好在青少年末期或成人过渡期阶段选择一些象征年龄认同和独立可能的心理治疗。我们的工作更倾向于逐步帮助这些病人认识到自己"存在"和"实践"之间、女性（存在）和男性（实践）内在协调的困难。这里我们可以参考温尼科特针对创造性和男女内心生活方面的分析。我们将病人的注意力集中到她们忽视"存在"的倾向上。总之，我们的病人处在一个忽视女性和自己身上的女性特征的境况中，有时我们发现这是家庭运作方式的一个特征。

现在我们要知道怎么具体地在隔离期间解决存在障碍和女性特征的问题。这将是我们第二部分的目标。通过第八章中苏菲（Sophie）的病例，我们将看到在身体方面的各指标改善并达标时怎样强调困难、拒绝解除隔离，因为病人的独处能力还不足以让我们在医院内外开始心理工作。如果在病人出院之际我们认为她还要建立能够协调冲动和与他人关系的里外连接，我们必须要告诉她。但是，缺乏心理改变、心理混乱整合的单方面生理治愈会产生另一种情况，我们将在第三部分通过瓦莱丽（Valérie）的病例来解释：通过小规模局部复发的需要来证明治疗联系的坚固。这些病例与玛丽诺的病例相似，即没有建立长久联系的病人就是无法研究对象。在我们看来，这里的衡量标准似乎是不可能协调的若干联系。我们将看到，有时候青少年认为父亲对她不重要、他没有扮演重要的父辈角色、算他倒霉或这对她没有影响的想法会产生怎样的后果。在这个否认背后，俄狄浦斯欲望的建立完全被心理治疗工作忽视了。

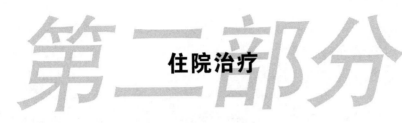

第二部分

住院治疗

一个与自我相遇的联系空间

生理和心理功能是相互作用的。我们首先必须知道治疗是否会激活身心功能的变化，让恶性的协同作用反转为良性的协同作用。我们在第一部分中指出神经性厌食症由歇斯底里症状的焦虑转换而来，但不同于其他心理疾病的神经功能，神经性厌食症攻击维持生命的两个系统（同化和繁殖），因此成为使身体和思想陷入功能混乱的严重疾病。如果病人起初是歇斯底里的，神经性厌食症就会运用厌食和停经对抗焦虑，慢慢破坏基本的生理功能，使身体伤害扰乱了心理防御，后者为了抵制情感和痛苦不得不使用自我区分的机制。面对这一切，这些功能还有变化的可能吗？我们认为必须首先将神经性厌食症的治疗定位于身体和心理交汇的十字路口。因此，住院治疗首先要显示出它的合理性。

住院治疗要怎么成为实现身心混乱转变的地点呢？我们建议初步治疗的工具应为界面工具，即针对身心的同步行动方式。方式是什么？这涉及痛苦、味觉和时间，时间帮助我们接受这些病人对进食和治疗的拒绝,从而将这些障碍纳入治疗。我们花时间解决引起恶心的痛苦就能够引起病人对细微差异和多样化的兴趣。这些细微差异带来生活的乐趣。因为如果迄今为止病人的剩余精力都用在与身体生命做抗争上,我们可以试想帮助她逆向使用相同精力的方法——不是与自己对抗、退回过去或内心,而是为自己所用,朝向外面,面向与他人的未来,她就能向着治愈前进。这正是在住院治疗过程中身体可以起到的作用。但还有一个问题要考虑:当治疗的障碍是治疗态度与厌食态度的对立时,消除障碍的方法是什么?

住院治疗交替模式

第二部分描述的不同空间和不同时间让住院治疗成为住院治疗交替模式的有效形式,住院治疗的交替模式包括间隔性的心理咨询治疗以及结合营养、身体与心理追踪的住院治疗和自由治疗模式。通过隔离、医务室提供的日常休息、心理医生的谈话治疗、精神运动训练者的身体治疗和教育者的陪伴等,在一个医学教育或医学职业学院建立厌食症的治疗方案有时显得十分紧要。在其他情况下,可以说服父母让病人在家里进行营养康复,或在住校的条件下与中学合作……

我们下面列举了住院治疗交替模式的基础治疗,它们将会出现在住院治疗的治疗者与病人的描述中。

1. 寻回进食自然关系的时间

在增加数量之前要先找回味觉,丰富舌尖上的味道来唤醒口部。自然进食首先要唤醒嘴里、舌头上感觉,让唾液和味蕾接触,感受到吞食的前后、舌头、上颚和嘴巴深处感官功能的不同。

如果重新进食时从小分量开始,口部就会从感官休眠中苏醒。一步一步,一点一滴地前进(全部或全无的相反面)。

渐进性基础上的多样性所产生的象征意义,就是一点点、一步步的生活,是从无到有的生活(但这并不微不足道)。耐心、顽强以及超我的温柔却坚定地拒绝向怜悯心软让步。怜悯会让治疗投入失去框架,不利于治愈愿望的苏醒,就像软嫩的肉类对于口部的乐趣——一种容易吃的材质,几乎不需要咀嚼但无法锻炼顽强,在咬它时产生了拥有的乐趣却没有感动。

"闭上嘴吞咽"和"通过关闭为吞咽创造空隙,它们才不会再出来"具有象征性。婴儿的恶心反应是为了不吞下母乳以外的陌生食物。营养康复会带来对陌生甚至异域味道的乐趣,从而消除对陌生的舍弃和恐惧,象征性地远离母性早熟与治疗早期十分危险的衰退,因为病人和治疗者会被其淹没……"无所事事或做一点事"的多样性时间能减少过于操劳,用双手暂时活跃时间,有利于"手口"关系回归的同步进行。

2. 花时间关心未来现实从而创造一个不同的现实

预测和梦想进食的时刻不再是烦恼。在身体变化并重新成形的过程中,首先是身材(身材的象征意义指建筑身体、在生活中站立)的大腿和臀部,然后是背部的肌肉(挺胸)。肚子已经不是一个什么都能看到的瘦弱皮袋;饭后肚子膨胀的现象逐渐消失,因为皮肤下的肌肉恢复了。未来不再在没有弹性的皮肤下膨胀,而是展开了。

冲突性通过治疗中的冲突机会驯化和形成。

里外的联系会通过与现实接触的渐进性来驯化病人与治疗者离别的恐惧，因为治疗者在绝望时刻保证了生命安全。但面对一个人们不再频繁回首的身体，当身体不再有戏剧性的恐怖效果时，病人能发现不被关注和融入人群的乐趣，和别人一起，像别人一样。

3. 返回学校、大学和职业现实的陪同时间

马上治愈？即一下子完成治愈、脱离疾病。这种治愈的后果是创伤性的，回归环境后复发的危险很大。尤其是与医院环境长时间分离的医源性危险会让病人产生通过复发回医院的愿望。这种治愈的问题在于口头否定性心理作用的主导性：吞咽他人，想要全部，这一现象与无法在他人离开时保存回忆有关。口欲与分离是紧紧抓住、依赖他人的危险。真正的心理治疗、甚至精神分析工作要从这一阶段开始。它的目的在于帮助心理经济循环。另一条轨道会在这里与之汇合，即家庭、父母的工作，即使病人已成年。

4. 恢复月经期间的陪同，在这时期经常出现重现的或新生的爱情冲击

相关主题的梦境为病人成为女人和母亲做准备。我们必须在厌食症惊恐发作的后期解释它的危险，建议病人在怀孕后期和哺乳时期接受心理治疗陪同，以避免其成为女人和母亲的障碍，帮助年轻夫妇避开成为妻子和孩子母亲化父亲的陷阱。如有需要的话我们要告诉病人父亲、母亲和孩子的三角关系以及婴儿心理治疗的可能。

第五章
拒绝食物、联系和治疗

　　我们应用心理治疗、精神分析、内分泌和营养学知识进行思考的目的在于更好地明白我们作为治疗者与厌食症患者建立联系的困难。厌食症的心理决定论在一开始就占据优势。不管是医学还是精神治疗者都认同这个观点。我们从最轻微的厌食症中,即有心因性症状但营养不良和绝食癖还没有出现,发现厌食症的起点是焦虑向生理症状(停经和绝食)歇斯底里的转换。对他人欲望的循环让焦虑倍增。焦虑会抑制表现欲望的思想和画面。青少年女性会无缘无故地避开他人。但是,厌食和停经的症状表达了对禁止实现欲望的摒弃。厌食和停经让青少年女性失去胃口,不仅是进食的胃口,还有性生活、生活的乐趣和生育的可能。它们是一种欲望和禁欲之间的折中方案,因为在某种程度上,它们以隐藏的方式承受着被禁止实现的冲动信息。

　　一旦疾病发作几个月,消瘦变得可见,营养开始不良,绝食癖出现,我们就认为青少年末期和成年过渡期的神经性厌食症通过放弃与他人的所有冲动联系方式显露。比如,病人已经不可能通过吃饭的社交方式与他人建立联系,人们本可以一边吃一边交谈,像第三章中的梅拉妮一样欣赏交谈的对象,甚至期盼更多。病人不再有性欲,因为性欲与激素分泌密切相关,甚至不再想要生孩子。这种拒绝通过歇斯底里机制传播,加强了对联系的恐惧,造成联系的后退和避让。病人甚至连话语的交流都变得有限。她们的语言变得枯燥无味,失去了内容和细节的差异,也就是语言的魅力所在。这个拒绝最终被看成情感与表现内部联系能力被扰乱的结果。然而对联系的拒绝——在联系中,进入联系;联系自我,联系他人,联系想法,联系感情——戴着面具来到舞台前:首当其冲的就是对进食的拒绝。它在这个面具下表达。我们要去倾听。拒绝不仅通过治疗联系的结果扩展,还阻碍治愈欲望的产生。换一种说法,进食和联系拒绝的汇合显露第三种拒绝:对治疗的拒绝,它阻止所有好转的迹象。它甚至阻碍第一步的开端。但怎么理解对治疗的拒绝?

关键在于知道怎么去认识这个拒绝联系与治疗、独自和疾病作斗争的个体。怎样的联系故事导致了这样的困境:厌食症的困境,治疗的困境,心理治疗的困境? 我们的疑问在成为母亲的老病人身上找到一些答案。的确,生育期(受孕、怀孕、分娩)以及病人给予婴儿的最初照顾让我们获得更多关于治疗结果的评估信息,厌食症的治疗是否能给病人的口部联系以及对于男人、孩子的欲望带来改变。

从对痛苦的拒绝到拒绝的痛苦

强烈的痛苦使厌食症成为连接身体和心理的场所。拒绝心理的痛苦,是为了避开它寻找饥饿感。饥饿的痛苦能通过一种我们无法解释的机制引起一种欣喜，这就像马拉松运动员的身体会在剧烈疼痛的情况下分泌内啡肽的解释一样无法让神经内分泌专家信服。胆固醇在身心紧张情况下分泌的猜想只是一部分。但是，我们观察到存在一种表现为瘾癖的欣喜，一旦它变弱，折磨人的饥饿会重新让厌食症患者开始焦虑。因为难以忍受的饥饿会导致一些吃人的幻想出现，它们通过毁灭性的冲动恐慌威胁到所有主体的人际关系。似乎这些幻想引起的心理痛苦最后也变得难以忍受。自我区分的防御方式因此产生。此时的进食拒绝变得不痛不痒。这一痛苦节点毫无理由地不停缩紧，在生理和心理间反复。痛苦的自我刺激虐待病人，让她最终为了终止厌食症的折磨期望尽快地因饥饿而死亡。

对痛苦的退缩与持续拒绝进食同时存在。退缩是对联系的拒绝，结果也是对治疗的拒绝。但我们可以说这三重否定发生在一种脱节的状态。主体性已经不在。如果我们考虑到这些重度厌食症患者完全失调的生理状态和她们性冲动的混乱分裂，就可以想象她们除了继续与痛苦激烈斗争外，做不了其他事。斗争占据了她们整个身心。我们想到对痛苦的退缩，就会对她们产生同情，尽管她们还没有能真正和我们沟通的能力。我们理解她们向自我区分的最终求助，这都是为了麻醉痛苦的焦虑，维持自身厌食或不厌食的奇怪信仰。她们不再说"我"而是"我们"（on，泛指代词）。但我们知道垂危状态已让她们不知所措。她们脱节了。我们对她们的生理痛苦加以描述就能缓解她们感觉被孤立的焦虑，之后我们就能触及到她们的心理痛苦，即她们感到自己在生理和心理上不可挽救地坠落、在崩溃中的痛苦。

拒绝治疗、拒绝联系,一个痛苦的分歧

对治疗的拒绝是对联系的拒绝,后者与过去和现在的联系有关。厌食症的病理性似乎往往在早期联系中慢慢成形。就好像这些病人曾经不得不在与母亲的联系中面对重复发生的创伤性分歧。我们可以说从青少年到成人的过渡期唤醒了身体记忆中不曾察觉的焦虑。身体拥有一种与心理记忆无关的记忆力。似乎曾经作为孩子的她们不得不放弃一部分的主体性。她们为了维系与母亲的联系必定经历了某种心理死亡。这联系维持着她们的生命,却让她们与真正的自我脱节。她们没有其他的办法,因为这联系对她们身心存活是不可缺的。这种为了生存的妥协持续了整个童年。作为孩子,她们给人身心平衡的错觉。但这种调整却在青春期到来或在她们发现性别差异时失效了。面对青少年的女性特征,她们进入了困境。悲剧或许就在于女性特征和进食行为的碰撞,前者处于困难中,后者却暂时地向病人提供了解决方案。对这种抗抑郁行为的保护作用是短效的。因为这种身心解决方案也会马上变成维持勉强生存的解决方法。以前生理生活和心理生活间的分歧再一次重复。就像她与母亲最初本应使其放松的联系却在后来对她造成了伤害。控制食物行为的解决方案变成一个身份困境,如果它在最初起了缓解作用,是因为它控制了身体,可是后来却就造成了伤害。面对厌食症的困境,青少年女性将自己隔绝并斩断联系。

病人因困境而咨询医生,却对接受治疗犹豫不决。因为她害怕治疗会强迫她遵守一些规定。但她已经因此受伤,在童年她为了生存，为了维系与父母的联系，采用了顺从的态度来适应不懂得适应她的父母，现在她不想再服从于任何东西。厌食是她对童年方法的反抗。顺从曾让她渐渐窒息，厌食立场是对它的反抗。这正是我在维吉妮眼睛里看到的，我将在下一章中讲到她。但认为这样的病人无法治愈的想法是荒谬的，尽管她们由于害怕遭受新的异化不得不在一开始拒绝治疗联系。

　　如果我们在毫无察觉的情况下建议她们再次采取一种顺从的态度，她们就有理由坚持反抗这一切。不要忘记她们在寻找自己的路。她们拒绝异化的帮助，寻求能够自我肯定并学会用其他方式而不是用绝食说"不"。如果接受治疗是顺从要求与自我脱节的刻板治疗模式，那么她们就会走向失败。不要忘记对他人欲望和愿望的顺从态度发生在拒绝的厌食态度之前。我们必须考虑到她们失去了自己最主观性的部分。因此，她们失去了对一个文化群体的归属感。然而，与他人分享某种人类共性的感情是主观态度最好的熔炉。我们要认同厌食态度正是反抗唤醒这种归属感的尝试。她们反抗为了维系与他人联系牺牲自己主观性、活在他人阴影中的习惯，反抗自由的失去以及之后独立的失去，我们甚至可以想象她们因为无法泰然地依靠一个深爱的人而哭泣。性别让她们恐惧。厌食态度是一种要被尊重的存在态度，是一个主体重新握住缰绳，反对集体公认的联系模式并奋起抵抗的态度。

　　面对厌食态度，必须要找到一种接受独立要求的治疗态度，知道怎样帮助每个病人意识到自己无法单独脱离身心混乱所形成的封闭。因为混乱让她失衡，失去抗争的力量。

　　我们必须明白这些病人在性的门槛上遭遇了相异性的问题。认识性别的时间是自然认同差异的时间，即性别和年代的差异。

然而这些病人在恋爱中发现自己不可能与另一性别的人相似的，不能用顺从的解决方法成为女人。她们因发现无法真正投入恋爱关系中而反抗。她们最终习惯了作为别人的镜子来迎合他们的期望。但这根本无法在男性身上实现。她们没有入场资格。这一失败让她们绝望。她们的失望是痛苦的。这就是厌食症。但是如果她们能在所需的反抗时间后度过这个难关，如果她们能摆脱没有出路的厌食症，摒弃这种迎合他人的冲动解决方案，在长期看来是有利的。她们就继承提出质疑：她们从亲近的成人身上所接受、学到的东西有什么的价值？ 如果这些东西无法让她们经历对于别人来说如此美妙的二人世界：爱、被爱、渴望、被渴望，那么我们要怎么帮助她们？ 我们必须帮助她们放弃这种镜子联系模式，找到与他人新的联系模式。但首先最重要的是我们要理解厌食症是她们对于上几代人继承圈套的反抗，并向她们解释这一点。她们能够就联系进行极端的抗议同时也攻击了人类联系中生命的源头。通过攻击维持生命的联系（同化、繁殖），她们将自己置于联系之外。这正是我们要向她们解释的。

饥饿抗议，呼吁社会第三者

现在我们面对两个问题。我们已经部分回答了第一个问题，因为我们已经明白她们是为了找回生活才攻击自己的生命。但我们也必须理解为了重建生活源头的规则，她们的抗议模式借用了人类在其他抗争方式失效时常常会选择的道路之一：通过绝食将自己的生命置于危险中，绝食抗议是绝望者最后的希望。我们必须知道厌食方法是为了寻找一种文化帮助，这是它高贵之处。当一个青少年患上神经性厌食症时，我们可以确定她在生命能量发展的道路上遭遇了很大的障碍，即使我们不知道是什么，她们也不一定知道。她为了维持厌食不顾消瘦到了将生命置于危险中的做法，难道她没有绝望的理由吗，难道她不想社会听到她的呼喊、作为第三者介入吗？

我们的第二个问题：为什么这个人的反抗并没有在头几次的咨询中表露出来？相反，出于模式化的想法，我们经常会认为这个病人是其他厌食病人的复制，在我们看来她的一切变化都可以预见。这就是矛盾所在。反抗失败，因为严重的疾病逐渐占据优势。疾病引起多动、关于食物的想法以及让病人变得匿名的一系列典型迹象。于是我们感觉到面对着一个人格解体的假设，不再感觉能够遇到那个隐藏在机械化厌食行为和想法后的个人，不管厌食症持续的时间长短，也不管消瘦和营养不良的严重程度。

我们可以说这其中的矛盾是先前整个信念的崩溃。我们对于反抗与他人类同的厌食行为产生同情。随着病情的加重，我们的病人都会变得一样。她们的差异难道不过是一场温柔的幻觉吗？厌食症患者人数众多，但互相类似，她们在操纵中被社会边缘化。她们的独特之处，所谓的主观性不过是纸片般的鬼魂，一旦遇到矛盾就会灰飞烟灭。真相在哪里？

我们不能在这里发生混淆。我们习惯性地认为厌食症心理症状所导致的最明显的生理结果是消瘦。但从生理到心理发生了什么？我们也看到生理的混乱也会产生心理后果。因果关系的系统不是单一的，而是复杂的，它在心理和生理间来回。我们注意到神经性厌食症螺旋形上升，因为生理生活领域和心理生活领域互动的因果关系很复杂。当我们在自然与社会的界面与饥饿和味觉领域的食物接触时,这种逻辑的复杂程度就会增加。我们能更好地明白当病人接受咨询要求住院时是处在一种怎样的极端痛苦和绝望中,因为她们随着病情的加重被封闭在一种完全可预见症状的疾病匿名中,她们想通过饥饿的抗议强调自己的困境以逃离与他人类同的威胁。我们都听到过"我不像其他人那样厌食"的辩解。但在这无力的抗议背后只有痛苦的失望。厌食的想法一般都是相似的。但"一般"不是她们想要的"普遍"。后者是"同样、相似"的空间,意味着相符的复制品,属于一种从相似到相同的集体理解。消费社会开拓了普及的空间,将人变得匿名。现在她们因为疾病而匿名。

合理的治疗者态度被定义得越来越清楚。我们必须接受向我们提出的请求。我们首先要辨认病人所采取的普遍抗议方式,去倾听她想脱离匿名类同的需要,理解她所寻求的个性,因为无法在周围找到帮助,她想要向社会第三者呼吁寻求帮助。疾病使她变得匿名,但我们不能混淆了。现在的心理治疗正在响应她的个性要求。亚里士多德指出个性根据普遍性而发展。亚里士多德的哲学思想可以在这里帮助治疗者抓住这个表达混乱的请求。我们要明白在神经性厌食症的绝食选择中存在着矛盾:神经性厌食症是个性化的尝试,却采取了普遍的行动——这个人渴望分享,通过伤害自己的生命和联系来找回生命和联系。但她无法独自成功。应当向她提供一个联系的空间来实现自我的认知和生命的延续。

我们在此回顾一下绝食的神秘。绝食抗议的力量是大事件求助的最终方式,抗议人员以此呼吁社会其他成员来关注边缘人群以及边缘人群与他们共享的人性。当我们身上出现个性化过程时,就会加入普遍性。但个性首先是通过身体发现的。个性化通过内化实现。普遍性是首位的,我们主要通过身体来体验它:同化、繁殖、个性化能力的发展都要通过与他人的关系来实现。然而一位病人说过:"我在饥饿的时候重新找回自己身体。"这正是厌食态度的矛盾所在。通过攻击生命找回生命。与他人的类同像照镜子一样摧毁了与异性个体相遇的可能,病人通过饥饿痛苦的内化来找回被类同威胁的身体内化。所以,攻击身体是为了有一天能够重新生育,但这是出于对另一个人的单一欲望,是为了像母女复制一样得到孩子,否认了父亲的地位。

时 间 的 位 置

女性特征

治疗厌食症的唯一合理态度就是接受对进食的拒绝,不管是从它具体意义还是引申意义出发,它才能转移到住院治疗的框架中并在此改变。所以从厌食症治疗的主动意义上来讲,我们什么都做不了,只能等待,相信时间。我们有时候说时间是一个殷勤的男人,为了治疗厌食症,给时间留下广阔的空间是明智的决定。总之,我们应当采取一种女性的、开放的和趣味的态度,什么都不做正是创造游戏的条件,一个帮助重建初级联系的游戏。这个游戏与幼年时的游戏相似,它由时间节奏、日夜交替、规律与否、入口和出口,等待和微笑,早安和晚安构成。在和不在、投入和不投入的初级游戏就像问好游戏中的来和走一样,就像之后的捉迷藏一样,病人要找回初级游戏的象征意义。那我们为此要做些什么呢? 我们必须创造一个框架、一些节奏和隐喻(图像和词语),因为没有了话语,情绪和情感都是没有意义的,所以要找到原意和引申义都准确的词汇。这样,信心就有足够的空间了。我们在住院的咨询初期便可建立框架。这就是为什么我们支持不紧急住院的立场,而是花时间来创造进行对话、商议隔离契约的初步协调的潜在空间,这个时间是不可预见的:"要花必须花的时间,因为我们会根据您的节奏需要来调整时间。"

我们可以提出无法接受这一拒绝,因为危险太大,死亡真实存在。然而我们正是想要指出有时可以安全地利用危险的边缘,因为当涉及死亡危险时,生物标记才更加确切。在肝功能衰竭前我们还有余地。一道分水岭正在形成,冒险前进可能收获很大。这正是我们现在的要讨论的。如果治疗者接受拒绝的强硬表达而不主动回答,怎么样的初级联系转变是可能的? 站在病人身体和冲动混乱的接受立场,我们必须花费必要的时间来与她谈论这重大危险中的关键。我们观察到看似重大的危险正好会将我们转移到曾经发生过初期生命垂危的联系地带。我们正是要回到这个崩溃的威胁地带,让它成为象征性重建的游戏空间。初期联系将在治疗框架中被重新考虑,不是为了解释它,而是为了融化它、让它重新进入游戏,这是住院初期治疗可以谋求解决的。

协调的时间

治愈欲望在消瘦里表达,但病人无法让她的欲望成形,我们首先要进行一系列的初步咨询。我们对隔离标准的选择基于病人要求的坚定程度,后者可以证明病人的联系神经资源没有受损,尽管她们的生理情况严重恶化,病人还拥有存在感、生动的目光和直接的话语。在这种情况下，住院治疗的治愈效果不仅仅体现在症状上。这不是一种紧急的治疗提议。甚至可以说我们在这种情况下冒着恶化的危险。我们在最初的时间里要建立一种联系，一种认识。只有在 6 个月的紧急治疗尝试无效的情况下病人才需住院。在她入院时必须非常清楚是和谁合作，怎么合作。我们花费了预先互动的时间。商议和犹豫的时间本身非常重要，因为它有利于"我"的产生。它成为寻求互动调整的经验。

以我们的经验看来，咨询者会遇见住院治疗期间的主要对话者。不管是他们还是她自己都不知道治愈的愿望变成决心需要多少时间。这愿望开始时出现在绝望深处：结束生命和完全放弃治疗前的最后一丝希望。战胜疑惑的内在决定可以在不被任何人催促的情况下促成住院治疗。治疗的目的在于将进食拒绝看成身体存在拒绝，也就是说拒绝成形和成人以及不愿放弃童年的强烈意愿。露西(Lucie)说过世界太残酷。我们会在第七章和第八章讨论露西的病例。

第一轮治疗调整的目的何在？驯化对他人恐惧，意识到服从他人的危险。病人无意识地陷入一种影响中，生活在它的威胁下。她感到被一种服从分割，被囚禁在一个被腐蚀的空间，却不知自己是如何进来的。我们的第一个目标是找到词汇，为厌食症问题的首个主观方案留出空间，与此同时尊重身体，将它看做主观的一部分，使之能与我们进行对话。然后，我们要倾听咨询者讲述她的疾病以解决身心混乱，并向她个人解释这一混乱让治疗变得难以决定。我们要以听和说的方法来营造和病人的良好关系。治疗协调的关键在于治疗态度必须与厌食痛苦无关（我们在第四章中已经讲过）。在咨询的初步治疗中，治疗者尝试着让病人发现话语联系的创造性。为了创造一条关系必须形成一些关系,通过一起寻找合适的隐喻,症状成了交流的空间。接下来,病人需要保持活跃,不在疾病前逃跑。在病人认识到行动需求合理性的同时,我们必须帮助她考虑优先目标。总之,要将症状的困境转化成冲突。

在度过紧急时期、花时间了解矛盾、熟悉治疗的地点和人员后,病人可以就此来——或者短期的住院接触——决定治疗的契约(单独待在房间)。通过将时间给时间的做法,我们认同了共同限制的存在,即时间的限制。时间是现实的原则之一。没有时间,就没有真正的自我相遇,也就是说首先要寻找自己,然后找到自己。所以我们创建了治疗的前景,因为如果她决定治疗,我们就可以一起在尊重互相防御的限制框架内进入一个距离不明的时间隧道,时间就是成功的手段。

初步治疗

我们将借用罗丽(Laure)初步治疗的例子。这次治疗因为她针对联系的顽固负面情绪而持续了 6 个月。因为存在与她相似的严重营养不良病例,以及最初拒绝治疗之后成功创造良好治疗联系的病例,我们在慎重考虑后,做出了住院的决定。但这需要病人充分表现出抵御联系的恐惧和进入联系的能力。

4 个月来,**罗丽**每周来一次。她寻求心理治疗的帮助,拒绝住院治疗。她从预备班开始就患上了厌食症,总共 4 年了。治疗联系一步一步艰难建立。罗丽坚持说话,但无法倾听(包括治疗师和她自己)。我感觉她在自言自语。当我提到住院治疗时,她很犹豫,但没有像开始那样拒绝。我缓解了紧急情况,可是她的身体状况还是在恶化,脸也是蜡黄的。她自己也感觉缺少活力。在上一次的咨询,我告诉过她如果她的身体状况不改善,我不会进行超过六6个月的心理治疗,因为她会为了承受咨询情绪重新激活厌食症。如果我们硬要坚持的话,只会进入恶性循环。

我不想看到她进入到这样的困境中,因为这样我们可能毫无价值地浪费掉精神分析治疗这张王牌,同时还有可能使她、我或者两人一起失望。在咨询后,罗丽约了内分泌医生和她一起决定住院的计划。以下为下一次咨询的内容。

罗丽告诉我在上一次咨询后,出于兴趣她去适度跳了点舞,然后她遇到一个意志消沉的预科班朋友。她因为这次对话感觉疲惫不堪。她认识到自己身上厌食之外同样的抑郁。但朋友的抑郁有更多消沉的想法。"我现在决定要治愈。但她还没有决定去找人讲述抑郁的感受。我会劝说她去看医生。"

罗丽注意到这位朋友有更多消沉的想法,那是因为这位朋友没有厌食症来麻醉抑郁的行为。罗丽的厌食症阻碍了她的个性和尝试的能力。她的个性在标准的厌食外表下消失。刻板的想法渐渐增加最后无法摆脱,她因此感到更难受。

"思想的沙漠是危险所在。另外,我无法集中记忆中的想法。甚至一切都让我感到烦躁。我感到自己的个性并没有成熟。"

通过对朋友的倾听,罗丽想到要帮助预科班的同学:"预科班不仅仅是智力上的准备,它需要很大的体力付出。我已经准备要争取一些东西:它让那么多人感到挫败。我在准备考试时开始吃饭。现在学习和食物变得不可分离,我无法在工作的时候不吃东西。"

我解释这一行为很大部分原因在于脑子对承受强度劳动的物理需求。我补充说在这样精神集中的情况下学习几小时出现饥饿的现象是正常的,这的确是高强度的体力劳动。

"没错,她说,但我最后就像讨厌学习一样讨厌吃东西。我现在晚上都不吃饭,我只吃一点清汤,然后我就拿着切成小块的布丁和两个酸奶坐下来。

我一边吃一边学习,无法将两者分开。我要是吃两个布丁,就觉得自己吃太多了。"

她的逻辑脱离轨道,到达极端。我们感到对一些事物的排斥已经存在。罗丽就像蝎子一样杀死自己。为了避免被周围的事物吞噬,她拒绝同化和传输。无法摆脱的饥饿不再与饱足感交替,而是占据了整个空白。

我们必须对她书桌前的进食习惯赋予意义,这似乎很重要,这样她才能找回关键点。

"您就像在输液,因为您只有最低生命保障,没有强壮的体质。"

"正是如此。"她回答。

"总之,您把自己变成了没有油箱的汽车。它只能在加油站边上启动,但无法前进,并且完全依靠加油管。"

"对我来说,身体就是加油管",她进行了联系。

"子宫内的生命只能在母亲体内通过胎盘一点一点摄取所需能量而不产生垃圾。当您这样在学习场所注入食物时,就好像在子宫中一样没有储备没有消除,您想要嘴巴拥有另一种功能。这种做法表现了对无需移动和储备时期的怀念。晚上书桌前的您似乎退化到了过去。"

我看到罗丽的眼睛望向远处。她的心在别处,脸上的表情有了细微的变化。我不知道她的微笑是因为想入非非还是表示怀疑。

"您好像感受到了您没有说的东西。"

她从白日梦中醒来:"在我小时候,我的梦想是拥有一颗刚好符合一天所需的药丸,不要更多。"

"那你现在实现了这个儿时的梦想,一种自给自足的幻想。"

"没错,我正在这样自我攻击、自我毁灭。"

我感到有一个人在厌食症匿名思维方式之外出现了。罗丽突然说:"我小时候⋯⋯"我根据之前的交流向她解释她的方法(输液)会限制她的能力,但住院提供的帮助能创造一个保护空间,暂时接替她所需的空间,即她拒绝摄入比消耗更多的食物时所创造的保护空间。然后我剥离了拒绝食物的独特层面将之引导到绝望反抗的层面,给予了拒绝意义,同时我也告诉她可以用其他方式摆脱没有希望的境地。

"您需要表达一种拒绝、一种反抗。你用拒绝进食的方式来表达。自我剥夺是绝望的表达。"罗丽微笑了,对我所说的话表示赞同。饥饿绝食的绝望拒绝与人们在用尽其他呼吁方式后所采取的方法相似。如何让别人听到"不,继续在这条件下活着是不可能的,就像长期活在一个身份不被认同的国家"?唯一的希望就是自我攻击、攻击自己的生命,人们无法忍受就会看到拒绝进食、绝望反抗的对象,于是就有可能在这抗争后找回生命。"为了更好地考虑住院,您首先要确定自己想要怎么对待重新找回的身体,想要怎样生活,尤其是您要怎样使用内在反抗的能量。"罗丽说她现在暂时无法确定,但她知道她不想再以这样的节奏学习了,她想要生活,愉快的生活,她想要做她所选择的,虽然她还不知道选择什么。

当罗丽听到我为她找到的合适说法时,她温柔地笑了,我看着她思考时的嘴唇找到了"绝望的希望"这一表达。她终于表露出想要找回能量的希望。相对于晚间"输液"给她的最低能量,她想要拥有更大的移动自由。当我讲到她必须通过自我攻击以外的方式表达反抗时,她的眼睛亮了。然后她表示想要获取将自己变得有用之外的其他乐趣。她的立场是现实的。罗丽和我的表现方式不同,她将时间纳入思考中,确认她现在无法确定自己的计划。她是否开始倾听自己的节奏?她似乎能够摆脱多动性了,能够在想象中移动生活,而不是消耗到底。她跳舞的方式是温和的,她寻找的是乐趣而不是兴奋。上星期出现了一次危机,她不得不因为疲劳终止了跳舞,疲劳让她无法完成最困难的动作。这星期,她更用心地倾听了身体。值得注意的是,我们将通过对现实环境中困难的询问结束这次交流。我们将在关于医院内外的第八章重新讨论这个重要问题。如果病人在出院后重新回到摧毁她的环境中,那么住院治疗就失去了意义。我们选择罗丽的病例在这里指出住院治疗的这一层面:除了找回自然的进食联系以外,我们还要陪同病人做好出院准备,和她们一起估测有利于巩固治疗的环境。现实不止是心理的,要在出院后避免过于令人焦虑的现实,心理生活才能继续,否则病人会重新进入混乱。

面对厌食态度的三种治疗答案

　　首先我们要通过隐喻进入情境。此时会出现基于进食、联系、治疗三重拒绝的第一个联系重建的形象化表现。拒绝有猛禽爪子的力量。进食拒绝创造出厌食性的暴食。厌食症像一只猛禽，紧紧用爪子抓住主体。暴食在拒绝进食造成的饥饿个体上方盘旋。它随时会扑向她，成为一种威胁，当拒绝毫无预警地突然让步时就会发生暴食现象。呕吐和暴食的交替会取代一直以来的进食限制。此时被厌食症包围的病人成了治疗切入的阻碍。病人进入联系的困难增大，因为陷入这个新拒绝中的病人被自己的爪子擒住，再也看不到自己。她再也表达不了自己的遭遇，成为疾病的俘虏。即使她想要战胜疾病，她也不能不经历失败地独自成功，而且她很可能陷入暴食和呕吐的陷阱。病人被封闭在自己和疾病中，不再认识自己。

　　我们有一个关于治疗切入问题的隐喻。厌食病人变得匿名，因为疾病的一切对她来说都是陌生昏暗的，是在主观性以外的。我们可以说她的话语领域似乎被刻板的话语侵占了。后者像很高的草，像在田野里的茅草一样疯长。病人不再认识自己。她现在犹豫着要不要开口讲话。她克制自己，但结果更糟，因为厌食的想法在她内心主观生活的土地上长得更快，因为它们不再有其他对立的想法。病人变得疑惑：这些刻板的想法和话语属于谁，她、另一个人或她的内在？有侵略者吗？这一切就足够使人慌张。她开始后退。如果她开口告诉另一个人自己的遭遇，她就会感到匿名、失去自己的名字、无法说出自己的感受，她说出的不过就是充斥媒体的关于厌食症恐怖且无法治愈的言论。当病情恶化时，治疗的双方，病人和治疗者，都因无法建立联系而十分恐慌。他们感到渺小和迷茫，就像处于长满野草的田野中，完全无法看到自己。他们无法再感觉到自己。拒绝进入联系对话不一定是一件坏事，因为病人避免了想象自己昏头昏脑的恐惧。对话者可能无法传递她想说而说不出的内容，比如她痛苦的状态，于是沉默让她避免了这一恐惧。但如何重建没有话语的联系？游戏是唯一的方法。这是我们经常对病人使用的第三个隐喻。厌食症马上就会像一件外衣一样，在走路的时候从肩上滑落。在之后，病人才会说："我都没觉得它在我肩上，它去哪了？它已经不在那了，我都没感觉到它掉落的时候。它肯定在我没有察觉的时候滑落了。"我们这样来描述厌食的情境。用人物代替野草。厌食想法是伪装的人物，病人在他们之间穿梭，就像在威尼斯狂欢节一样。她被厌食症的长大衣包裹、掩盖。为什么？为了遮掩她的火焰。即使她内心确实承认自己病了，她真的想要康复，她还是在厌食人群中伪装和隐藏，就像一个虚拟的影子，和其他厌食症患者一样，躲藏在厌食的大衣里。

对于治疗者来说，首要的是知道怎么去寻找那个为了拒绝生活痛苦如今孤立在痛苦拒绝中的人。我们可能要先找到自己的去主观化大衣，辨认内心长期虚拟、仍然虚拟或需要主观化的最深区域，这些区域虽然是虚拟的但是因症状而变得可见，症状就像我们穿在身上的陌生大衣。我们随时准备让它们掉落因为几乎不需要穿它们。厌食症的治疗要求治疗者卸下面具，露出脸庞，显现它的灵活性和微笑。这些大衣用来向冒失的眼睛隐藏爱情和偶然性的游戏，即在我们被病人无情使用的偶然时刻，依然能够判断发生的一切是一个真正的游戏，就像孩子所说的真假，青少年梦想的生死。我们只是拒绝透明,因为将要被建设的内心需要能够产生凹凸的阴影,在这里爱和恨都有它们的位置,这就是生活。就像马里沃[1]所说的那样,那么游戏(表演)吧。

治疗态度

只有在冲动外化的时刻,在刺激他人的外表下,治疗才能进行。但在厌食病人拒绝联系的情况下如何维持治疗联系呢?我们必须要接受她对治疗和进食的拒绝。如何接受?答案当然不是唯一的,但我们可以在治疗历史和行为中找到三种类型的治疗态度。

第一种治疗方法是"不能放弃",要求病人适应环境和标准,适应我们的欲望和要求。也就是说让病人再次放弃自己的主观性从而建立联系。然而治疗中的问题在于她作为主体的方式。实际上她会要求治疗者放弃自己的节奏从而跟随她的节奏。如果他不放弃,就不会发生任何变化,治疗也只会以肤浅的适应方式进行,即虚伪的自我。这种强硬的治疗态度目的在于最快地消除症状,是一种完全荒谬的做法,因为否认和拒绝是病人自我建设的一种收获,即使身心的混乱也会在拒绝的肯定下慢慢失效。对厌食拒绝的否认构成了迄今"完美"人格的首个对抗,"完美"人格来自因为害怕失去他人而对他人期待的迎合。否认代表走向隧道出口的一步。隧道是对他人阴暗面的恐惧,这种恐惧伤害她、阻碍她个性化,这种恐惧是在个性化过程中失去对他人的痛苦恐惧。病人不得不在病情恶化后面对这内心深处的恐惧,她们长期忽视它,因为不知道为什么反抗,就像我们解释的一样,她们已经无法思考了。

---

[1] 译者注:Marivaux,法国剧作家。

这首先是一种不愿放弃目标的治疗态度,厌食症状的消失会忽略最重要的问题:病人通过绝食的绝望方式拒绝迎合产生自怎么样的历史? 因害怕失去他人导致病人采取这种绝食方法的根源在哪里?

对此,第二种为更好治疗的态度是修复。通过最大化限制环境的严格效果让病人感到成为治疗的主体。这种态度似乎确实能限制治疗中对他人恐惧的后果。但危险在于不断地迷路,因为这一选择没有将厌食病人心理功能的一个重点考虑进去:即长期的落差态度。然而这些病人需要在治疗和其他的联系中转移她们自我肯定的要点,自我肯定要求对差异的认同。她们需要感到被认为是独特的。另外,即使在疾病和进食症状治愈后,她们还会长期在联系中保留这一特点,即首先说不,选择差异的同时也被区别对待。

这样,为了考验他人、确保他人接受她们的不同从而摆脱无意识行为重新认识她们,她们还要通过落差来维持心理生存。前厌食症患者还没有从主观性垂危的恐惧中恢复,她们通过顽固的落差态度传递自己不被承认和不可知身份的表达。如果治疗者的态度是治疗环境是对病人最大限度的适应,那么病人会感到被个体对待,治疗就会有所遗漏。但是差异将会显现,它会因治疗要求的放弃变成治疗中温和的刺激,就像这种疾病的特点。接着会出现环境冲突的缺失,从而导致在对治疗者的恐惧中保护病人。但这种修复治疗会把拒绝的态度孤立在思考之外。我们应该视修复的立场为一种暂停厌食反抗中主观性的治疗者行为,从而保护自己免受病人的摧毁性攻击。但是,如果病人没有不自觉地掉入严重厌食症身心混乱的陷阱,厌食症否定的态度会变成一种肯定,这种肯定可以摧毁性冲动和死亡之间的转换部分，最终让病人在绝食之后找回生命。修复态度会快速倾向于照顾病人，因此而忽略落差的行为，这种行为想要无情地攻击差点让她失去生命的环境。

所以病人要学会对身体不那么危险的落差行为，学着同样无情地使用自己攻击性，而不会在与他人的联系中进行自我报复。所以第三种治疗态度会创造一种治疗环境，让主体能够在无情的攻击后存活。如果病人一直没有经历"最大摧毁性的经验（客体不被保护）"，如温尼科特所说，她就永远不会将治疗者放在外面，而是继续把他们当作部分自己的投射。

借用家畜饲养的说法，病人"只能通过自身获取养分，无法养肥"。如果治疗维持病人生活在封闭隔离中的幻想，就像外在现实不存在一样，治疗者过于适应病人的幻想，就像现实只是主观的。在这种情况下病人要怎么创造一个完整的现实原则，也就是和完全外在的他人建立联系的能力。我们希望病人在治疗期间经历这些，从而摆脱对个体联系的恐惧。她们要能够发现自己没有被治疗者控制（强硬态度的缺点），自己也无法完全控制治疗者（修复态度的缺点），她们和治疗者都没有互相入侵的能力。

第三种方法是试图理解这种拒绝，在全面考虑的同时建立一个有足够辨认度的框架来产生包容和象征的效果。这需要我们不进入力量对比，让病人放弃落差的需要，检查环境中放置联系问题的确切标记，尊重冲突的框架。这种转折的态度准确地关注了心理、生理和营养三个方面，因为它能分而治之，结合三者的关系但不混合。这种关系模式要求身心医学专家对重病患者近距离的陪伴和倾听。这是一个不常用的切入口，即用精神分析术语对生理进行心理倾听，也就是找到讲述疾病经历的词语。

　　一个疲惫、中毒，由极端痛苦引起麻醉的身体让我们不得不面对人类生存的悲剧、世界历史的阴暗面，我们要怎么认同这种经历呢？厌食症让我们面对自己身上的集体罪恶感，但要如何命名厌食症转化的疾病感受呢？我们要和她一起寻找一些相近的词、正在形成的隐喻并让它们更加准确，可能都是不会出现在日常用语中的词语。日常用语让身体沉默，它不承认身体处于生命危险中。一些科学术语能用来表达身体的危急情况，但对于没有受生理治疗保护的病人来说它们会有粗暴的效果。这些词语不具备词语熟悉的特征，但能够讲述陌生的内心经历。内心陌生的经历占据疲劳的身体，与饥饿抗争，不放弃重生的希望。

外面，一种存在

　　厌食症的治疗从一种存在开始。但开头的困难很大，因为如果病人在联系中曾经感到过心理垂危，治疗者也会通过一些复杂的投射认同机制感到同样的主观性威胁。他们会在彼此的联系中分享一种垂危的感觉。治疗态度的部分困难在于：在承受无能为力和无事可做的愧疚感的同时，能够接近死亡和痛苦的危险，不在心理或生理上用虚假自我掩饰，我们提供给她们的活跃的治疗，她们反而保持被动的接受。这就是我们所采取的观点。要先从厌食症患者的表现出发，即消瘦的身体和上瘾的行为，但我们不能停留于此，要找到经历了这一切的个人，认识她并让她重新成为主体。我们要使用这种实用、复杂和不可回避的态度。我们可以用厌食症患者的感受来质问治疗态度。确实，治疗及其环境在对治疗者功能和治疗联系的理论化过程中有真正的示范性地位。这一特点可能和厌食者的拒绝有关。她不想要我们希望她去渴望的东西，不要我们习惯给予的东西，甚至我们要求的东西。这种破坏性的活动符合病人将治疗者放置在"完全控制之外，即外面，在世界上"（温尼科特）而不是在她里面的尝试，从而摆脱因为长期顺从他人而形成的内在暴君的迫害。于是我们要立即、全面地反思治疗习惯，即根据每个厌食症患者的特殊过程重新考虑我们的行动框架，而不是依据厌食症的科学习惯或用法。

在与厌食症患者的相处中，治疗者和被治疗者的常规不平等被推翻。治疗者要进行调整、适应，面对自己的局限从而建立一个真正的外在性，让第三者立足。这最后一步是最困难的步骤之一，因为它质疑了治疗者防御机制的一项基础，即权威的全能和求助。治疗者也被暴露在令人担忧的深渊前，病人的悲伤核心激活治疗者的悲伤部分，后者在一般情况会习惯通过治疗活动中的反投注跟前者保持距离。我们离病人和自己的痛苦都很近，两者相互呼应。这种不可回避的心理冒险态度成为厌食症治疗的基础。因此我们要分析治疗对病人的影响，也要分析治疗对最常用的不同环境治疗团队的影响。通过观察厌食症患者的感受和经历，我们可以在认同和迷惑反应的全面考虑中研究"心理治疗"的距离。

分而治之

对治疗的拒绝是病人为了改变不得不在治疗中经历的落差移情。确实，如果她抛弃与亲人分享悲伤的态度，就能够摆脱与他人接触的过敏反应。治疗者必须采取使用客体的有利态度，确认自己能够在治疗中由系统落差造成的毁灭性攻击下存活，从而让病人经历治疗者的生存并将治疗者视为自身体外的存在。外在性的现实原则是治疗的第一步,即唤醒结构性的认同。

在精神治疗空间中的落差如下:首先要接受落差,如果它是部分的并且不质疑治疗契约的,是可以被宽容的。正因如此治疗者必须既要大胆地规范框架,也要在框架变得有创造性时放手。

自从病人因为思维进入混乱的悲剧状态而无法思考后,区分成为病人为了在与他人的联系中减少心理痛苦的自我防御态度,她因为无法承受与他人联系中的焦虑而变得没有客体。治疗者可以暂时使用区分来帮助病人卸下自我区分的防御,并在与他人的联系中防止不稳定加剧的情况。

治疗框架使用两种功能性区分类型:

—提供隔离契约关系的里外功能区分;

—将治疗联系分成几个独立和互补治疗联系的功能区分。

平等对待三种治疗态度是一种分而治之的政策。病人和每个治疗者的联系是治疗联系的一部分。没有一个治疗者是全能的,其他治疗联系的存在可以缓冲某个治疗者的观点,具体地凸显第三者功能的互助性。

第六章
联系重建或隔离的使用方法

如何突破对治愈欲望的封锁？这一封锁会转而成为对治疗的封锁。除了强制进食以外，这个问题似乎没有解决方案。如果治疗者这么做的话就进入了两难的境地。当厌食症封闭一部分的矛盾时，问题就更难解决了，因为厌食者会通过拒绝进食确定立场。厌食症让她第一次在生命中说"不"。她通过厌食症拒绝继续安静、不再迎合别人的欲望，这与她迄今为止因为害怕失去爱的所做所为正好相反。她现在敢于在与他人的关系中冒险。厌食症是一种症状，是通过否定进行肯定的尝试。在此意义上我们可以将它看做一种青春期危机的常态。因为我们知道这类危机会在几个月内演变并改善，会要求青少年马上服从我们的治疗要求，但就像许多轻度神经性厌食症没有经过长期治疗就消失了一样，暂时性的厌食症是不是参与了正处在变化期的青少年的成长呢？

厌食症危机通过反对和不取悦他人的方式完成青少年期到成年期的过渡。在危险过后，它可以是一次机会。但我们知道如果症状持续，通过症状个性化的尝试会相应地阻碍生命的继续并让整个青春期到成年期的过渡停滞。因为症状的持续,厌食症会威胁到生物生存,厌食症的拒绝成为一种排斥进食和治疗的症状。我们应当何去何从,这可能就是治疗者面对与其他身心疾病如此不同的厌食症时所要做出的选择。病情的加重,最后威胁到生命,症状的心理层面会表现成对生理治疗的拒绝,但是我们必须耐心等待这一拒绝变得清晰,开始象征化。但出于各种合理的解释,作为治疗者的我们可能会将个性化的步骤误解为厌食症的步骤,并因病人严重的身体状态而想要尽快击退症状。但在采取这种治疗态度时,我们自己也变得矛盾:我们不情愿地想要她康复,却封闭了青少年的道路,我们阻断了她刚开始的找寻,阻碍了她通过"不"的否定对"我"的寻找。

但我们要如何促进既是厌食症治疗又是找到个人独特性的区分过程呢?另外,这有可能吗,通过什么方式?在与治愈多年后的前厌食症患者的谈话中,我们明白了她们的拒绝是怎样具体转移到治疗联系上,并以此找回疾病的游戏空间,而不是和她们的家人一起陷入拒绝的否定中或是共同分享的混乱和悲伤中,以至于家庭环境也被混乱入侵。

难道是因为厌食症患者不惜一切维系自己所选择的抗议方式,即绝食,而无法用拒绝食物和治疗的词汇来讲出痛苦的理由吗?这些成为母亲的旧病人帮助我们发掘治疗。当时处于青少年期的她们希望通过攻击自己的身心生活找回有尊严的人类生活,即有异于一直承受着的主观垂危的主体生活。她们想要以不同的方式重建联系。因此她们接受住院并请求治疗。但她们住院后的步骤看起来隐蔽并矛盾,因为她们为了找到治疗出口在治疗者的宽容下重复拒绝厌食。

节 奏 游 戏

我们接下来将回顾维吉妮所经历的过程。16岁的她因为重度厌食住院。此时的游戏框架就是隔离，我们在她的空间见面，按照她的品位和需要所布置的房间。目前维吉妮还没有在房间上费心，它看起来和其他病房没有区别。她需要经过长期的拒绝，然后才能和我们讲述，在她能够充分相信我们对她个性追求的接受后加入我们一起重建联系、重建希望的游戏中。因为治疗者没有强制病人进食并一直持开放态度，她的拒绝似乎越来越强硬了。这种鼓励在象征化层面发生了什么，让她的心理生活经济在某一时刻找回了可靠的平衡？这正是我们要衡量的。我们会通过维吉妮的病例具体看到强烈显现并被表达的治疗拒绝是怎么通过人类、甚至普遍的特殊抗议方式，即绝食，找回维吉妮和母亲最亲密的早期个人联系。

在圣诞节前期，住院两个月后，维吉妮的进食拒绝没有丝毫改变。她似乎决心死亡。她要求我们不要管她："不要管我，让我如愿死去。"她固执地衰弱。在这不进食的固执意愿以外，我无法用言语触及到最小的主体火焰。但我和维吉妮的眼神时常相遇。我们在共享的沉默中经历着各自的孤单。

怎样让医院成为一个游戏空间，让拒绝存活再让它优雅地死去。经验证明传统的心理方法会很快失败。因为厌食者抵抗治疗联系，虽然后者是必需的，但她因为害怕失败而无法承担，我们可以告诉病人她只是害怕失去保护的大衣，但却不知道它保护了什么。但此时幽默还没有恢复。幽默的使用会被当做讽刺。我们必须学会等待，因为病人表达出自我感受的本能被嫉妒贫乏的语言关系从内部破坏了。她的语言似乎被挖空了，被缠人的厌食问题入侵，没有任何个人的东西能够抵御。词汇失去了实体。她没有能力承担失望的情绪，而后者却是不可缺失的经验。发现这种剥夺的过程是痛苦的，所以她宁愿不说话。如果我们维持中立并保持敞开倾听的沉默态度，不管是她还是另一个厌食症患者在首次接触时讲的话都是没有差别的。为了鼓励仅剩的一点生命火焰，我们必须在这绝望和疑惑中承担翻译的职责。为此，我们要游戏。我们需面对语言的替代品：刻板、可预见、十分单调和重复的话语。如果我们保持通常的心理治疗态度，面对这个替代品就会碰壁。但要如何与内心封闭、躲在厌食症外表下的个人建立联系？厌食症的盔甲摧毁了语言的内容，让身体受伤。但是，一旦我们翻译出包含个人内容的微小差异，她的眼睛就会发亮。要让她眼中变亮的白墙转换成梦想的屏幕。

　　一天，我因这种照顾将死之人的方式而疲惫不堪，告诉维吉妮她就像正在被流沙淹没，我看到她离我很近，但如果我要救她就会对自己构成危险。我伸出手但抓不住她，她离我很近，我们能互相看到彼此的眼神。我说如果她愿意伸出手，我可能就能抓住她救她出来。我说没有她的手我也无能为力。我感到她很激动。一丝生命的颤动刚刚产生了。

我们确认治疗联系所处的领域，即"游戏的领域，一直延伸到创造生活和人类所有的文化生活"。更确切地说，如果我们在恰当的时刻以合适的表达说出她们在疾病中的一些经历，并能够让她们认识到它的正确性和真实性，我们就能减轻她的焦虑，将对联系的恐惧转换成可承受的害怕。这里的关键在于时刻的选择和翻译的谨慎,后者显示出对她身上最主观部分的关注。在厌食症治疗中,我们似乎要通过建立一个特殊的语言框架,才能与被盾牌遮掩、活着的主体进入联系。在我们刚刚提到的对话外,定义游戏空间的治疗环境确定了以各自方式在身心交汇处创造以交流联系为共同目标的三种明显、互相独立的治疗关系。一个病人曾清晰简单地定义这三条途径:"一条在进食上,一条在现实上,一条在我的感受上。"与心理治疗联系共存的其他治疗联系是第三者存在的具体化。

这样病人身上还没有内化的对象被具体地物质化:即所有与他人联系的特殊和部分特征。一条关系不是唯一的,但总是独特的,不与其他关系相似。如果病人与治疗者的关系被看成是唯一的和优先的,它就变得没那么令人害怕。可能拒绝会加剧,因为初期联系的移情作用占了优势,阻碍了谈话中共享情感转移的建立,这种共享让病人后退并缓解焦虑。这些病人的内化功能出现障碍,因为她们的联系按照口头优势运作,全有或什么都没有,我们曾给出三种隐喻:没有或贪食,没有或侵占,没有或伪装。因此她们因为害怕吞下一切而没有区分地拒绝一切。这样她们就长期没有同化,她们害怕本应进入体内的东西留在身体内成为异物,并可能从内部迫害自己。

如何接受拒绝?要在怎样的领域接受它,首先要将它看成一个全能的拒绝,然后是隐藏的信息,最后才是可以被理解为用拒绝求助的矛盾行为。"我将这经历的重要领域定位在个体与环境的潜在空间中,潜在空间在一开始就同时联合和分离婴儿与母亲,当母爱通过安全感的交流显露和表现时,能够在环境因素中给予婴儿一种信任感。"(温尼科特)

下一次谈话时，我在等待中想到了没有改变的东西，我与维吉妮的眼神相遇，她还是什么都不说除了"不要管我，让我如愿死去"。我突然想到上次当我微微触动到她，她脸上泛红显露情感时出现在我眼前的画面。如果她伸出手，我能够抓住她，这个比喻简单构画了我们之间节制的话语（我并不是说她拒绝跟我说话）。

在与这些病人见面的情形中，我们的处境是尴尬的。厌食者个性化尝试的特点"不"通过悲剧的治疗拒绝表现，因为现在身体得病了，脆弱得令人不安。她可能会死去并将这种可能性展示在我们眼前：她不愿再进食。"如果我愿意我可以决定，我的意志代替了理性。"这似乎是厌食者要说给我们听的，意味着她们不仅不愿进食，也不要治疗。就像她拒绝食物和治疗联系一样，她表达了"我不愿意，我决定了"。这种排斥吸引着治疗者，它排斥与他人的关系，排斥联系自己的想法。这种态度吸引我们，让我们充满某种敬佩之情，因为这个谜一样的病人将受社会赞美的身体推到了极端，表达一种反抗，一种对"制度"的拒绝，其中包括现代医学……治疗者介入治疗处在危险中的个体。他们要找到一种不仅仅是针对生命危险的方法。因为厌食症的治疗必须要通过建立倾听关系找到残缺的生命火焰，强烈的死亡欲望占据并折磨病人，只有在倾听中它才能被说出和听到。通过这条起初如此微妙和珍贵的倾听关系，我们才能进入她的困境，完成同步和历时的历史化。当病人和治疗者的关系从不可能过渡到可以想象之时（通过没有计划地承受自身死亡冲动的能力），她就能真正感受到是什么将她滞留在这种内在痛苦的潜伏状态，通过威胁生命的严重厌食症成功将它暴露。

　　我们可以极端地将神经性厌食症中的治疗拒绝观点反转，尊重并接受它们，将它们视作治疗的中心地带，它们可以用自己的生命力浇灌剩余的治疗。因为拒绝的中心位置是厌食态度秘密主观的本质，但它还处于去主观化中。我们的工作在于找到它，让它在转移到病患关系中后变成主观化的源头，因为它将受到欢迎，也就是它的矛盾将被认同、被接受、被讲述。

　　的确，去主观化的领域是主观保留的地点。它是痛苦的中心和源头。我们要从这里开始与受伤的主体相遇。这是一个不可改变的要求，一个等待答案的拒绝。沉默的拒绝意味着这种不可改变态度的反论。就像刚学会走路的孩子用"不"来回答"过来，好吗"，在那里等待或躲起来。孩子们在游戏中，我们会去找他们并最后找到他们。"我找到你了。"这个句子很强烈。在我看来，厌食症患者在用生命玩这个游戏。游戏变得十分严肃。为了找回真正的生命她真的用生命来游戏，即声明她是真实的敌人，想要被尊重，她可以威胁到别人安宁，就像她的安宁从小被威胁一样。总之，她决定冒险深入敌人后防。所以，作为治疗者，我们必须明白，面对神经性厌食症，我们不能冒着生命危险使用一般的心理治疗态度。

　　我们只能让病人完成她的尝试并加以肯定。弗洛伊德认为，在解释焦虑无意识机制的心理工作基础上的传统分析技术不能用来治疗神经性厌食症，因为紧急情况会让病症加速演变。他认为精神分析治疗不是合适的方法，因为我们没有足够的治疗时间来应对生理危险的演变。因此精神分析法不应该是心理治疗的手段而是听到和认同情感的倾听方法。在厌食症治疗的紧急情况中，我们要放弃整体的精神分析法,但保留它带给治疗者的倾听优势和陪同的灵活性。

伸 出 的 手

我们在此书的第一部分试着将厌食症的过程系统化:从危机到混乱,从混乱到更新。通过发现早期联系和厌食症治疗联系,身心连接的问题以另一角度呈现。因长期厌食的身体失去了生理平衡,并用痛苦威胁心理平衡,重新进入一种困境,就像身心混乱的婴儿。厌食者的身体脱离了基础调节的生理框架,就像困境中的婴儿一样一无所有。既然婴儿依赖母亲找到身心调节的平衡,因此我们想要知道神经性厌食症的爆发和人类哺乳的早期是否存在身心的因果联系。我们可以将神经性厌食症看作是因母婴联系错乱造成身心障碍的一种再现吗?最后一个问题:治疗拒绝是不是表达了对母亲慌乱照顾的拒绝?

在治疗中接受厌食拒绝的象征化会不会是联系重建的第一步?这一重建必须要容纳拒绝,将它看作联系的基础,联系最终能包容拒绝,把它当做区分母婴尝试的一种表达。因此,我们将治疗经验看作由拒绝和拒绝进食为起点的联系重建经验,通过反思它最重要的部分来找出以上问题的答案。维吉妮强烈表达治疗拒绝时只有 16 岁。她在住院治疗期间找到了如何象征化区分的尝试。我们看到她的拒绝变得有趣的时刻。

在下一次谈话中,凭借我想象中画面的力量以及我口中曾经触动她的话,即如果她愿意伸出手我可以抓住她,我建议她使用手,而不是明显还无法掌握的话语。我请她画画。她同意了。她找来铅笔和纸,画了一朵普通不过的花,但它却被拔出,扔在草地上。然后画面变得更个人化。她开始大胆地画一辆小卡车。她说:"这是送奶人的小卡车。他送奶来了。"

要给这些病人时间,就像我们对维吉妮所做的一样。给她们时间来改变我们的治疗习惯,将她们的症状转化成文化症状,即创造性症状。给她们空间让她们移除拒绝接受治疗的大山。让她们清除一切,将不可能的联系变成一种重聚。给她们时间创造一种能再造的联系,在我们的帮助下尝试自我转变。时间是我们能给的最好的治疗方法,在我们的同意以及心理工作确认下,让她们找到表现拒绝并在治疗中确认的方式。我们不能再要求病人遵从我们的治疗习惯,这是治疗者接受反抗和要求的方法:尊重她拒绝和求助的矛盾态度。要找到一种折中方案。

　　紧接着到来的圣诞节因为我们的分离而变成了不利的时机。她刚刚重新生活。我约定每天晚上准时给她打电话。在电话里,她只是说她还在,我跟她说明天见。但这些短暂的时刻让日子有了节奏。

我们早先谈论过节奏。我们说过合适的治疗态度在于不主动出击,采用女性态度,通过游戏空间(房间)、隐喻(手)以及对每次见面节奏的记录(因为隔离,与家人分离的圣诞假期是住院期间很痛苦的时刻,但在圣诞假期打断这种节奏似乎是不可能的)唤起幼年的回忆。作为精神分析师,我首先放弃了话语的优先使用。当我说没有她的手我无能为力时,她通过脸红所表达的情绪回应了我的情绪和话语,我任由这情绪引导。虽然她处于能用话语交流的年纪但我仍然通过她的手倾听。我让她画画,仿佛面对的是一个小女孩。她的画像极了孩子的画。花象征了我们共同的女性特

征,即我们互相接受的能力。开端并不坏。在我对她的接近中,我
们懂得互相接受并乐意互相注视,仿佛我们就是对方,像花一样害
羞和脆弱。我们的互相驯化有了根基。但维吉妮将自己比作一朵
普通的花。她可能在初次尝试中还放不开。我表达过无法触动她
的无奈,同时我也表现了对她的关注。这种关注让她找到办法靠
近我。我认识到我们之间联系的困难。

　　假期结束后,维吉妮开始回忆童年时与母亲关系中的困
难。维吉妮的母亲在长期的心因性不孕后有了她,她是珍贵
的孩子。她想象婴儿的自己躺在母亲的怀中,为了逃避失去
生命的感受移开了眼光。她不知道别人是否跟她讲过这些。
但她自己在一张照片上看到这样,婴儿的她躺在母亲的怀里。
她们的关系看上去冷淡并令人窒息。母女关系非常苛刻。她
母亲对她每个小进步都欢呼雀跃,但母亲天生并不温柔。维
吉妮认为自己曾被过度鼓励。她父母鼓励她的认知和动机发
展,但不关心她的情感和感受发展。来她家送奶的人带着香
味浓郁的奶桶,她希望出生在这样一个送奶人的家庭。生活
或许会更简单。

她希望有一天母亲能承认自己的缺陷。我通过图画而不是话
语,帮她找回更加热烈联系的源泉。她感到更加自在了。她将我
认作童年时的送奶人。我们渐渐接近维吉妮口部拒绝的象征意
义,厌食是她拒绝把嘴巴靠近母亲的身体。在母亲怀里的僵硬可
能意味着对母亲强硬情感的拒绝。我可以想象她的母亲可能没有
真正地注视她,没有像注视一朵新生的花朵一样关注她,又或者就
像她为维吉妮早期的快速进步自豪一样,她更想要为了装饰而摘
下这朵花而不是让它在自己的环境中生根成长。

　　治疗联系的故事要从软化僵硬开始,当治疗者降低让维吉妮说话的要求后,她的僵硬也会让步。通过画画,维吉妮希望以治疗者的来访节奏重新找回送奶人到来的幸福感。作为日常运输奶的交通工具,图画中的小卡车象征了传递。"形成图像并通过重新组合建设性使用图像的能力取决于个人的信赖能力。"(F.Plaut, cité dans *Jeu et réalité*[1])

　　我们给创造性经验留出了空间。我们必须给游戏开端留出包容空间,并承认它的存在。但不能对它进行解释,因为解释可能会入侵维吉妮刚刚获得的空间。重要的是待在一旁,让转折现象生根。这个地点在连续和连接的时刻,在此转折空间开始建立,她能在我们的陪同下感到安全和信任,这就是我们所要建立联系的开端。所以在这时刻我必须在她身边,但不宜过近,从而建立与她创造能力相反的联系,建立父母或治疗者的优势。因为创造性领域的发掘会"让个人进入病理性条件,被其中的元素迫害而无法脱身"。

　　我们确实看到一种移情。与治疗者的联系首先是拒绝和求助的关系,是绝望的希望,然后变成与母亲的关系,最后是与送奶人的关系。这种移情现象是令人喜悦和有趣的。维吉妮显得更自由。我开始发现她的幽默感。我在假期扮演了送奶人的角色:每天给她打一个简短的电话。我建议她使用简单的东西来划分每天的节奏。我使用了在彼此使用范围内的东西:电话。游戏不就是使用我们能找到的东西来创造一个游戏,一个能让我们交流的游

---

　　[1]　Winnicott D.W., *Jeu et Réalité. L'espace potentiel*, trad. fr. de Cl. Monod, Paris, Gallimard, 1975.

戏吗?

我们开始创造一些尊重自我和他人的条件。病人和每个人说"不"的能力都找到了合适的位置。维吉妮能够回忆了。通过在母亲怀里拒绝联系的回忆,我们明白了拒绝治疗的关键(让我去死)。因此进食拒绝的根源在于拒绝在青少年期又一次被父母牢牢控制,迫使她将所有的时间用在学习上。我们可以明白当我们鼓励维吉妮进食时她所感到的恐惧。我们鼓励她前进,但对她来说我们重现了母亲照顾中冷淡的过度鼓励,就像在学业上的高要求一样。比如,为了复习她经常被禁止与朋友外出。当她谈到童年和青少年期时,总是强烈地抱怨这干枯的沙漠。得益于她的投入而展开的特殊联系空间必须属于她自己。它成为让她能以不同方式认识我们、认识自己的找寻和创造框架,虽然她已在家庭中尝试了这些方式并经历了失败。

住院时期从事先的咨询调整开始,我们会在这些咨询时讨论框架的关键点。这个框架不能太严格。它要被看做一个游戏的空间,一个尊重对方说"不"的空间而不是一个禁止的空间。为了摆脱力量的对比,我们必须要创造一些允许病人坚持说"不"但又能听到环境中"不"的条件。治疗框架的"不"不是治疗欲望的化身。它是一个现实原则的结果,即身体犯错误的可能性。在这个背景下,治疗者没有处在强者的地位而是处于比起拒绝说"不"之人更感兴趣的位置。这不是确认、强迫、限制、让她进食或组织分割,而是倾听、陪同、移动、创造、陪伴、重新引入另一种节奏和联系。最终我们要建立一个最小化的框架,让我们可以将无法避免的空间转换成游戏的空间,然后一点点变成自我的空间,走出疾病。

萌芽的图像

现在与情感所对应的情感存在已经得到确认，我们就可以治愈维吉妮的冷漠了。与她这样的病人创造联系需要漫长并需要耐心的寻找。联系的寻找通过连续的调整在摸索中前进，我们同时也要考虑到病人对我们方法的反应，反思我们从中得到的线索。她对我们之间发生的一切持怎样的看法？**皮耶拉·奥拉尼尔[1]关于成人或婴儿、治疗者或病人对他人产生早期情感的观点，可以用来概念化话语萌芽时的关键事件。陪同的质量尤其重要：通过我们身体的平静来平静病人。身体的放松和声音的悦耳证明联系中的信任。对联系的信任可能很晚才出现，有时候是在病人成形数年后。当厌食症状变成回忆时，在陪同病人的质量上，作为对治疗者身体平静和声音生命的回复中，出现了未来分析经验希望的萌芽。这种信任表现在形成图像的能力上。**

我们可以说在病房里和一个精神分析师会面的经历就像是与一个儿科医生的关系经历。我们体验到无意识的惊喜。此时出现了一些移情现象：从"让我死"到"看我的花"，从方形草地上象征女性特征的普通花朵到送奶车的图画，再到等待送奶人的快乐回忆，病人最后讲述了对于简单接触的感受，与这个人的接触如此简单，让她想要出生在这样一个家庭。此时，我们辨认了一个移情的出现，她从拒绝过渡到欢迎，我们在成为她的母亲后又成了送奶人。她无意识地脱下了厌食思维的外衣，裸露着，等待被发现。她开始

---

[1]　译者注：Piera Aulagnier，法国精神分析学家。

通过自己的词语发现"我"，并说出从自己伸出的手以及信任产生的图像："这是送奶人的小卡车。"当我们不久后发现这些话中包含的童年联系和自我联系时，她感到惊讶。在住院初期，治疗者的话听起来是对的。病人的话也是真的，因为它们显示了她身上"我"的存在，但它的声音渐渐听不到了。这个声音很长时间来被掩盖了，被掩埋地越来越深，完全被疾病喧闹的声音堵塞。话语的通道被截断。她似乎无法疏通。治疗者的第一职能是疏通出一条通往话语和住院意愿的通道。

我们体验了人类最初联系的特征：在我看来厌食病人和治疗者间言语乐趣的创造时刻都有这些特征。当我们成功地在最初联系中重建人类存在时，看到的是幼年时的状态和气氛。这些时刻有一种音乐性。此时的注意力集中在声音和身体上，在人类和生物内在的存在上。从此，一些事物开始萌芽。虽然词汇的枝叶还需要很长时间才能长成，让话语的树更加美丽，但它重新拥有了生命。在住院期间唤醒话语的乐趣并不是那么容易。很多像维吉妮这样的病人长期惧怕话语胜过一切。在住院期间只有很少的片刻能够真正投入话语，并且不是以可操作的方式。但这些片刻足够用来准备厌食症之后精神治疗或精神分析，就像维吉妮的病例。我们可以将这些片刻称为"放松的经验"：通过与使用过这个方法的病人在之后、甚至住院多年后的交流，我一点点抓住了首次驯化的精髓，我长期凭直觉使用它却无法解释这一现象。

就像抱着一个患病的婴儿一样，我试着在放松的时刻通过词语触动被厌食症严重伤害的病人，病人就像婴儿一样在感到安全的身心允许下得到了肌肉的放松。我慢慢学会了在紧急的实验治疗咨询中创造同样的短暂经验。如果在这些实验治疗中可以习得这种放松的经验,在两次咨询间感到不会遗忘的幸福,即使它的影响慢慢减弱直至消失,病人也可以避免住院。一些东西在这些片刻明确生根,让病人重新获得词汇的乐趣。对维吉妮来说,就是她淹没在流沙中,我让她伸出手的画面,在这个画面里她有了放松的经历。当联系产生时,生命又萌芽了。很长时间里厌食症患者看上去都是冷淡的,因为我们还没能一起找到有利于她们表达的途径。我们刚刚所讲述的与维吉妮圣诞假期的故事就是这样一条途径。婴儿好像很早就能分辨人类和物体。这些病人可能曾是十分关注人类和物体区别的婴儿,因为怀疑这种区别而不停寻找区分人类和物体的时刻。

生物的灵魂,活与死

生物和物体表现了对活与死区别的关注。维吉妮叙述中的关键让我想到了圣诞前夜的"让我去死"。多少次她不得不如此面对与母亲之间的误解呢?分析过后,我们可以更好地理解要用什么办法才能接近她并让她回应我们。对她来说最好当然是大部分时间不用反应。这些能与厌食症患者相处并找到方法让她们对另一个人的存在感兴趣的人可能自己本身也是对环境十分关注的婴儿。婴儿注意区分生物和物体,活和死。这种对原始生命的关注会通过物体、房间环境或窗外的景色表现,因为它们比人类的存在更真实。桌上的一个物品变得比精神治疗师更重要,因为后者失去了所有的现实性。但当病人成为母亲不舒适怀抱中的僵死活物时,治疗师可能会感觉到婴儿的这种早期关注。通过区分,维吉妮也向我们展示了她的行为是如何像物体一样封闭自己,不再能感受到死气沉沉的身体所发出的痛苦呼救。

时间的节奏很重要，它们是未来主体的早期灵魂，在身心还没有融合的生命初期。亚里士多德说过"灵魂是生物的动力"。确切地说，就是在早期关注产生的时期里可以信赖。可以信赖，不是完美，而是承认缺陷并表现出来。但是陪伴质量的规律节奏性十分重要，因为病人很可能要长期返回到幼年氛围中，在这状态下，时间还没形成循环节奏，因为夜晚来临而一天结束，因为一天有头有尾，时间也就有了起点和终点，肉体为了生存占据了优势。这种经历有可能只要重新体会一次，病人就能很快地进入到联系下一步，即令人沮丧的黄昏时刻[1]：它标志着孩子与成人晚上的分离，因为成人想要在让孩子睡下后单独相处。

我们在多年后的分析中又遇到维吉妮，这让我们能将治疗联系和父母联系结合起来。我们发现了她早期联系的历史。

几年后，维吉妮来诊所找我。她已经是一个漂亮的大姑娘了，看上去热爱运动，可能有点男性化但不过分。可能她还是忙于寻找还没有得到的母性联系。这一联系不是她来找我的目的。她以治疗联系为支点展望母性联系。那时正是她第一年医学考试后。在考试的前夜她母亲打电话告诉维吉妮自己得了一种少见的、不易发觉的疾病。流沙又一次出现在维吉妮的脚下。她感到焦虑，担心母亲的未来并害怕失去她。但她也因为这次打扰而非常生气。因为她正在专注地复习准备迎接第一年的考试。为什么母亲不能过几天再告诉她这个

---

[1] 编者注：原文"l'heure entre chien et loup"，这是一句法国谚语，字面意为"狗与狼的时间"，指黄昏时分万物轮廓变得模糊，人无法分辨从远处走来的是自己的爱犬，还是前来捕食的狼。

可能还不确定的烦恼呢？为什么母亲总是先考虑自己而不是她正要面对高难度考试的女儿呢？为什么母亲没在自己身边？在这晚维吉妮也非常需要关心。母亲难道忘记了她也是个敏感的有血有肉的人？为什么她没有想到自己的女儿会因此不安而无法专心应对考试呢？

维吉妮把自己想象成母亲怀里的婴儿。她说自己将头和身体远离这个不热情的怀抱。在她变成成熟的青少年即将跨入成年人行列、面对充满希望的未来时，她发现了母亲对她的嫉妒。

无法接受这一发现的她希望在开学后来我的长沙发上谈谈。她需要沙发支撑身体的感觉。我以为维吉妮躺在沙发上找回了剧烈的运动感，她想象自己正在障碍滑雪，感受到冲破一道道门的速度。对她来说，在沙发上话语乐趣的自由感类似于她出院后的感受：她热爱滑雪，享受惊人的滑行。她可以从很高的地方出发，在陡坡上障碍滑行、加速并想象我在下面等她并看着她下滑。但她忘记我时，就能感受到完整的下滑乐趣和专注，她那么近又那么远。她在治疗师面前很放松。但同时，在这画面中还有来自父母的东西。她可以信任他们的一些改变，因为滑雪代表了他们对她态度的第一次转变。在住院前她的父母不愿意她参与体育活动，因为过于危险。他们过度的保护让她抑郁。之后他们接受了这一改变。他们甚至在滑雪站买了一个木屋好让她进行滑雪。她并没有拒绝父母的好意。

当早期联系的历史是拒绝的历史时，厌食生存的状态在不知不觉中超越垂危感成为一种心理生存的状态，就像她在早期联系

235

中所经历的。神经性厌食症只是在寻找一种勉强生存的状态吗？这种状态带来身心垂危和谋杀的体验。维吉妮需要我的支持。她通过具体地依靠沙发与滑雪幻想中的雪山将支点实体化，从而具体化还没有完全内化的支持功能。她对自己没有自信，觉得还会动摇，就像考试前母亲引起的情绪波动。在与母亲的联系中，她刚刚发现了爱与仇恨中无意识的力量。母女之间的一些东西开始解冻。但她还需要进一步了解这个力量世界，这力量黑暗、巨大，但却隐藏在无声中。所以我们要明白厌食青少年早期成长的运动感特征，试着寻找她们运动和智力过于敏感的原因。

事实上，我们看到联系是建立个性化的基础，但同时联系又建立在个性化的基础上。维吉妮在沙发上幻想的动感画面表达了她一心等待成长的心情。这个幻想是做梦的结果。治疗的联系不再是一面白墙而是梦想的屏幕，是滑雪板下的坡道，是自由分析联系的倾向。通过在我的身边找到支点，她重新找回了身心的活动性。她感到自己活着，就像滑雪板在雪上找到支撑。面对场地的高度，她用身体运动做出回应，快速前进，就像这里面对自己和对我的情感之间的差异一样。同时，地面结冰被雪覆盖的画面是对她过去早期联系的隐喻。早期联系转移到了与我的联系中：长期以来她不得不在结冰的地面上找到支点并很快地脱离母亲的怀抱，她很早就学会了走路和自理。现在她却必须永远地以不平衡的方式前进，重心前倾，就像在滑雪中一样。在学业和职业上，她是一个冲锋者。一个努力工作，可能会沉迷于工作的人。

现在最初治疗的目的已经达到：从拒绝出发建立发展"我"的最低条件。我们在临床说明的帮助下找到了治疗关键的措施：厌食症患者无意识地陷入了绝食癖的欣喜感中，联系在绝食癖的腐蚀作用和营养不良的磨损作用下被打散,我们必须要找到或创造联系重建的趣味时机。这一重建通过接受拒绝和转移作用实现,拒绝中暂停成长的胚芽是对主观的寻找。青少年在厌食症状消失后感到的深渊和空洞——如果这不是限制性厌食而是呕吐与暴食性厌食,那么这种感觉会更严重——不是对未来的害怕,而是一种经历的反馈:她们在事后感到了陷入绝食癖和营养不良的后怕,对创造自己体内空洞的后怕。当时是她们的主观化条件出现了缺陷,绝食成了唯一可用的解决方法。然而,绝食引起了身体疾病。在特殊的帮助下这种疾病是可逆的。疾病一旦形成,如果要脱离深渊不再重新堕落其中,不像佩涅罗珀一样在夜晚编织白天一直等待[1],就要结合使用身体治疗(解决营养不良)、心理治疗(通过接受拒绝和建立话语乐趣重建联系的游戏空间)以及营养治疗(恢复味觉、创造与事物的另一种联系)的资源放弃空洞。

茧,重生以及建立"我"的空间

最终厌食症会重复它所揭露的心理垂危,即放弃自己的节奏来维系养育自己的母性联系。她们的母亲难以感受到婴儿与自己的区别。这些病人在婴儿时期放弃自己的节奏来跟随母亲的节奏。她们顺从母亲给予的略显生硬的唯一存在方式。没有共存,即没有一切同时存在的可能时间。母女之间没有试着更好地相处或有时候更差地相处。女儿放弃本可以代表哺乳节奏的主观性雏

---

[1] 编者注:佩涅罗珀(Pénélope)为古希腊神话英雄奥德修斯之妻。其夫征战未归,生死未卜期间,面对众多求婚者,她称等自己织完一匹布料就嫁给其中一人,于是她白天织布,夜晚挑灯拆布,以此拖延时间。

形。她不得不跟随母亲的步伐而生存，不再能发现不同的紧张并放松节奏、不快和愉快。在发现母亲的防御性后，她放弃发现自己的不同。

成为青少年后的病人失去遮掩，因为母亲一直在遮掩。她重复以前的食物联系但不是有意变瘦。因为厌恶进食，她追求食物的乏味和单调。她失去了味觉，放弃了舌尖的乐趣。她有意识地有了另一个目的，即青少年的谋杀，对家庭顺从的谋杀。她想要谋杀自己身上迎合他人期望的人格。她的顺从来自婴儿时期对自己个性的放弃。她想杀了它来寻找自己的不同。主观性的垂危是她对早期母婴分歧、之后父母青少年分歧的心理解决方法。这种牺牲的谋杀追求是重生。她想要像凤凰一样从灰烬中重生。想要变得不同，首先要经历重生的混乱。但这种牺牲会是新生的源头吗？这才是关键所在，如果青少年能够恢复被顺从牵制的活动性，她就赢得了这个极端的赌局。但对区分状态的深层谋杀原因有时候对她来说也是一个谜。因为早期的经历早已被忘记，克制的欲望中包含无意识的动机。通过进食、联系、治疗的三重否定，反抗的动机渐渐出现但仍然隐秘。此时需要第三者的存在来激活分离以及萌芽中的个性化进程。治疗者的关键在于将三种否定变得有意识。这不是一个简单的游戏，因为动机不能一下子就得到完整的解释。

变得有意识的第一步在于接受拒绝而不是消除。消灭症状是一个致命的错误和一种悲哀的治疗态度，因为对拒绝的接受可以让厌食症的意义出现在治疗中的并且象征化，所以首先要让拒绝出现在治疗场景中而不是对它进行解释。从行动到话语，拒绝在治疗框架内有了意义。治疗框架中一定要留有"我"的舞台，让胚胎状态的"我"从被打断的地方开始重新演绎,即初次口部联系的阶段。所以,必须通过进食重新经历口部练习的阶段,发展舌尖上的味觉,发现细微的差异,让治疗框架突然成为话语的乐趣。咨询的节奏是话语的支撑,我们在本书第一部分看到时间的组织建立在神经性厌食症的身心混乱之上并成为更新的源头。治疗空间通过话语的时间节奏和共享感情建立的时间性成为主观性的组织结构,成为包容空间的代表。在这个时间和空间的框架里,病人和治疗者的相互信任中产生了隐喻。这里的治疗者不是一个人,因为在病房的谈话环境中有多个第三者存在,我们仍然需要具体地化身为第三者来避免对对立关系的恐惧。容易找到的附近的其他治疗者则明确地代表了家长。

我们将在第九章以瓦莱丽的病例再来讨论"我"的轨迹。在17 岁时接受住院治疗的瓦莱丽 7 年前在有了一个女儿后前来分析治疗。重复的问题被尖锐地提出,因为她的女儿出现了早期的腹泻问题。我们想知道她青少年期的厌食症经历是如何通过身体感受和口部关系基本节奏的调整重复初期联系问题的。在这种情况下,住院期间的拒绝表达会更加模糊,我们会看到这种模糊和复发在治疗中讲述的是另一个初期联系的故事,一个过快的故事,正如在住院期间快速治愈从而避免表现出重复和固执的拒绝,这是与维吉妮的不同之处。

第七章
舌头和味觉

一旦痛苦和厌恶减轻后,住院治疗首先要重新给予舌头生命、找回菜肴的味道和话语的乐趣。弗洛伊德在《精神分析引论》(1937)中谈论5岁前内心世界时提到了我们在严格的隔离期间所面对的情况:

> "'我'夹在'它'和外在世界之间,'我'必须满足前者的要求,也要接受后者的认识以记忆的方式加以使用,最后'我'开始担心自身的保存,因为'我'发现自己不得不防备这两者过分要求的夹击。"

我们可以在此处找到相似的类比:早期病症让孩子面对口部的冲动要求变得脆弱从而失去保护,所以我们要支持孩子的自我。心理医生会展开她的自我让她可以找回口语的乐趣,营养师会帮助她找回味觉重建自然的食物联系。这种话语和味觉分离的治疗关系让病人安心,因为她经历的部分治疗关系让她具体地学着区分部分和全部。这样她也可以脱离全有或者没有、没有或者永不的病理联系方式。

隔离期间所有治疗联系的共同目标是利用所有具体的机会帮

助病人建立一个内在的第三者。在前面提到的两种联系中，心理工作变得更加精确。病人学着跟治疗者一起重新经历她所经历的一切从而明白怎么样的途径能让她成功或失败。使用这种方法的前提是她必须找到形容感情和现实的词语，从而分辨/区别内在和外在世界。我们可以说她在对自我感受产生信任的同时也以退为进，保持距离去欣赏产生的乐趣、评价自己的话语（拒绝被理解）。与这种内心的最大距离不可分离的是自己及他人更加平静的存在。它奠定了现实联系更加坚固的基础，也就是说更加内化。我们帮她重走童年的路，建立一个后俄狄浦斯的超我，经过潜伏的时期，因为超我离开了"幼儿园"——从这个词具体和抽象意义上讲——至少部分地放弃了俄狄浦斯情结。但现在我们要将母性的时间置入由第三者制定的规则中，即治疗契约及其代表：医院治疗者。

　　住院治疗中的病房隔离以及查房、接近和离开的节奏创造了与早期联系类同的生命条件，因为在学会走路前，婴儿不能靠自己从摇篮中出来。隔离意味着属于一个人的房间，也是与正常环境的隔绝。病人独自面对由治疗和治疗者构成的住院环境。**所以隔离就是与自己的面对面，也交替着与治疗者的面对面，治疗者的存在有时会产生一种控制、一种共存、一种她有时可以感觉到像早期协调、与母亲贴身的情感同化。怀抱的质量是最基本的。**但怎样具体应对至少潜意识中拒绝治疗与联系的病人呢？这些病人不愿意放弃厌食症，因为当她面对焦虑，既是渴望（不过一半）又是分离（失去爱的危险），不够坚强无法承受强烈的冲动时，厌食症的爆发激活了初期联系的痛苦，她又会通过厌食症来控制这痛苦。

生物的心理倾听

我们必须首先通过减轻痛苦来产生味觉,因为过于强烈的痛苦会引起厌恶。厌食症的不同治疗者要在生物和人性的总体层面上研究厌食症的痛苦。他们必须要更加关心疾病中自己最不熟悉的方面。我们已经在第四章中讲到怎么与生理症状严重的病人谈论她们的状况、创造能展开心理症状的隐喻。那应当怎样做好生物痛苦层面的倾听从而展开焦虑的范围来面对生理痛苦和疲惫?怎样使用一种具体的想象的语言来描述所选词汇的象征意义?

为了降低困难,我们要在能够找到解决方式的地点谈论问题,这些方式往往首先是精心建议可以舒缓重症病人的具体解决方式。因为病人的基本问题在于焦虑过大,她们与焦虑对抗直至精疲力竭停滞不前。在住院的初期,我们总想知道焦虑能从先哪里开始减轻。我们总是在身心界面处找到如何解决厌食拒绝的治疗方案。不要将身心界面想成一个交界区,一边是身体,一边是心理。这样我们只会停留在分割治疗的观点。我们要利用身心界面来改变极度营养不良中身心双重混乱的复杂观点。

我们想要同时丰富身心界面两个空间的数据。厌食症的治疗很复杂,因为疾病本身很复杂。我们有什么方法来同时改变构成其复杂性的肉体和心理呢?我们在治疗初期拥有界面的两种工具:痛苦和味道,这两者同时属于生理和心理的范畴,不可分割;当我们在生理范畴改变痛苦或味道时,它们在心理上的强度也会相应地在质量上和数量上改变。界面的第三个工具是情绪,但它只能在用画面和词汇联系情绪时小心使用,因为这个工具倾向在外面（医院外）创造一种负面的协同作用。我们要顺势地引入情绪并真诚地回应它，让病人的感情得到回复，这个答复不是预先设计的，但从感情角度来看是真实的并且没有被病人的抑郁影响。所以在情绪的领域必须非常谨慎，顺势地进行操控。治疗者必须显示出平静和放松，让病人感到安全，因为她们刚刚脱离家庭环境中疾病的忧郁传播，隔离正是要让她们摆脱疾病中不稳定的他人影响。

首先使用身心一体的角度（**痛苦、味道**）一起来治疗她们。我们在第一部分中建议使用身心十字路口的隐喻来想象神经性厌食症身心双重混乱的情形。界面的隐喻是最现代的。它首先定义了一个复杂问题的方法论。厌食症的复杂性存在于**身心界面**。现在可以进行治疗反思了。首先我们在身心界面找到了疾病的模式，身心界面不是指交界区而是指我们可以解决治疗困难的区域，因为我们同时面对身体和心理。我们还要在下一章的**里外**时间中将界面的概念作为里外交流的隐喻从而把隔离与外在环境以及家庭现实联系起来。就像生物中区分细胞里外的功能一样，我们要用它来发现两者界面所发生的事情。生物学上把界面描述成通过细胞薄膜和细胞孔进行交换的表面，而细胞薄膜和细胞孔又被定义为细胞内外的通道。我们首先要用这个隐喻来从口语、语言和人文科学的趣味角度来思考**自然和社会的界面**。

在住院治疗中，我们冒着生理状态恶化的危险开辟了一条通向口语的道路。痛苦最终会被感觉到并说出来，因为疲劳让绝食癖的欣喜感失去了效力，而治疗者平静耐心地等着对这个棘手问题进行讨论。在心理医生的工作里我们可以看到一种生物倾听的层面。它让病人进入到两人的工作中，并在其帮助下描述身体受损的心理后果。在住院初期,心理医生的这项工作起决定性作用。以身心医学专家的角度倾听身体,通过讨论被严重损害的生命重新给予它所需的空间。以心理术语来讨论生物学可以打开治疗联系的大门。要试着用我们选择的词语来准确地描述痛苦。病人开始拥有一个自我认识和感觉被理解接受的倾听空间,不再需要听从一项要求、做力所不及的事或假装成一个心理健康的人。这种认同给她带来宽慰。她感到在做自己,而不是变得"正常"。

这种认同在身体和思想之间重建了一座桥。这座桥让病人有了脱离无尽孤独状态的希望,她深陷在这孤独中却不知为何。她的世界里不再只有难以名状的无尽焦虑,这焦虑无声地让她发疯,因为怕被人认为失去理智而无法喊叫。她十分害怕说话。她害怕被贴上标签。她像在噩梦中一样无声喊叫,却无法醒来。但这噩梦是现实而不是梦。她经常这样解释轻飘飘的虚弱感:她以为自己正在失去理智。我们要让她自己来倾听自己体内的生物。让她自己来发现这个新的交流空间,不需要靠得太近也不需要暴露内心生活、动机和变得厌食的理由,病人感到被治疗者尊重,治疗者不侵犯病人内心的想法也不要求她显露出思想的空洞。相反,病人觉得自己的厌食症被接受。在这些惊喜对话的帮助下,病人变得更自发。我们达到了趣味的空间。下面我们将描述与 18 岁的露西在住院期间的初期谈话。

痛 苦 的 词 语

如何触及痛苦,如何在讲述痛苦的同时认识一直拒绝开口的患者? 这就是露西的病例。

在经历了极度的身体痛苦后,**露西**在长期的拒绝后接受帮助。她在初二后就受厌食症折磨。她现在高二了。她首先在青少年中心住院,然后到医学教育学院,最后去了一所收留病人的中学。她的厌食症追溯到第一次性接触。去年她还能离开家人继续学业并迎头赶上,但在这样的环境中她很快复发了。警惕的诊所医生希望我们能见见她。当我们初次见到露西时,她很无奈地表达了自己消瘦到 36 千克的绝望。在假期后她同意在内分泌科进行住院治疗。一个后,她的身体状况恶化到了极点。在知道要来住院之后,她又强制自己更快地消瘦。之后她说是因为怕自己太快出院,以为我们只会在她体重恢复期保护她而在体重达标后她就不得不回到地狱。露西告诉我们她小时候十分喜欢韩赛尔和格雷特的故事,虽然这个故事令她害怕。现在作为治疗者的我们被认为是童话故事里的女巫,每天检查韩赛尔是否胖到能吃了。

露西要向我们证明相反面。我们从而发现了她关于吃人的焦虑。住院两周以来她还是不停地变瘦。她只有 29 千克。基于味觉训练的营养治疗一直无法实现,我们必须打破这个僵局。我们必须要能够与她真心交流,从而创造治愈欲望的转折点。但要如何找到前往她困境的道路呢? 让她不再受吃人焦虑的困扰。这条路必须经过对她拒绝的接受。我们知道她因为童年的经历拒绝联系,她坚持要先给我们讲述韩赛尔和格雷特的故事。我们必须要在占据她思想的身心痛苦中认识她。

我问露西如何承受身体上如此强烈的痛苦。她说自己晚上无法入睡。我说这么瘦弱的身体躺在床上可能是一种受难。她的确会感到自己躺在一张支离破碎的床上。而我知道她有一张柔软的泡沫抗痂床。我流露出自己的惊讶。她觉得装着泡沫管的外壳太硬了,让她很疼。她的话中有话——"外壳太硬了"。我请露西帮助我们找出一个制造更软外壳的具体办法。

露西成功地接受帮助并找到了更舒适的外壳。在这次对话中,我们就外壳的谈论从具体到抽象,但却没有进行解释。露西无法承受它,感觉被吞没。她不能直面撕开面纱、被认为"外壳太硬了"的内心,因为她的反刺激系统类似于只能在过硬外壳保护下集合的碎片。她因此而疼痛。如果我们探索其中的自发意义,她的进程就会被打乱,就像巫婆摸韩赛尔的手指来判断能不能生吃他一样。我们所说的结局方案必须能够具体地给她带来宽慰。通过谈话我们有意识地刺激她的想象来发明一些具体的解决方案。不久后,她会和护工一起实现她想象的解决方法,让她的床更好地支撑她的夜晚以及夜晚的焦虑。我们认为如果她谈论夜晚,那是因为这是她最难受的时刻。

现在,我们和她一起想象她可以睡在羽绒被上,她也可以让护工帮她铺床,一张舒适的床,她还可以再要一床被子,放几个枕头在双腿之间,这样就不会感到骨头贴着皮肤了。她接受了我让她进行想象的邀请,因为这样的想象内容似乎避开了她对内心世界的恐惧。我们的工作与针对她这个年纪的一般心理治疗咨询有所不同。就像上一章中的维吉妮,露西在睡眠和床的问题上进入与我们以及自己的联系,进入一种趣味的联系。这种情况框架给她留有余地。她可以立足于心理治疗联系的边缘,就像她会因为疼痛坐在椅子的边缘一样。这是骨盆抵着椅子的疼痛,也是她长期拒绝亲近的痛苦。露西有权拒绝传统的心理治疗咨询,加入我们通过不断调整创造的环境。

露西决定停止交流："好了，我没什么说的了。"我同意了她的要求。这一晚，她一觉睡到了凌晨三点。第二天，我向她解释她的失眠症出于生理原因："您的身体勉强生存，将您唤醒。它像一个猎人。它让您醒着，因为它等待着食物靠近的时机并不顾一切地抓住，虽然您的想法是相反的。"她进入了游戏。她考虑到猎人，决定给他所需从而让他停止狩猎。一点甜饮料能让她在醒来二十分钟后入睡。一点淀粉，比如面包干或饼干，可以让猎人在至少两个小时内不唤醒她。我让她与营养师和护工一起讨论组织进食的方案。

露西再次回到痛苦的话题。她感到另一种痛苦，一种紧紧钳制住身体的心理痛苦。我告诉她这就是痛苦的焦虑。露西说这天早上她感觉到了肩膀上剧烈的压力。这是一个她无法松开的钳子。她可以选择坐着而不是站着来节省能量照顾自己。但坐着的她也无法放松。她的肩膀被痛苦地绑在一起。她用手摸肩膀，感到的是如木头般的坚硬。

露西又一次想让我听到其中的艰难。她带领我继续自己痛苦的调查。我知道她能够承受我讲述具体以外的事情。她打开了心理痛苦的大门，让我与她一起进入内心痛苦的房间。我决定触及我认为最疼痛的焦虑心结。我认为她能够感到这坚硬的痛苦，就能够接受心理工作的亲密性，触碰被痛苦绑住而无法放松的区域。我感到她是害怕死亡而无法入睡。就像按住一个神经点刺激疼痛来让肌肉放松一样，这次我决定坦然直言。

"您要怎么处理死亡的恐惧呢?"她让我重复这个问题："对不起?"难道她想要确定是否听对了？然后她直率地回答道："正因如此我总是想要打开我房间的门。我害怕如果我有什么事别人可能会看不到。"我们处在一个关键点上，她找到了准确的词。这天一种治疗联盟结成了。她想要打开门，让别人看到自己身上发生的事。

在这次颇有成果的谈话后我让露西一个人待着。生活继续。我与护工见面谈话不是为了告诉他们我们的对话而是寻求他们的帮助，并让他们继续和露西一起想办法解决夜晚痛苦：身体不适、饥饿、夜间焦虑、死亡恐惧并且她必须知道我们会在她求助后前来，甚至我们不来的时候也想着她，我们懂得她的恐惧。一些具体的方法会变成抽象的隐喻。其中两名护工是第一次照顾厌食症患者。他们告诉我自己被露西的拒绝激怒。我们讨论了她现在严重的身体状况。他们把即将采取的治疗与严重心脏病病人的治疗进行了比较，严重的心脏病病人也因夜间的死亡可能而焦虑，之后他们对待露西的态度就转变了。以前，他们的怒气限制了他们的治疗可能。同一天晚上，露西和他们一起铺好了床并准备了应付猎人的储备。但夜间她没有用到准备的饼干。她禁止了自己。然而她在第二夜成功了。

"我在夜间醒来起身，裹着一床温暖的被子坐在打开的窗户前。我吃着夜间的加餐看着星空。我感觉很好，又入睡了。"

在不尽最大努力的情况下，精神的涣散阻碍了所有常规的心理治疗帮助。直率地说出这种情况后，病人和治疗者都可以更好地接受它并更深层地舒缓被掩埋在治疗中来自心理无能的负罪感。否则，这种负罪感可能将治疗淹没在负罪影响的空虚中。想要尽快回到传统心理治疗标准的顽固欲望会让病人丧气并让她和医生精疲力竭。谈论痛苦的感觉已经代表了两人一起思考并承认独自一个人是不可能成功的想法。**"外壳太硬"**的这类发现解释了

联系拒绝的消除。找回思考的能力是向联系开放的主要动力。通过讨论影响她的生物性，厌食症患者体会到话语联系的准确，但前提是治疗者不能向她要求更多，因为她的身体条件不能允许更多。

生物的心理倾听必须在绝食癖的戒断期继续，让病人可以讲述戒断期被误解的痛苦身体感觉。生物倾听提供给病人一个简单陪同，减轻她的恐惧。**在我们的语言里不一定存在描述严重身体症状的词语。我们的社会和文化都逃避死亡。在我们的语言里也不存在细微多样的词语来描述身体被摧毁，不得不接受治疗的痛苦和羞耻。话语不应该变得死板。**否则我们会像创伤者一样一直重复同样的事情。我们选择了一些与露西的咨询来讲解如何找到隐喻从而一起表达痛苦（她：外壳太硬，我：等待的猎人）。

为了概述这个过程，我们通过对**身心痛苦连接**的认识进入到一个**对话**，而不是面对贫瘠和冷淡的话语。在讲述身体生存的过程中，我们寻找痛苦的迹象。通过一起描述难以感受的生理痛苦范围，我们找到词语——区别它们。先从容易讨论的躺着或坐着的痛苦开始，然后到晚间的焦虑，一直到没有人察觉到的死亡恐惧，最后到被孤独封闭的痛苦。**我们在求助拒绝背后找到了噩梦中沉默的喊叫。**为了减轻甚至让心理医生都难以承受的强烈而细致的心理痛苦，我们会同时与病人身上能创造行动、照顾自己的部分对话，尤其是谈论那个被遗弃在心灵底部的存在。青少年可以在治疗者的帮助下找到具体的方法减轻痛苦，让她的房间、床和夜晚更加舒适。

这象征着承受穿刺般焦虑的她和照顾自己的人的第一个内在联系。厌食症患者不进行自我治疗只注重减轻自己的痛苦。我们帮她维持自理，尊重她独立的需要，并开始看护接受了一点帮助的她。病人重新和活着的自己接触，渐渐找回生命的直觉。**总之，我们尊重她对持久关系的恐惧**，我们不要求她交心也不强迫她专注于思维的世界，否则她将更加焦虑。对痛苦的关注会让她重新找回自信。**我们在帮助她成为受折磨和照顾自己的存在的同时，希望她能创造一个保护自我和使自己安心的内心第三者。**

但这样的治疗会让病人对存在于每个人内心的自我毁灭感到不安。我们内心存在着这样的恐慌以及目睹或可能参与毁灭的集体负罪感。生者的负罪感在看到病人的消瘦后被重新激活，因为消瘦让人想起强制的饥荒。然而只要这种激活是无意识的，它就会让我们将自己认同为侵犯者或对立者，或者引发无能为力的崩溃。意识到这种激活很关键，这样我们才可以正确对待病人焦虑情绪的影响，避免使用强硬或修复的态度。**让我们的外壳不要成为过硬的支点。我们会希望尽快地离开她的房间。但我们要尝试更自由地进入她的房间，和她一起建立自我帮助治愈身心困境的能力，理解她会无意中唤醒我们的困境的事实。**

嘴 边 的 词 语

创造治疗联系

有时候，和一些厌食症住院病人实际交流的欠缺会让我们确信她们的语言能力低下。有时候，我们总认为什么都没发生，因为她们不愿意说话。但是，这种猜想马上会显露它的缺陷，只要我们意识到她们只是不知道用什么词语来描述想说的事情。她们想要说出所承受的痛苦，却找不到准确的词语，因为这种痛苦还没有定型。她们不知道要从何说，怎么说。所以她们就不说话。但这并不代表她们感受不到痛苦。消瘦的加剧会因为肝机能减退促使疲惫状态显现。疲劳的感受可能会让瘦弱身体的痛苦更加不可容忍。如果我们能够表现出比昂所说的**无优先无背景**的关注，一条通往话语的途径就会出现。

厌食症不像神经症和精神疾病，它的痛苦是身心混合的，就像羊毛线团上的线互相交缠。其实这些痛苦不过是同一根扰乱的线。**为了与厌食症患者保持联系，必须接受变成微妙源头的混淆状态，因为这状态中会出现生命的源头。**如果我们想要简化，用同样的治疗流程来面对不同的情况，我们就等不来被称为"顿悟"的生命重生空间。

当疲劳出现，绝食的欣喜感不能再有效麻醉痛苦时，我们几乎要使用第六感去关注病人身上不易察觉的痛苦信号。因为病人此时能更清晰地感受到生理痛苦，她就会意识到自己所处的危险。在此处我们才能找到她，焦虑在这里成为治愈愿望和拒绝之间内在冲突的预警信号。焦虑是痛苦的。这空间对我们来说更加熟悉。它与死亡焦虑的痛苦相关。这些病人往往在过后说："我在这一刻放手了，"并补充道："我怎么能那么长时间不放手呢。"

我们必须耐心等待直到出现一种钻刺的焦虑，尤其是夜间：她们害怕死去。**她们因为疼痛而不能入睡。死亡的恐惧包围着她们。这种恐惧侵入被厌食想法控制的领地。厌食想法因此后退。此时，生命开始在力量较量中占据优势。**如果我们能成功创造带来乐趣的话语联系，厌食症就会消失。死亡的恐惧会转变成活着的欲望，当失去生命的可能出现时生命就变得更简单了。此时，体验死亡的直觉恐惧，就是体验人类生存的直觉。正因如此，痛苦的饥饿力量激活了像野兽般扑向一切的欲望，不管什么，甚至不管谁，就像一个食人者，这一切使这个受文明教化的自己不再显得恐怖（第四章）。活着的欲望让她们摆脱此类幻想所引发的灾难。生活开始重新大步迈进。

话语已是一个死气沉沉的空间，而说话意味着进入联系并在其中存在。然而，"存在于联系中"这个事实让她们莫名地害怕。至此，疾病不知不觉把她们排挤出社会生活，她们的消瘦程度令人震惊。她们感到人们以看一种奇异动物的眼光观察自己并且有意疏远。人们会出于谨慎或害怕离开她们。她们因此成为边缘人物。另一方面，说话也是进入联系，将想法联系起来。她们这方面的能力也越来越弱，纠缠的饥饿让她们只想着食物，但一种矛盾的罪恶感阻止她们进食。她们在自己的眼里已经毫无价值。因为无法战胜自己深陷其中的困难，所以她们同时避免食物和话语。她们现在已经离得很远，回不来了。因为病人不断远离给予生活乐趣的事物，不断用饥饿来惩罚自己从而缓解罪恶感，这渐渐毁灭了她们以及她们周边的人。她们和她们的家庭对厌食症持有悲伤的态度，互相失望。

厌食症治疗的特点是通过话语投入建立特殊联系。厌食症治疗要求不同岗位上每一位治疗者保持一致的治疗态度并充满人性。这是一种认真的治疗态度，富含生命的力量，能够思考生命的死亡认知。

神经性厌食症治疗的特色在于能够从具体到抽象、从抽象到具体，来回倾听并讲述词语和行动。共同的治疗态度产生隐喻，从一人的行动到另一人的话语。治疗态度尊重行动、决定和调整这三者功能。从行动到话语，从话语到行动，存在一面墙。但这面墙有美丽的门,这些门让话语起象征作用,让治疗的行为对心理生活有意义。此处还存在将联系传递给其他治疗者的空间:"和……谈谈,为……找到一个合适的解决方法。"

当交流是真诚的,话语就能寻找真相和联盟。当词语和情感表达准确时,交流就是真诚的。在这种情况下,词语和感受之间的联系处于经济平稳中,进入联系和保持联系是一致的。治疗态度总是考虑有利于病人反思的态度(联系自己思考……,看到自己,并就所说和所做的事反思自己)。厌食症的治疗需要保持准确的距离、保持尊重病人责任的态度,从而发展她的主观性和现实原则。现实原则就是生与死,必死的身体和流逝的时间以及生命的维持和传递。它们的影响存在于代代相传和性别区分中。这些原则的具体表现是病人对三种治疗联系的区分。就像露西所说,存在着可以倾吐感受的联系,可以谈论食物的联系以及讨论存在的联系。承认不同的治疗联系,即懂得协调它们。病人发现自己对过于亲密关系的恐惧受到尊重,她还可以发现差异的乐趣,从而知道差异并不意味着没有联系,相反的,随着她对别人的了解,在不同角度间进行辨认、内化选择的内容,她就能够在不同的责任间建立联系,认识到它们的互补性。这样她就可以配合治疗。

说话的乐趣

住院治疗给心理治疗提供了一个特殊的框架,即病房和行为的框架。这个框架的特点在于能够开启话语的通道,即从身体到欲望的话语。心理医生每周前往病房谈话。他进入一个不属于他的空间。这细微的变化让病人能够注意到他进来的方式,他尊重作为谈话地点的私密空间并娴熟地支配空间,等等。这些动作是她缓慢进入联系方式的迹象:敲门、邀请进屋、坐下或等她坐下的邀请,一切都在无声地述说……一切又回到早期联系和欲望的空间。这涉及对陌生人的关注,这种乐趣在形成的过程中显现,这个治疗联系的层面让人联想到母婴关系。欲望的空间通过见面、等待、准备的节奏以及病房这一谈话的框架而存在。

在露西和心理医生一起找方法让外壳(露西床垫的外壳)不那么坚硬后,在接下来的咨询里,坚硬的外壳可以隐喻露西的支撑空间(治疗者),也可以是她防止兴奋的外壳。在安置好更柔软的床垫后,露西可以不受疼痛干扰持续睡好几个小时。她又开始做从青少年期开始每个月好几次的同一个噩梦。但这次结尾有所不同。但是,她因重做这个噩梦而异常激动,因为她已经一年没做这个梦了。这一改变发生在她离开青少年寄宿学校期间。

在这个重复的梦境中,露西只有 5 岁。几个屠夫闯进她家,把她父母切成圆片,并将圆片沿着院子中的电话线摆放。露西藏了起来。屠夫没有找到她。他们用斧头般的刀将她心爱的狗切成片。露西藏在邻居的车库里。她听到她的小学老师在叫她。通常这个梦在这里结束,她从噩梦中惊醒。这一次,这个梦结尾不同,她和她的老师一起坐在外面看日落。

这个梦表达了食人焦虑,被饥饿痛苦唤醒,然后被小学老师的声音引开。这个声音带她离开 5 岁的家——内心世界和家庭世界。它让露西出来欣赏文化和社会,露西在 7 岁入学时发现了这个世界。通过老师的声音,她用尽 7 岁孩子的能量将之看做一种邀请,邀请长大,将毁灭性冲动的暴力隐藏,远离原始父母时代食人的幼儿性别。

露西在惊醒后哭泣。她想起诊所医生的解释:"屠夫代表死亡的想法,小学老师代表帮助。我哭泣是因为我应该更早接受帮助。我放开了。为什么我没能更早放开?您知道死亡对我来说是一部电梯。我在里面。所有的按钮都是往下的。没有上升的按钮。我能做的只是将下降的速度变慢,而不是停止下降。"

露西想向我展示一幅画,三个月前的一幅画。她画了自己的死亡。线条坚定。一个身穿白裙头戴白纱的年轻女子轻快地向她走来。我们只能看到一张椭圆形的脸,没有用来吃饭说话的嘴巴,没有呼吸的鼻孔,没有眼神。我们只看到她在下降和靠近。她的侧影让人联系到文艺复兴时期的画:一个拿着水盆或水桶的女人从楼梯上下来。露西评论道"只有死亡是白色,周围的一切都是黑的。"我是在这幅画完成不久后认识露西的。

一个顺从的孩子:为了活在母亲的认同中而死亡,父亲的作用衰退,存在过多的心理渗透。

失去联系的自我迷失引起对自我的放弃、落差联系的保存以及镜像发展。

错乱的联系使注意力难以集中,引起协商的失败和节奏的死亡。

露西在向我解释图画和梦境的同时,看到了 9 岁的自己。她在一扇门后听母亲打电话。声音渐渐变大。她的母亲在谈论孩子。电话突然断了。她的母亲开始大叫。大家都赶过来。露西因在门后偷听而感到内疚。她什么都没说,什么都没问。她只知道发生了严重的事情,因为从此以后孩子们就被禁止去看姥爷。她以为这是孩子们的错。这一夜她第一次做这个可怕的梦。进食障碍也在此时出现。她对于自己的兄弟姐妹没在梦里出现感到惊讶。梦境开始不停重复。露西因此去看心理医生。在家庭谈话中,母亲解释了这通电话的内容。家里有人去世。她的姥爷想让孩子们参加葬礼。本想让姥爷照顾孩子的母亲强烈地反对。这是她母亲第一次反对自己的父亲。此后她再也没有见过自己的父亲。露西于是明白她的母亲也经历了一些困难。

露西使用现在时表达了这个创伤性场景的持续性。在对话中,露西处于与不同治疗者的心理联系中。她将各人的关系线交叉,创造出自己缺少的心理联系:出于愧疚她自己割断了被帮助的欲望。愧疚感来自偷听电话的好奇心。她在母亲的喊叫后经历了剥夺的过程。不再与姥爷联系,不再进食。这是怎样的困境和恐慌? 对母亲的好奇心产生的愧疚感让她沉默。一个家庭的秘密让她的好奇心持续。总是有这样一个众所周知的家庭秘密;在孩子们还小时我们当着他们的面讲;就好像他们没法明白一样。这对孩子来说一直非常神秘。他知道又不知道,因为他没法完全理解,他用孩子的认知来解释所听到的,他还必须装作对大人的对话不感兴趣。总之,露西好像被封嘴了,就像她姥爷不想听她母亲解释一样。她肯定没想到母亲的生活曾经也十分不易。但她监视了他们的对话。比起家庭环境,在学校环境里与知识的关系并不模糊。至少,一切都很清楚,小学老师解释一切,我们必须专心听才能明白。

为了人性化露西对秘密的渴望,我向她解释道:"你知道圣尼古拉的传说吗,它和你的梦有不少共同点。"我联想到这个童话。考虑到她令人担心的睡眠问题,屠夫的剁肉刀切断了童年的生活,5 岁时对食人魔的恐惧又出现在七年级预备课程中,兄弟姐妹都无一幸免。露西不知道这个故事,它的开端如同噩梦,结局却完美。我给她讲了这个故事。

三个孩子去田野上拾穗……夜晚降临,除了几口吃的,他们还没有找到什么东西,于是不敢回家。他们非常饿,并以为自己迷路了。他们看到一束光就前去敲门。屠夫让他们吃饭并睡觉。在他们睡熟后将他们切碎放进腌肉缸。七年后,圣尼古拉路过这里。他打开腌肉缸祈祷。一祈祷完,孩子们就起来了。第一个说"我睡得很好",第二个说"我也是"。第三个对睡了那么久感到惊奇。听完这个故事后,我在露西的眼神里看到调皮闪亮的孩子的眼睛。

在愧疚尖锐的焦虑后,圣尼古拉的祈祷是和解的象征。就算我们无法原谅自己的罪行,上帝的心是宽厚的。他看得更远,代表了知识。当露西在众目睽睽下面对求知欲望时,这个童话帮助我将露西的食人焦虑人性化,即使她感到了食人焦虑的野蛮但它还是属于人类群体。这个传说将她寻求保护的愿望转变成人类共有的感情。她想要从厌食昏迷中被唤醒。这种昏睡就像一种命运,是孩子犯错误后的灾难性结果。

在一个星期后的谈话中,露西表现得郁郁寡欢。我无事可做,在电视前过了一下午。我父母没带来我想要的镶嵌画和杂志。我想要看《二十年》,他们却让我看开学特辑的《动脑筋》和一些书的录像。都是些谋杀的故事《拉孔布·吕西安》《野蛮的婚礼》《蛇蝎母亲》。他们到底在想什么? 他们似乎不想我康复。现在我唯一喜欢看的东西是童话。

我告诉她在她梦里有屠夫,有童话的存在,因此我想到圣尼古拉和食人魔的童话。

露西继续讲述她的梦，我响应她的兴趣讲述了圣尼古拉的童话。她的词语外壳变软了。看童话是一种通过语言编织关系的方式。这是向她解释童话和梦中词语意义转移的有利时机。严重厌食症的基础上的移置有形成歇斯底里的可能。

进 食 的 味 道

关于进食障碍，似乎我们讲得越多、越感兴趣（即吸引、说服、强迫、威胁……），困难和拒绝就会增加。就像痛苦一样，我们寻找身心的界面，在此建立对话，以一种具体实用的方式缓解焦虑。不要将界面想成一边是身体一边是心理的交界区，而要将它想成一种坚定使用两种看法的持久提问方式。如果我们从增加体重、摄取卡路里的角度提出问题，就进入了将界面看做界线的观念。从这一角度出发，我们就会告诉病人必须填满身体、持续增重才能好转。一旦病人被说服，她就必须具备为了身体健康进食的心理意愿。但如果我们从乐趣角度提出问题，就进入了界面的另一种观念。我们将味道的生理和心理作为不可分割的两个部分，从而缓解焦虑，就像针对痛苦一样。我们缓解了一切都由意志决定的焦虑。作为治疗者的我们摆脱了一直困扰病人家庭和朋友的矛盾，即认为厌食症的困难存在于大脑中，必须用自我暗示的心理疗法将厌食症想法赶出大脑才能治愈。

相反，味道一直与感觉、回忆和发现有关，要求身心的同时参与。找回味觉，用舌尖尝试某一盘菜，找回遗忘的味道并发现新的印象，就是重启一种自然的进食关系……我们因为嘴馋吃饭，我们喜欢一边品尝美味一边度过轻松的一刻。

　　我们也将营养问题放置在自然和社会的交界来定义人类的深度接触地带。以营养学思考身心界面的方式来看，人类发明的维持生活乐趣的最好方法就是将生病的个体和人类联系起来。人类贯穿烹饪文化，使用丰富无穷的方法，有各种各样的变化。病人会以这样的轨迹恢复健康。味道是和营养师讨论每日餐饮的合适媒介，从而渐渐恢复进食的自然地位。味道是口和语言。唤醒语言及其能力，可以让生活有滋味。我们也随着味道进入了话语的艺术，这是另一种人类可以分享的口和语言艺术。法国人尤其擅长。

　　就像我们通过对痛苦的描述来建立联系一样，我们也将这个问题分成若干步骤，使之更简单。所以我们建议有一段时间是专门用来和病人商量第二天的菜单，有一段时间留给病人不受他人影响独自在房间内一边吃一边发现和找到味道的区分。我们通过这个方法建立一个内在的第三者：回应依赖和独立的需要，这两者在这些病人身上都十分强烈，我们通过分离两者的回应而让它们变得互补而不是互相阻碍。我们将阻碍口部联系的困难转化，就有了各自依赖和独立的小空间，摒弃了所有或没有、马上或永不的逻辑。病人首先找到了一个帮助她的人，用日常的工作时间在食物问题上引导她，然后她才能在剩下的时间内自己做主决定吃每顿饭的方式。我们冲破了形成病人是或非、黑或白二元态度的治疗阻碍。反之，我们让病人看到口部的复杂性是由细微差别组成的，就像生活一样。所以营养工作在厌食症治疗中占有基本的象征地位。它的象征性影响其他治疗联系。我们认为它用最自然的方式打开了交流的空间。

　　正因如此，将营养康复视为完整的治疗联系是很重要的，并且应当将它视为日常工作。因为通过谈论菜单，一起想象要加入的味道,唤醒病人患厌食症以来身上沉睡的东西:对不同味道的感官乐趣。没有前者,生命还有活着的需要吗？当然食物味觉感官的多样性还让我们想到其他的乐趣。它是一个前奏,生命中的第一个乐趣,也往往是最后一个。在这期间,出现了其他乐趣,我们在聚餐的同时赞美这些乐趣,吃饭成为团结和相聚的象征。这个乐趣与另个口部的乐趣相连,即说话。单调和重复的饭难道不也毁坏了舌头的另一个乐趣吗？

在医院的营养跟踪中,病人在单独的私密中重新找到了吃饭的乐趣,感受和思维活动就可以沿着感官苏醒的方向前行,与第三者相关的恐惧就不会通过一边吃饭一边讲话的困难再阻碍吃饭的乐趣。**说话的乐趣会通过另一条途径慢慢靠拢食物味道的乐趣:与营养师交谈的乐趣,对菜单的想象与对话的乐趣交汇,成为与营养康复平行的日常使用方法。**所以,我们觉得营养师的对话能力很重要:这个人必须喜欢寻找乐趣,这样才能缓解使病人瘫痪或压抑的重新进食的焦虑,必须懂得创造联系并长期关注病人。我们认为同一个人能在病人出院后跟踪她也很重要,因为出院后的营养保证非常困难。在住院期间建立的坚固联系可以帮助治疗者缓解进食焦虑,面对出院后外在生活带来的新的卡路里消耗,病人必须更加丰富地进食(运动消耗、智力消耗和情感消耗)。

现存联系的乐趣能够维系住院期间所发现的自我经历以及创建联系的活力,这种活力能在出现外在困难和医院保护戒断期带给病人复发恐惧时给予希望。与营养师一起产生的相伴感觉能在厌食态度向消沉态度过渡时帮助病人。病人和亲友在厌食症后感到的愧疚感,对治疗者创造时间让她战胜病魔的愧疚感,让病人害怕厌食症的吞噬力量会摧毁这一切。

象征化工作和营养康复

　　不要误解我们在医院对营养师工作的定义，即营养康复。这不是对罪犯的改造，不是将厌食症患者上瘾的食物行为看成犯罪行为，不是反社会的意思，更不是为了辩护采取强迫性治疗措施恢复病人正常食物行为的态度。它的意义指的是医院内运动康复：**由于疾病一项功能故障了，如何慢慢恢复它的功能性呢，像我们帮助一个长期瘫痪肌肉无力的病人重新走路一样，对心理的运动康复来说，就是通过身体——思维联系找回与身体的某种自由练习，因为情绪会通过身体表达。**

　　从心理营养运作层面来说，这个相似性是有意义的，由于剥夺和营养不良，身体机器出现故障，肠道在休息、食物运输几乎不复存在、胃部紧缩，如果有呕吐现象的话，功能就反转了，扩大的胃部、失效的贲门、中断的食物运输。如何逐步地恢复这项功能，如何避免以粗暴的方式来恢复？**不是说我们想让一块长期存在的顽石起身行走，它就能神奇地起身行走。我们要循序渐进。**我们支撑它站起来，陪着它完成第一次不长的行走，第二天我们跟随它学习的节奏，可以走远一点。那么以正常的卡路里摄取量来要求一个营养调整混乱的病人，对她说"快吃"，让她吃完整盘，怎么会正确呢？要是正确，这才是奇迹。

　　这就是厌食症治疗态度的其中一个矛盾：装作病人没有生病。然而，她的身体和心理都病了。她处于双重混乱中，处于一种身心调整的互斥状态。假装病人没病的后果很严重：我们会以为她能一下子从不正常状态恢复到正常状态。这类后果对治疗者来说也很严重,治疗者会处于母亲的矛盾地位,面对新生儿腹泻的身心表达,母亲没有将婴儿抱在怀里摇晃令他平静下来、重新组织冲动,而是又给他喂奶,这样就打乱了婴儿的身体功能节奏,除了失去组织的兴奋冲动焦虑引发的肠痉挛和结肠积气外,还会因为要消化过多的奶产生胃痛。

相反的,营养师的第一目标是缓解焦虑,包括进食的焦虑和讨论饭菜的焦虑。营养师会每天花时间讨论第二天的菜单。营养师引入了一个个人存在的时间节奏。在这个时间内,她耐心地靠近并用轻松的声音谈论,让病人感到放松,同时她也花时间讲述其他有趣无害的事或病人的真实经历。这段时间象征着婴儿时期围绕哺乳的摇晃。她与一个青少年谈话,内容往往是青少年感兴趣的(音乐、电影、时尚等),然后才出现以营养康复为中心的时间,包括两个方面:准备第二天或接下来两天的菜单,一起评估病人的进食关系是否好转,或者/以及她遇到了什么困难,或者/以及她战胜困难后体验到了怎样的满意、乐趣、味道和成就感。此类评估是为了判断是否能再进一步或者还需要耐心等待。

治疗联系首先让我们在不知不觉中前进,因为这样需要攀登的楼梯不会显得太高,而且我们必须在最初时运用计谋驯服焦虑。第二天的菜单选择必须看起来容易实现。我们要避免战胜过大困难的想法,因为这样的胜利只会引起倒退。卡路里摄取增加的原则是:不增加超过一百卡路里,不连续两天增加。所以,如果最初的摄入量是两百卡路里时,增加到两千或两千四需要至少两到三个星期。当然,最初的摄取量是由营养师和病人一起估计的。在一段时间内,目标不是增加卡路里,更不是体重,而是找回味道。

如何找回吃饭的乐趣呢? 要让舌头上的味道更丰富,重要的是品尝新的味道而不是数量。舌头在味道和材质上的感官、细节、差异、对立和互补的苏醒能够帮助找回进食行为的自然关系。这里的意义是象征性的，它能引入重要的差异和互补概念，就像我们已经知道的一样，这些概念对性别和辈分的区分也是至关重要的，它们避免乐趣所能引起的反抗焦虑和毁灭危险。（我们曾将厌食和闭经看成表达隐藏欲望的症状。）

不应当采取的行为：相反的，一种强硬、技术和冷淡的态度会对病人调整进食的焦虑和依赖产生误解。这种态度就如同一个母亲不知道婴儿会依赖母性能力来一步步调节腹泻困难。治疗者必须坐在病人身边看着她吃饭的态度是对营养困难表达焦虑和病人求助的一种否认。如果，治疗者依据施虐受虐或者"加油，我们帮你"的治疗态度，必须在吃饭时监督或者鼓励病人，这个治疗者也会因这种治疗强迫而失去其他的治疗能力。

相反的，合适的治疗态度必须调节从异常到正常的时间，将之分割成可实现的阶段，而不是一下子让病人面对不可能实现的计划。从这个角度看，这个问题与学习相似。对于困难学生，最有效的方法不是评估及格需要付出的努力。我们的工作方式与小孩子的教育法相似。我们像一个家长，每一天同一个时间问孩子："你得了几分，其他人呢？"家长的监督激活了和他人的比较，而没能认同自己孩子的个性，因为被抑制而失败。另外，他不知道抑制有许多冲突的原因，尤其是阉割的焦虑。再者，他伤害青少年自恋的行为刺激了失败。疑问和监督阻碍青少年成人部分的形成。青少年进入了比较但又害怕由长大欲望引起的阉割焦虑。不要忘了一个正常进食的女性青少年有月经，因此应像成人一样以潜在的方式面对性别和生育欲望。重新吃饭就是消除压抑，针对的是学业之外的一种成功,可能是职业的和女性化的。对她说"吃"是让她面对自己的失败。然而这个失败有多种理由。当然,我们可以排除一些理由,因为它们来自家庭这个外在现实,而现在她已经离开家了。她应当有所好转。有时,隔离就已足够恢复正常的进食联系。但我们不能被假象蒙蔽,一方面,我们希望暂时康复的病人能够抵挡住冲击从而慢慢回归家庭;另一方面,内在父母作为俄狄浦斯冲突和早期联系对象依然存在,他们的形成不仅源于青少年期外在现实的父母,也源于内心。所以,进食压抑的部分原因是有意识的,还有部分原因来自被抑制的冲突。

第八章
内外现实

在经历了俄狄浦斯情结复发后,超我在青少年末期自我调整,准备过渡到成年期。我们可以说厌食症患者在严格的隔离期间建立了内在第三者后,已经准备好调整超我。她们可以在解除隔离的帮助下实现这一调整。我们必须明白在厌食症以及其治疗中超我的问题。这些病人在青少年期变得厌食,因为她们无法在俄狄浦斯情结复发后进行超我的调整,无法在 5 岁以后完成身份建设来创造一个足够宽厚的后俄狄浦斯超我。她们因此滞留在全或无、马上或永不的口腔—性器作用方式中。因为童年对父母的依恋带来的巨大影响还在继续起作用,所以她们不想失去童年的客体。她们紧紧抓住一些消失的物体,用厌食症防御系统的消沉和忧郁,固执地拒绝成年女性的身体。她们现在处于隔离和与外在现实恢复联系之间。在与外部世界现实相遇的影响下,内外来去的时间——具体地说,内就是医院里,外就是外在现实,象征地说,内就是与自己的关系,外就是与他人的关系——对她来说是构建女性和男性身份(被动和主动)的时刻。弗洛伊德在 1938 年因躲避纳粹流亡到英国后,以一段关于内在世界和外在世界的精彩片段结束了《精神分析引论》。5 年后,他回想这个时期:"那时,外在世界中的一部分不再是客体,它通过认同融入了'我',成为内在世界的一部分。这个新的心理机构接着执行以前由外在世界的某些人所负责的功能。"

现实的味道

　　隔离的解除是循序渐进的,因为病人必须要花时间来一步步建立医院中的自己和别处的自己的联系。一些新的具体情况让我们在尊重她们防御的前提下有机会进行谈话从而促进联系的建立。很大一部分病人在经历了长期隔离后还不能承受只有一个对话者的传统治疗情况。因为她们害怕治疗联系无法抵抗自己的双重性。她们无法自然地接受,更加无法管理感情的双重性。她们还需要具体地、一一地经历每个治疗联系的三角关系。但至少我们在隔离消除的时刻获得了好评。**隔离阶段治疗的记忆没有消失,它就像第二个童年,病人和治疗者汲取这段记忆来象征化新联系模式的第一个发展阶段,这一模式让等待、成熟和分歧有了发展位置。在此基础上,外出拜访的时间成了治疗联系历史的第二层记忆。**我们将继续用露西的例子来解释。每个病人已经认识我们,知道我们能够接受和等待合适的时机来进一步治疗。在这段外出的时期,我们会重新谈论尝试和错误。我们已经走在病人身边,却没有超越病人,这里也一样,**不能急于让她恢复联系,因为与此同时必须有暂停思考以及发展厌食症外其他防御机制的时间。**到达这个阶段的病人需要感觉到,我们能够接受她的拒绝并将它们纳入联系的重建中,否定和客体的使用总能在这联系中找到自己的位置。她必须要能够开始在医院外生活并发现与我们相关的一种青少年双重性的萌芽。隔离重现了对外部"恶"的投射阶段。隔离的解除会在经历消沉的初期促进恶的内化。正因如此，我们必须能给病人机会来认同并接受我们的内在女性态度。

如果病人在尊重我们的防御和底线的前提下已经学着使用我们的女性特征，那么对她来说，我们的接受、关注和同情已经变成现实。她就能通过接近我们、和我们等同来毫无改变地接受外在世界。我们要重新耐心地接受她，让她行动，让她像在内在世界一样在外在世界的现实找到支点。她必须在没有我们陪同的情况下——去发现。但她在回来后来找我们谈话，在经历了尝试、有点害怕、有点悲伤或非常幸福或愤怒过后，享受那一刻或平复心境。为了不再让身体和冲动混乱成为抵御恶的唯一方法，我们必须帮助病人决定可承受的程度来面对外在世界从而创造新的防御机制。**我们可以说外在现实促进了病人认同治疗者的过程，因为病人能在保护削弱的外在世界返回后依靠治疗者。但我们要陪她告别过去的治疗者——隔离治疗中的医护人员，告别的工作十分重要，它能帮助病人脱离往往遗传性的家庭忧郁防御。我们也不能逃避青少年对童年的告别**，但在经历了隔离治疗告别后这将会有所不同。**我们有必要提醒自己，可能很多的复发都是因为跳过了这一步骤。**我们往往忽视这一步骤，因为它需要我们在住院后期花费大量时间，而病人在此时看上去恢复得很好。**但我们必须重视这一步骤，因为它决定了病人超我的形成和对医院治疗依赖的解除。**

厌食症的现实凹陷

当我们靠近观察厌食症，会发现厌食症的现实一点点凹陷，不断地重复赤裸裸的现实和相关后果。它成了内在现实和外在生活接触空间的凹陷。治疗的第二阶段,在病人的同意下,我们试着和病人一起观察她们是如何体验并表达自己的感受的,如何认同我们的治疗态度,让她们在无意识拒绝进食、联系和治疗的模糊现实中接受真实的自己。听听露西在这段外出的时间中是怎么说的。

露西告诉我她开始感觉自己胖了,髋部两侧和盆骨都没那么瘦了。"但我外出的时候还是发现人们因为我的消瘦看着我。"当然,增加了 10 公斤后,她的体重达到了 40 公斤,但对于身高一米七的露西来说看上去还是很惊人。她的眼神悲伤,泪水在眼眶里打转,因为她讲到了痛苦的内容,怕再一次回到困境中。我用眼神鼓励她继续讲述自己的感受和现实,从内在现实过渡到外在现实并再一次回到内在现实。

很多其他病人也像露西一样受到我们的长期关注,她们的存在因此更加生动。但我们必须谦虚地想到在出院的时候治疗还没有结束。在每段厌食症治疗的初期,我们一无所有地开始,甚至不知道会持续多少时间。为什么能做到一路经历、发现和忍受? 为了坚持,尽管起初病人的表现单调,我们早已在这些年的经验后熟识她们如出一辙的想法。我们感到一切都要从零开始重来,因为她们几乎不说话,词汇也极度匮乏。在出院的初期,也是一样的。后退是为了更好地前进,也就是说,病人在前进的同时需要休息。

在完全出院后的初期,衰退的感觉、语气和词语的单调会重新出现。我们必须缓解病人在这消沉时刻的焦虑。我们持久的陪同起了先决作用,一些准确的词语可以用来证明真实陪同的质量。同样的,在初期我们只能陪在她身边,接受她们陪同的不现实性,避免主动的治疗态度。简单地说,这就是应有的治疗态度。用精神分析术语来说就是采取女性态度。用人际关系词汇来说就是将一切看做资源，采取欢迎、接受、同情和开放的态度。我们和她们一样随时接收她们讲述的内容以及我们的共同经历，回应她们的感情，用准确的词语描述它们、来讲述和改变现实，因为准确的词语能让我们在空虚上建立对话，这对话能在厌食症和治疗联系中触动涌现出来的现实。

但我们需要更长的时间来建立对话，在长期的等待中很可能没有改变或改善的迹象，只有病情的持续恶化或者一直无法找到相适应的治疗转变从而被拒绝。此时，我们必须要找到新的内容，虽然我们看到的是同样的疾病，但面对的是不同的病人。我们察觉到另一种支点移动带来的细微变化，直到最后一起创造出隐喻，来展现代表人类心理生活共性的最独特世界。在共同的沉默后，露西在我的眼神鼓励下继续她的叙述。

"内心跟我讲述一些让我能更进一步的事情。它说我现在不再是特殊的，我的身体已经能跟别人的比较了。我跟别人一样成了人类的一员，虽然还很瘦但已经在人群中存在。现在我每次和一个人重新谈话，总能发现其他内容并再进一步。以前我觉得话语很危险，别人说的话让我的生活更复杂。我和内心一起谈论我的肚子，这个一吃东西就鼓起来的肚子，内心告诉我这个肚子属于我，它就是露西。如果是这样，这肚子就是露西，独特的露西，我也能喜欢它了。我和苏菲在体疗师的指导下随着音乐做操，非常舒服。我的背不那么疼了。当我躺在体疗师给我的垫子上拉筋时疼痛已经变得可以承受了。我也和内心讨论了我的背，它说我根本不再有肌肉，因此我感觉不到酸痛。以前做运动时，我想要酸痛感，因为它证明我运动到了。但没有肌肉就没有酸痛。"露西主动调皮地看着我。"苏菲借了我一本书，讲的是一个小女孩总是看到坏事好的一面。每次我感觉不好时就看一点，心情就会好很多。我总是看到坏的事物，甚至更坏。比如我的肚子。所有以前我无法接受的身体部分，我抱着'这是独特的露西'的想法在慢慢接受。"

苏菲的书很有意思。我刚表达了这个观点，露西就马上要把它借给我，又说她每次有困难都会去看这本书。我指出她刚刚说完现在正在看这本书，所以她必须留着它并继续为己所用。露西自由地将"去看这本书"和"这本书很有意思"联系起来，并显示了这一联系的影响。共同信任和工作质量在此得以证明。但我必须回应她慷慨或谦让的感情活动，帮助她使之更准确。我尊重她的节奏和需求，指出她正在以某种方式使用这本书并告诉她最好留着这本书。我不能拿走对她有用的东西，就好像这是我的东西一样。

不要忘记母女之间内摄性认同的危险（我处于母亲的位置，两者是一样的）。一个改变这种移情的机会出现了。考虑到增重的困难，对于露西和其他厌食症患者来说，时间的选择很重要：她们觉得自己还不是女人，还没有恢复女性激素功能和与之相随的吸引本能，她们增重后有所饱满的体型仅仅像正常青春期中 13 或 14 岁少女的体型。她们的身体还是有点像孩子的身体，然而里面住的是一个即将成人的青少年。所以我们必须鼓励病人在激素改变前通过穿着、发型和化妆来创造自己的女性特征。我们要鼓励她们寻找自己的风格，从而能够在自己和别人的眼光中感觉自在。

在下一次谈话中，露西告诉我："主治医生说我还不能回家。我因此松了口气。我很惊讶，但事情就是如此。这是我第一次像信任这位医生一样信任一个人。自从知道这件事以后，我就平静了。我变得平静……甚至更平静……我对自己这样感到放松很惊讶，但事情就是如此。我待在那儿想入非非，其他什么都不做。我想象自己躺在院子深处的吊床上。那里有一种奇特的香味。我在摇荡中摸到垂柳的树枝。"

露西找回了平衡以及摇荡的可能。自我摇摆，是一个害怕失去平衡但又不会失去的平衡游戏，是感受失去平衡的相反面。蒙当[1]唱过："一个坐在秋千上的漂亮女孩正在摇荡……"自我摇荡是感受和展示女性魅力的方式。从象征意义上说，露西通过隐喻说出了找回的女性心理经济。她将神经组织的心理生活现实认为是想象一件事及其反面的生命能力。双重性已经被成功创造。露西品味并使用可兼容差异资源的乐趣，与曾经主导的拒绝形成了鲜明对比。

以前，露西害怕看到父母出现在自己的病房，因为她怕他们批评房间的杂乱并告诉她应该怎么整理。"现在如果我的房间是这样子的，是因为那是我的特点，就算他们批评也不能伤害到我。这个星期他们去度假了，我把自己的衣服洗了。我没有想到洗袜子也是一种乐趣。我很享受这种自主能力，想要继续。我觉得父母来这里只是为了洗衣服却看不到我应该是很难受的。然后我终于去看了眼科医生，我要戴眼镜了。目前我没法看书，除了苏菲的书，因为它的字很大。"我只是评价她很好地分析了自己依赖和独立的双重性活动："您现在已经能转换自己看事情的角度了，甚至使用另一个观点。"

---

[1]　译者注：Montand，法国著名演员和歌手。

　　我觉得露西还需要我发表一些关于情感的评论,让她的感受更真实。似乎我还需要把字写得大点,就像苏菲的书一样。相反,她自己已经能从容地将具体转换为象征,从表现(配眼镜)到潜在(获得内在眼镜的需要,能看到却不会感到被压迫和侵犯)。所以,与苏菲不同,她已经学会使用客体了:她能在客体消失时保留客体的画面,她不再需要将它在眼前放大来证明客体和主体的互相存在,但她要确保认同自我感受的词语。

女性特征的形成

　　　　两个月后,露西来诊所咨询。她恢复上课已经一个星期了。一个月以来她在父母的帮助下安置了一个她很喜欢的个人公寓,这是依照她的内心布局所设计的,她根据新生活的计划想好了每一件物品位置:桌子、床、吃饭的角落、沙发。她已经独自思考了很长时间。这也是与父母关系好转的象征,因为他们认同了露西的变化并默默陪她完成了公寓的布置。她得到了足够多的帮助,没有感到被侵犯。她的父母为此做出了很大的努力,她的父亲甚至消沉过,因为他认识到自己不得不与女儿分开。相反,几个月来一直在接受心理治疗的母亲却鼓励了丈夫并支持女儿的计划。此时心理医生的工作在于让家长对病人的转变做好心理准备,减少病人出院后复发的可能。

　　　　露西告诉我她很好,这个星期过得很顺利。但是,在医生大声地要求她继续增重时,她感觉很不好。她无法接受这种态度。医生称她不愿意完全康复。她回答说自己必须要首先花时间适应现在的体重(43 公斤),但医生不接受这个观点。我说:"我们先说其他事,然后再来讨论这件事。"露西说她在学校发现自己的记忆力严重衰退。我提到她以前说的关于肌肉的言论,没有肌肉,没有疼痛。她笑了。"这可能也是一样的,在厌食和营养不良后,记忆力也和肌肉一样消失了。""我能在课上记起已经理解的内容,但却记不起不明白的内容。"

我们应当怎样利用治疗过程中的隐喻再次回到彻底康复的问题,从而帮助她战胜中断的恐惧并接受自己双重性的力量? 我首先提议拐一个弯。我们先慢慢地讨论她可以处理的、不涉及女性特征的敏感事件。我们也细致地讨论了锻炼记忆力、物理复习方式等问题,她需要其他的工具来帮助记忆而不是理解,这样她可以将所有的内容写下来后再来看哪些没有记住,哪些可能没有理解。露西变得平静。她找到了联系。我们可以回到之前的事件上。我解释道,她可能没有想过要去理解这件事,因为她不明白医生坚持的反应。我接着说,或者他想着未来,希望露西的体重能到 50 公斤,这样月经才能恢复;或者他想着过去,希望她的新陈代谢能够减慢,这样她就不会在紧张或情绪意外波动的情况下因体重下降马上回到紧急情况。总之,他希望她能承受更多,做更多的准备。

露西认为医生想着这两件事。我告诉她,她想要保持这个体重限制的愿望十分常见,因为在我看来她已经意识到如果自己再胖一点,大腿之间就不再有空隙,她就会开始觉得自己是女人了。她回答"我的肚子已经是这样了"。我否定了她的说法,她的肚子不会再像以前那么瘦,但在将来会变瘦:当月经恢复时,她会看到肚子的变化,当激素将重量转移到臀部和胸部时,她看上去会更瘦。露西眼里噙着泪水,但她感到自豪,因为她成功克制了怒气,没有中断对话。她的"我"已经很坚固,是时候跟她解释对主治医生的父亲移情以及在自我防御中的母亲认同了。正是在此时我们必须要使用过去治疗中,尤其是来自隔离时期属于病人的记忆和梦境画面。从童年到青少年的过渡时期,与父母的关系会产生一种事后性,病人的这些记忆和梦境画面也会产生事后性。

"我当时十分希望离开并再也不回来,就像一年前在我所就诊的医院一样。但我没有这样做。这对我来说仍然很艰难。我差点就像有时候在家里的饭桌上那样,当别人说了一些我接受不了的话时,就摔门离去。但我坚持住了,我很开心。"我说她还需要和主治医生经历这样情形来发现她是如何将来自父亲的、被侵犯恐惧转移到其他联系中,以致想要中断这些联系的。在找到这一移情作用后,她可以将之化解并有信心解释,也能要求别人就自己不明白的事做出解释。我又讲到母亲认同的问题。"您在重现您母亲对待她父亲的方式:彻底隔断联系,因为您的姥爷不愿意听她解释。您也想要割断与医生的联系,因为你们不愿意互相理解。"我又说到她重复的梦境:屠夫的杀戮,把一切剁碎,将碎片沿电话线摆放。在这样剁碎、割断后,我们自己也堵塞了。将自己认同为母亲是很正常的,但在长大成人的时刻,就要好好反思自己是否明白了这类认同的意义。

以上内容解释了如何通过获得女性特征而康复。我们不会再进行更多的解释。相反,**我们会在住院的两个阶段中——严格隔离和里外交替——总结这两个阶段对女性特征形成的事后影响。**在严格的隔离时期,我们通过划分三类身心治疗联系的功能建立了区分。我们尊重病人的防御,就像我们尊重治疗者面对内摄性认同的防御一样。寻找失去客体所造成的伤感起源于病态的初期母亲联系，我们可将此总结为："我和母亲是一样的。"**我们必须发挥病人"我"的能力，区分感受、生活和决定的"我"以及思考的"我"。思考的功能是批判的功能，让人保持距离、退一步思考、懂得评价。它是在隔离解除期形成的温和友善的后俄狄浦斯超我先驱。病人在隔离期间接受了治疗者女性立场的观点。她可以使用成为记忆的这些观点。这些记忆开启了病人女性认同——初期俄狄浦斯认同——的重建和修改。**所以我们最好安排一些女性和男性治疗者来同时帮助病人。**隔离的意义在于通过建立治疗联系来重建与内心母性客体的联系。**隔离治疗的确类同于早期母婴联系中的照顾。

外 出 的 时 间

为了准备出院，我们会花时间一步步恢复与外界的联系，即创造一个新环境的时间。目标是什么呢？首先还是女性特征，最终恢复月经。通过第一章中绝食和停经的联系，我们必须要理解恢复月经（规则）的双重意义。这里我们会继续使用露西的例子。**在住院后期，向外界的延伸成为女性特征形成的工具。**每个病人必须找到自己接受外部世界的方式。苏菲的例子让我们看到了与露西不同的接受方式。

耐心思考未来

苏菲觉得住院时间很长。她还不能外出，但她需要重新接触这个世界来再次返校并思考未来从事的职业。可是医生说外出的时间还没到。"我还要做什么？我要达到哪个阶段？我必须怎么做？"

苏菲将说话的医生当做"超我"。她听到他指责自己，就像对自己严厉的超我一般。苏菲的一部分困难正是因为想要将外部的限制强加到自己身上。她做不到从内心出发，并很难感受到内心的活跃分子。

我先向苏菲指出："您将医生的看法当做要完成的任务。您将他的话当做指责，而实际上他只是说还需要时间，需要等待，等待您体内正在酝酿的事物发展。他可能希望通过独处让您成熟。这是一个来自内在和本身的过程，需要任其发展。这样您才能感到更加自在。当您能够外出时，您就能用不同的方式和别人建立联系，而不是像以前那样感觉被边缘化。有时您似乎会要求自己在外面做出改变，就仿佛您想要把外界强加于自己一样。"

治疗者必须学着开放地接受每个厌食症患者原本的样子。在住院的后期，我们必须想到每个病人都在以自己的方式准备迎接一个有自己想法、会感觉、能行动、拥有不同世界观的异性。住院的第二阶段正是为此做准备，但不一定要直接说明这个目标。然而，我们对苏菲就此进行了说明，因为她回避异性，很难与异性建立联系。她还很难接收到环境的变化。我们明显地感觉到她和男性治疗者的关系尤其复杂，她以对待父亲一样将他们理想化，使他们变得难以接近。她的父亲因为工作关系经常不在。与治疗者建立的交流保证了心理治疗以及与身体和环境现实的关系，成为重要的商议和对话经验。这一中间阶段在于建立现实并促进有利环境的构建，对苏菲这样的病人来说这是很好的学习机会，因为这些讨论让她们面对来自治疗者的相同或不同观点,这些观点互相牵制。于是,一种象征性类同在双亲和治疗者之间建立起来,但其中的不同之处在于:"反俄狄浦斯"反应和分离的焦虑在治疗条件下减轻了很多。面对父母,病人不一定能够承受相同的双重性和痛苦。所以在病人与父母见面前必须考虑到建立新环境的计划(住所、学业、娱乐等)。在外出阶段,我们必须在帮助她们学会倾听、自我认同、理解他人的同时,在要面对别人指责前,也帮助她们学会自我肯定和拒绝,因为她们需要足够成熟才能让别人看到自己的改变。不要忘了她们还只处在结构性双重性的门槛上,她们在出院时还没有完全康复。

　　苏菲想到她最好的朋友。她想知道自己能不能和她一起去印度旅游,因为她的朋友想要第二年夏天去印度,虽然除了飞机票她还没有任何计划。

苏菲害怕朋友改主意但又羡慕她的性情。厌食症前的联系是她生命的根源,为了维持联系,她失去自我,迎合他人。她的体重能解决这个她还没有摆脱的困难。但我们必须等待,让她不要焦急,从而让她深度反思自己存活在别人阴影中的态度。医生以治疗第三者的身份拒绝了这个她不愿意放弃的不区分状态,因为她必须在出院后马上直接地说"不"。在和苏菲一样的病人身上,她们必须首先学会松手才能做好准备更从容地离开我们,才能学会出发,因为她们只有这样才能掌握在内心保存的能力。然而,一些病人还是被病态模式的自我认同习惯所阻碍,就像是被传染了一样,或者说被复制了。她们仍然使用这个长期以来错误的模式。她们是一些很听话的病人。我们利用外出阶段让她们学着放松,即找回、评估、容纳、调整以及经历幻想的破灭,从而松开被她们认

同的住院联系,以区分的方式成为治疗的对话者。离开并保留的
过程意味着一个真正的内化工作,即按照个人方式所改变的同化。
当我们想象泡沫的破裂,就是想象一个可塑的他乡而不是相似的,
即使这些病人还明显地认为父母能适应她们,她们不需要面对独
自承受的孤独。我们要让她们慢慢找到独立的乐趣。苏菲的心理
准备越充分,在成熟阶段后重新出发就越简单(找公寓、搬家、回学
校)。在大多数情况下,与他人的联系是人类活力的源头。但一些
情况让我们失去了对别人的信任。这些情况在苏菲身上产生了一
种对联系的恐惧。她的这些想法是如何自然产生并继续存在,让
她如此痛苦的呢?

  "您上次问我怕什么? 经过这些天的思考,我觉得自己什
  么都怕。如果我跟一个喜欢的人在一起,我就怕自己无能、讨
  厌、不被喜欢;如果是我不认识的人,就像每次搬家换学校一
  样,我怕不被喜欢,被欺负、被排挤,这并不只是因为被人嘲笑
  我小狗的名字,还因为他们推我,把口香糖粘到我头发上。我
  不愿再上学。我母亲给欺负我的男同学打电话。但情况没有
  改善。甚至当别人善意和我交谈时,我也不再喜欢。我会觉
  得这不是真话,或者话中有话。我因此对他人有着奇怪的
  恐惧。"

  "当我们害怕别人时,会波及所有的联系。"

我们现在明白为什么苏菲在面对建立新联系的前景时,她重
新体验到了对他人和自我信任摧毁的恐惧。青少年在从青春期向
成人过渡期间,不断地建立新联系——与他人和自我的联系,与想
法和身体的联系。未知的吸引非常频繁,尤其是未知的性联系。
当所有的未知在眼前展开,引起恐惧以及客体不明的不成形焦虑

时,这种未知可以将青少年置于困境。苏菲在上中学后就没有主动认识男生。她的父亲并没有就此介入。因此,她仍然感到未来就是一个不一定有出口的黑暗隧道,苏菲告诉我她第一次外出的感觉。

"我没有了自信。如果身边有人,我就可以消失。如果有我认识的人,我觉得他们可以保护我,这让我安心。如果看到一些人,我就看他们怎么做,好像他们在领导我。独自一人时,我很焦急,感到弱小。"我回答道:"您感到弱小,是因为您花太多时间来模仿他人,这样您就失去了自我。您需要大量单独的时间来找回自己。"

我们终于看到"我"的心理治疗空间在苏菲身上形成。虽然她没有长时间说话的困难,但她放不开自己,不能直奔目标。外出是为出院做准备,那么这里对于苏菲的情况,在准备外出时必须预见可能会碰到的困难。对她来说,这一步步的过程相比营养康复要困难很多。她必须进入到不同于口部失调以及影响日常生活的阶段。她无法放弃别人的保护,但这正是病症所在。相反的,比起外出过程,露西在营养康复中遇到了更多困难。露西和苏菲对联系的拒绝历史是相反的。露西的拒绝与家里父母的联系有关,苏菲的拒绝与外面的联系经历有关。如果苏菲要经历和其他青少年相同的阶段,她会变成什么样呢? 会认为周围的人、治疗者"监视我",但苏菲的超我还完全不是一个友善的后俄狄浦斯超我,而是一个使用同态复仇的原始超我。

苏菲回忆道:"我可以和营养师谈论饮食问题。但昨天,她问了我一个完全不相关的问题,我就很慌张。我的语速变快,还不敢看她。当我一个人的时候还好,但有人的时候就不行了，我真的不喜欢自己这样惊慌的样子。现在好点了，因为我在控制。"

苏菲现在已经可以慢慢外出了，只有这样她才能慢慢找回吃饭和说话的乐趣，并找到外面和内心现实的乐趣。苏菲的问题不在于体重过轻，而是她没法完全做自己、表现自己，所以与主治医师见面时产生的障碍可以让她逐步面对困难，而不是像她自己认为的那样尽快地进食、出院。我们必须帮助病人培养出评估实现可能的能力。因为她们想不到自己会增倍地进食。问题的关键在于质量而不是数量。一点苦难能够带来一点乐趣。离开但保留：**想象泡沫的破裂、一个可塑的空间，离开后可以回来，离开却可以在内心保留**。这个里外交替的阶段涉及吸收能力的获取，它必须经过一个对自己和他人不信任的过程。

"我得到了第一次外出的许可。以前我害怕出去。当我害怕的时候，为了能更快地结束我就会加速。刚开始时这样还有作用。缆索铁道、桥、教堂、橱窗。我无法自在地进入一家商店，但我还是进去了。我想送一些照片和海报给我的哥哥和最好的朋友，但选不出来。"

我提醒她说："您可以慢慢选想要送人的照片。耐心等待您才能分辨那些留在您记忆中的和被忘记的。"

苏菲不太高兴，她将我的建议看作指责："我现在已经在试着慢慢做了。我有3个小时的时间，我不想做太多事，想要平静度过。"

我通过更加柔和的话语表达了对她努力的认同和强调："在住院好几个月后外出会产生很多感觉。"

她明白了这个方法，又开始讲述她的经历：

"最初,我观察一切,感觉良好。之后我觉得不自在。我没有很新奇的感觉。只有自我感觉良好的新奇。然后,回来的时候我很开心,并为了能安静地度过这个周末而高兴。"

我进一步求证她含糊带过的不适感,因为这才是重点:"您在学着暂停经验从而有时间将之同化。"

"正是如此,同化的时间。我害怕体重的下降,尽管您跟我说稍微的下降并不是复发。我当时同意您的说法但还是十分担心。"

我解释外出回来这一过程是改变的源头:"希望您能发现接受节奏并不是一场悲剧,能在这里经历这一切是最好的选择。"

我们还要让病人学会绕开障碍,即学会用改变来更好地同化(比如照片、明信片、选择)。我们要聪明地帮助病人,充满关注和善意,让她们建立与自己的友善关系。我们帮助她们学会使用方法,用计谋欺骗已被认知的障碍。我们可以从混乱的经验中产生良性的创造力,因为在里外的经验中存在一个活跃的分离原则。她们可以通过紧张和放松的交替来发现如何分离联系障碍。**在心理医生面前说出并体验障碍、感受要放弃茧壳的消沉、花时间同化经验然后对它进行评价,将瞬间的挫败转化成乐趣幻想的开放空间,这就是医院里外阶段大致要为病人完全出院所做的关键准备,让病人单独进食、承担某种独立、接受结构性的消沉时刻,即出院分离和新生活开始的时刻。**

苏菲在思考现阶段的同时也更深地思考过去:"我有时难以忍受自己无所事事。很多年轻人喜欢这样,为什么我不能呢?在我第一次独处的时候,我做了有生以来第一件蠢事,即接受了一个陌生人的糖果，这件事后果很严重。在初中时，我觉得自己一无是处。外出的许可产生了一个问题：我要做什么。我独自一人，爱去哪去哪。"我们一起思考，我接着说："自由的时间也是内心工作的时间，您要在此间找到会使用时间的内心自由。"

我们欣喜地看到苏菲有了活力和幽默感，甚至有时会讽刺。她学会了更好地自我保护，所以能够自我表现。

"去博物馆是一个好主意，但18岁了还喜欢去博物馆不太正常。我想要听歌剧。和我年纪相仿的年轻人不是这样的。"

我强调："当别人也像您这样承受过痛苦的话，博物馆和歌剧等就会变得重要。它们是永恒的，没有什么能将之摧毁。您这样经常搬家的人知道这些文艺作品是不会丢失的，您可以安心地喜欢它们，不用担心失去它们。"

苏菲接着说："有时，这些作品让我很感动，我能看到很多东西。主治医生曾经提议我要求母亲在住院期间租一台数码钢琴。我说数码钢琴音色不好。他又跟我提了这件事，并说数码钢琴的音色不错。于是我写信给母亲。我花了很长时间写这封信，我有点尴尬。我对拥有过多的东西而感到内疚。我可能会有一台钢琴，这是个好主意。"

放松片刻后恐惧重新来袭

在下一次咨询中，苏菲继续讲述她的痛苦。最终，她找回了自己的恐惧并将它表现出来。她不再处于边缘，而是全身心投入。

我们必须非常专注才能明白她松开了过去的执念（被保护，被忽视）。因为现在她已经能够顽强地面对这些回忆了。

　　"我还没有告诉过您，在初一的时候，他们除了往我头发上粘口香糖，往我耳朵里塞湿肉团外，还让我无法行动。有一天在院子里，他们脱下我的鞋，将一只扔进了食堂肮脏的垃圾桶，另一只扔在食堂门口。没有一个人把鞋子捡回来给我，甚至我的朋友（她开始哭泣）。如果别人有同样的情况，我肯定会去帮忙的。"

　　我问她："那您跟学监讲过这件事吗？"

　　"我没有跟任何人说过这件事，甚至我的母亲。我失去了自信，不再想长大。之后，我变得很不自然。我模仿别人，希望被忽视。我不应该接受别人的糖果。我应当拒绝，因为那之后过不了多久就是进餐时间。"

正是在第一次外出后，她意识到前青春期经历和俄狄浦斯时期经历在初一时的联系，在前者期间她成为初中的替罪羊，在后者期间她经历了一个成年暴露狂的引诱。她主观地将这两件暴力事件联系起来：她觉得自己都做了蠢事。她观察到这两个事件同样的后果，失去了自信和长大的愿望，因此顺从别人避免引起注意。她的一部分愧疚感是无意识的。她使用自由外出的方式让我们明白：这可能是被观察和被关注欲望的愧疚感，也有观察的愧疚感。所以这就是强烈性冲动的愧疚感。通过青少年处境来调整婴儿处境的做法表现了苏菲将自我认同为成年侵犯者（在她面前暴露），并成为一种心理生存的防御模式，来抵抗成年人幻想的破灭，因为成年人没有在她的害怕和顺从中看出异常并阻止这一切的发生。她对成年人幻想的破灭，也因为一些成年人为了自己的暴露癖毁灭了一些孩子的"我"。她说自己很难在交谈时看着对方,是因为她也将看着对方的这个主动行为视为禁忌,而将之压抑。在这两个回忆中,我们看到心理创伤和进食背景(在饭前吃糖果,食堂院子)的联系。青少年期的这一幕场景应当被看做男孩和女孩之间暴力的性别游戏(制服对方并脱鞋)。

我们的一些病人也像苏菲这样经历过暴力、虐待和引诱。我们可以在病人外出期间一步步地帮助她们治愈过去的心理创伤、变得坚强,运用她们所学到的,显示住院治疗的成功。她们准备更好地分离,因为她们已经学会在面对尴尬感情时照顾自己,能够通过重复效果辨别重新出现的尴尬感情。重复效果的思维能力已经缓解了焦虑,避免她们再次使用厌食防御作为承受痛苦的唯一解决和反抗方式。现在她们面对的问题是防御以及完全治愈或部分治愈的选择。我们和她们一起明白了潜在的关键正是与乐趣的联系,解决方案的第一步正是冲突的形成以及在有人在场的环境里独处的能力。之后病人必须将厌食症当作回忆,计划未来,创造改变的可能,建立新的联系。松开痛苦、顺从并获得活力和行动自由的经历可以让她们朝着不同于厌食症的方向前进。

下一次咨询:营养师度假期间,苏菲有了新的许可。她现在 39 公斤,到 40 公斤时她就可以阅读自己的信件了。她十分期待,但增重的效果和营养师度假前的预期比较让她备受折磨。主治医生建议她外出的时候增加点心的分量。在和他的这次谈话后她失眠了。她进入到过多的恐惧和不足的焦虑中。当时,她还能控制自己不去多想这件事,自然地应对这一切。但面对我,她想要重新回到这个疑问和焦虑上,这恰恰证明了她的不自信。"增加点心没有营养师的确认。这种确认是一种许可。"我回答："就像登山一样,当您跟随一个稳健的登山者前进时,会在长时间登山前稍作休息,营养师想让您自己来克服进食的困难,如果这个过程稳健、有规律没有倒退的话,您可以在变得过于艰难时停下来稍作休息。在她度假期间,您外出时的进食要在没有向导的情况下自主前进,您要找到自己的节奏,迄今为止,这个向导都在根据您调整脚步。"

苏菲在医院内进食已经完全没有问题了,可是在咨询中放开那些失去的物体后,她似乎在外面遇到了新的进食困难。她无法将自己代入营养师的位置来内化后者缓解进食焦虑的方法。苏菲没有内化这项能力以供以后使用。外出的时间包括一餐点心或正餐。因此,我们有机会指出她的困难,并进行隐喻,将她比作在习惯走山路的乡下人脚印中学着走山路的初登山者。

苏菲感到自己一无是处,她不知道并不存在所谓的批准。她以为成年人的看法是准确的,自己还不能准确地判断。我告诉她我们正是通过她的话看到了她此处的困难。在她的内心只有一个儿时的家长,让我们以为"我这么做是因为爸爸让我这么做,他知道什么是正确什么不是",而不是一个青少年的家长,我们可以通过观察他的行为来评价,然后抛弃或接受,尤其是学着没有他时自己独立解决问题。我认为这个本可以帮助她的内心家长在初一时停止了发展。她虽然在沉默中思考但却很激动,眼里充满了泪水。

最终是外面的现实生活让她的女性特征显现。当我们描述以上过程时,相比医院,苏菲已经更经常地在外面了。外面的现实成为支撑她的基础,让她的女性特征显现。她也会在不久后通过一个异性感受到自己的女性特征。那个时候,她可能已经忘记了住院的阶段，可是这个阶段的记忆不会消失，并会在她的梦境中象征新的感情生活。这一切都代表着女性特征的出现，这时候隔离的经验已经稳固，通过缺失成为一种在外出时可见的形式。

隔离在破除了形式后成为一个放弃寻找丢失对象的内心居所。这不正是住院治疗的效果；隔离像一个蚕茧，在破茧而出的那天变成一个空壳，一个不再有价值的空壳，只有上帝知道它所付出的代价。隔离阶段的孤单成为自我联系和他人联系重建的养料。当病人准备好从厌食症中破茧而出时，他们找回了那些自从得病后长期被遗弃在无意识中、甚至远离前意识的幻想。对苏菲来说，在治疗中说"不"，从对峙到内心冲突再到隔离解除阶段，都是为了找回反对的力量，在治疗联系中尝试话语的杀伤力，然后才能真正进入青少年期，并和我们一起正面迎接它。每次我们都看到父母联系向治疗联系转移的重要性，它帮助病人摆脱因环境造成的重复悲伤，打开通往成人的大门。

孤独和首次看望的现实

对依赖关系的恐惧和对失去的恐惧是父母首次看望的关键。父母和青少年必须互相带着简单真实的对话愿望再次见面，这样才能忘记住院前复杂和虚假的联系。**只有认同与这个恐惧相关的情绪和感情，才能建立超越疾病焦虑的新联系。**

在隔离期间，露西曾经吐露一种对父亲莫名的害怕，像是一种不安，一种带有反抗的尴尬，她觉得父亲过多地干预自己青少年的生活但又不敢表达出来。另外，她又觉得自己和母亲之间没有默契。在隔离期间她曾象征性地拒绝了一件母亲没有征询她意见买来的毛衣。与父母的首次见面出乎她的意料。是她更加明确和真诚的拒绝能力让她能够和母亲建立一种更加简单和直接的关系吗？似乎在放弃了与父亲的亲密关系后，俄狄浦斯情结也得以修整。但是，一个事件又造成了几天的进食困难，让她不得不强迫自己正确进食：这是与父亲见面后的消极反应。他受到了打击，觉得女儿改变太大，不再是同一个人，不再像以前那样随和，变得疏远。

"我感到安全。我的母亲表现得像一个母亲。她听我说话。以前是父亲代替她听我说话。我因为父亲的状态而感到内疚。"

我说她不必感到内疚，没有人要为别人的疾病负责。她说她不想回到以前的初中，因为大家都知道她生过病，她还描述了适合自己的初中。之后我们谈论了两种面对现实的不同态度，一种是在现实面前自我压抑，一种是因为无法承受而编造另一个现实。这两种机制在神经性厌食症中都存在。然后我们说她这几天无法正常进食，是因为对父亲感到内疚而采取的自我压抑。我意识到自己在告诉她不必内疚时没有真正倾听她的感受。我补充说她之所以不必内疚，是出于她父亲疾病的客观现实角度。我知道在她内心的愧疚感是一种现实。然后我们又谈到她之前对母亲的感情：一个脆弱的母亲。

"我父亲也这么说。"

"您有直接跟母亲说过这种她很脆弱的感觉吗？"

"没有，如果我跟她说，我怕她承受不了，因为她从来都不说。"

我又回到她的愧疚感，我设想可能当她父亲不夹在两人中间时，她和母亲的关系会更好。她现在经历的这一切正是在小女孩身上可见的:在想成为父亲孩子的同时,又想成为母亲的孩子,与后一种欲望相伴的是消灭父亲的欲望。"您的内疚感可能来自此,因为您现在和母亲在一起,而父亲并不在。"

与父母单独的信件往来以及之后与他们的分开见面调整了俄狄浦斯情结,因厌食症引起的家庭和父母关系使之无法在青春期完成调整。家庭被疾病的焦虑打乱,甚至因为无能为力和疾病没有好转而更加恶化。但是,在大部分时间里,用尽办法并不是一种错。父母也往往受住院治疗的影响。即使有好转,接受这个现实也是不容易的,何况有时还要承受女儿病情更加严重地复发的恐惧,这个恐惧要在出院几个月后才能减轻。另外,父母看到其他成年人帮助女儿摆脱病魔的折磨,而自己的家庭即使用爱和思考也无法成功。最后,就像所有家中有一个生病孩子的父母一样,他们都会因为孩子的疾病而对他们的结合感到挫败。尤其是孩子在成年前和向成人过渡时期,父母会产生针对青少年孩子的反俄狄浦斯愧疚感,住院期间的分离是未来分离的预演。

最初探望的阶段预示了离家后父母和青少年见面的情况。它们是后期对话和青少年内化所必须获取的独立精神双重性的学习机会。但是,治愈的宽慰渐渐成为一个现实,它能缓解双重性运动的力量。

但在露西和她父母的病例中,露西在疾病中对母亲的情感联系被过多地压抑,因此强烈激活了对父亲的俄狄浦斯情结。在住院最后阶段的见面对三个人的内心都产生了意外的影响。其余的兄弟姐妹被暂时排除。这个方面也是十分棘手的。在露西的家庭中,当父亲难以接受女儿的改变时,是母亲在解决问题。在其他家庭中情况往往相反。但不论如何,只要他们能在真相和诚意中度过这个阶段,那么后者就会成为特殊的养料,因为这些时刻混杂了喜悦和痛苦、信心和焦虑。

此时出现的问题:厌食症患者还需要住院治疗吗,为什么? 回答是肯定的,因为只有住院才能将厌食症转换成认识自我的联系空间,在治疗者的世界进行交流、留下痕迹后,这个空间才能变成病人的世界。我们和她们一起发现了重复的使用方法。通过时间,治疗找到自己的空间,通过以下问题:"我从疾病中、从病情恶化到好转的过程中感受到什么,我是谁?",有了以下答案:"那个感觉到疾病、感觉到它恶化和好转时的我就是我自己。"在厌食症之后,出现了另一个关于生活的问题:我们是为了怎样的生活在努力康复? 为什么除了严重的身体疾病、营养不良、绝食癖,还要治愈厌食的症状? 为什么要清空被厌食想法占领的空间并让位于女性特征,从而恢复月经,找回爱情和生育的欲望? 充满了这些欲望的生活现在就像放在那里等待香料的空瓶子,为了这样的生活值得放任厌食症的痛苦蔓延,这痛苦在厌食症中不会消失,我们只能仰望它膜拜它。由饥饿欣喜感营造的天堂每天都要让出一点空间给痛苦,饥饿带来的喜悦就像一个恋物癖碰到女性衣物时的喜悦。

这种接触消除了女性可能出现的阉割恐惧。但这记忆非常顽固,不愿消失,总是出来吓我们。同样,厌食症也从这灰烬中重生,厌食症的现实嘲弄病人,就像儿童性心理阶段理论的心理现实嘲弄恋物癖一样,不停地重复她不想听到的分离焦虑。和厌食症患者一样,恋物癖不想要空虚,不愿意听到与情人、忙碌和消失的母亲缺席相关的欲望,因为与母亲如此不稳固的早期联系已经让他们面临混乱和崩溃的威胁。

但与恋物癖的相似之处到此为止,初期联系中的特殊性使厌食症在青少年期发作,因为混乱可以追溯到刚出生的几个月里,在六到八个月前(陌生焦虑和缺少母亲陪伴怨恨的投射),甚至三个月前(在人脸靠近时以微笑作答的反应经常出现在婴儿身上),有时甚至是哺乳开始的初期,从怀抱婴儿贴着母体、在女性特征和有限性之间开始的。因为母亲身体的女性特征是对婴儿有限性不可缺的补充,婴儿依赖母体,如果母亲不通过自己哺乳的身体重复对婴儿身体的初期调节,用喂奶的节奏对应饥饿的节奏,那么婴儿会很快进入混乱。

在最初联系的角度来看,重复就是使用方法。厌食症患者不正是想要通过有限制的身体衰弱来唤起因为我们长期忽视而从潜在危险变得迫在眉睫的道德观吗?那么为什么要让厌食症患者住院治疗呢,有时候还是多次住院?是为了重建不稳固的初期联系,来面对阉割和缺失,让她们可以接受自己的女性特征,并寻找互补的异性,从而尝试差异带来的乐趣。为了有一天她们能够接受结合的果实,并能启蒙自己的孩子,让他们充分感受母亲怀抱的坚固,品尝交替痛苦的缺失和另一个身体陪伴带来的平静。母体是爱与恨的第一个客体,母亲能化解怨恨的表达,但婴儿不能。从八个月开始,他就暂时将怨恨投射到陌生人身上来保护母亲,陌生人即拥有他不认识的脸和行为的人。这是我们在第三部分讨论的问题。

第三部分

厌食症后

当治疗到达"厌食症后"这个层面，我们就可以知道这样的住院治疗过程能得到怎样的心理收获。厌食症患者在治愈出院时处于怎样的口部和语言转变（进食和讲话）？她与女性特征的关系如何？她存在的可能以及象征性感受生育欲望的能力到了什么水平？我们可以通过以下问题的答案来回答以上的提问。她来到了与痛苦关系的哪个可能性阶段？我们现在可以想象她在等待中照顾自己，并在开始一件事后坚持到底吗？她拥有分离后继续在别处生活的力量，能够承受不可避免的分离所带来的消沉，进而去做其他事情吗？她会细心照料自己和工作，不让自己以及自己带到出口的一切破灭吗？她会在自己的人际关系中传递"一点点"的信息吗？比起全有或全无这会让她感到更加舒服。重新倾听我们刚刚提出的问题。我们会为每一个经历住院治疗的厌食症患者在出院后的几个月内重新组织这些问题。我们也可以在几年后当她们结束生育成为母亲时提出这些问题。这正是我们在第三部分中要做的。在第三部分中，**我们将会用她们第一次生育的过程来解释她们的治疗过程，从生育欲望到怀孕、哺乳和幼年口部联系的传**

293

递。通过不同的病例,我们能清楚地看到哪些能力已经在治疗中获得,哪些没有,同时也包括她们与母亲早期口部联系中的问题,与内心母亲联系中残存的痛苦,因为内心母亲是对女性认同的基础,认同这是第一个为生活乐趣、生命欲望通过图像和词语进行表达的女性。我们也能知道里外现实的乐趣是否成为了一种耐心等待的习惯,不管是有用的事还是没用的事,她们是否还在用活动填满空白,或者因为惧怕吞噬表现的冲动,或者出于对沉默和孤独的害怕,这种害怕存在于"抑郁"呼吸的时间中,被看作情感发展的最终结果,常用来调整日子的节奏,就像阴天调节艳阳一般。

这些在青少年时期患过厌食症的母亲能告诉我们拒绝进食、联系和治疗的原因。她们还能指出我们是怎么和她们相遇的。我们相遇在她们拒绝的道路上,在思想和身体的十字路口。但在每个病例中,我们一起重建联系的方式是不同的。

我们已经在第六章中看到一些最简单的病例。在维吉妮的病例中,我们通过一种游戏,将她在治疗环境中的拒绝变得戏剧化,从而刺激拒绝的强烈表达。我们在毫不知情的情况下,重复了她幼年时的一幕场景。她是在变成母亲的时候开始明白当时真正发生了什么。的确,她在不知不觉中讲述了另一个照料的故事,即婴儿和母亲之间的最初照料。在这个最初阶段,婴儿与母亲的关系中出现了错乱。我们称这些联系为"早期联系"。在其他情况中,是婴儿与场景中的其他对象发生了关系错乱。这个心理创伤的场景已经多次转移到住院治疗中,并将在与自己孩子的关系中反向重演。当她们在生育期间回来见我们的时候,知道我们之间正在重建的不同关系。

在某些病例中,我们的存在感比较模糊。我们将在第九章中用瓦莱丽的病例来进行说明。在住院过程中,我们没能帮助她确认拒绝的表达。她为了让治疗者满意选择了尽快康复,却没有花时间来改变内在。在这种情况下,我们需要其他的治疗——首先是出院后的跟踪,然后可能是复发后的重新住院治疗。

在瓦莱丽的病例中,我们将看到早期的混乱是如何代代相传,造成青少年期同样的厌食症,重复同样的联系混乱焦虑。这些新的线索让我们能够在第十章中讨论,如果母亲在青春期患过神经性厌食症,如何做好哺乳期的预防和早期的母婴联系。这涉及采取怎样的治疗态度来缓解这些年轻母亲的焦虑。一些在青少年期患过神经性厌食症的年轻女性在治愈多年后在哺乳期回来咨询她们曾经的心理医生,比如瓦莱丽和米提耶(Myrtille)。她们想要将联系中残存的困难转化成亲密。就像我们看到的一样,婴儿和父母之间的早期联系有助于分析青少年期厌食症的原因。婴儿时期、青春期和高中时期的联系记忆比起任何阶段的记忆都重要。这有利于理解个性是在怎样的基础上形成的,尤其是早期联系受到了哪些干扰,母婴交流的尝试中产生了怎样的痛苦。

此外,在第十章中,我们将用伊莎贝尔的例子解释早期联系以及厌食症的影响是如何一起在备孕时期使生育的欲望复杂化。这时与他人联系的无意识拒绝和对性别差异的拒绝再次出现,这两者的基础是最初联系中的区分障碍以及在俄狄浦斯联系中拒绝嫉妒母亲。**出院后治疗的焦虑和等待困难在这些病人身上开始显露**。对她们来说,耐心等待欲望的成熟与不浪费女性特征的时间是一样困难的。我们将在第三部分通过具体了解重新进食的原因以及厌食症住院治疗的深层原因,来讨论女性特征发展的问题。我们将通过成为母亲的前厌食症患者确定住院治疗的意义。不要忘记,**为了让拒绝转移到治疗的游戏空间中,有必要让神经性厌食症将治疗态度看成接收的、被动的女性态度。**

第九章
成为母亲

　　一些病人能够充分利用治疗者来表达，并使用主观内化拒绝的方式来表达对厌食症治疗的拒绝，即使无意识原因在大部分情况下被隐藏。从行动到话语，我们反思伴随拒绝形成的治疗。我们必须放弃一种强制治疗的主动治疗态度，转而采取一种接受拒绝、被动的女性治疗态度。除了利用对治疗各因素的区分让每个因素都成为第三者、减轻长久联系的焦虑之外，治疗的工具还包括通过隔离环境创造游戏空间，通过治疗节奏建立时间性，从而唤起早期联系的阶段。

　　最后我们也分析了话语是怎么长期处于困难中：由于对思维联系和与他人联系的拒绝，语言变得贫乏，语言中的情感及其表现长时间处于分离状态。在维吉妮的临床病例中，我们描写了隐喻讲述拒绝的功能，拒绝是怎么在这个空间表达的。用隐喻的方式说出当下的情况还能通过游戏的联系重建话语的联系，因为隐喻中的画面使拒绝空间成为一个情感归位的空间却又不带侵略性。于是我们建立了病人和我们之间的一个转折空间，最初联系在这个空间里得到表达和调整。我们通过对治疗拒绝的接受和认同重新建立了治疗联系,后者有了可以命名的主观性并成为可转变的内容。治疗联系建立后,我们能从厌食拒绝中的矛盾出发,即一个隐藏的、无法言喻又等待被寻找和发现的求助,来以不同的方式重建最初联系。总之厌食症经历了捉迷藏和偶尔出现的游戏后,在治疗游戏空间中成为了一个可转变的求助。这些游戏都原始地象征了出现和消失,就像弗洛伊德在 1920 年出版的《超越快乐原则》(*Au-delà du principe du plaisir*)一书中所讲述的毛线球游戏。

相反的,另外一些同样经历过住院治疗的病人没有被充分治愈,因为她们在这个转变中没有表达出对治疗的拒绝。我们也可以认为我们没有尽全力去寻找它们。这是另外一种出现和消失的游戏形式,它还在寻找距离足够的游戏空间,因为它还没有被调整,还需要一个长期的出院治疗过程。我们通过分析出院后的复发问题,想要知道这一种形式是怎么相反地引发心理治疗或者在距离更大的情况下引发精神分析的。我们的确可以认为这些病人没有能够利用治疗者来象征化她们的拒绝,也没能在治疗中重现以前早期联系的拒绝。但这并没有关系,我们要把事情看得更透彻。

如果在首次生育时,病人又重新开始了心理咨询,那么这些咨询能够在事后解释她们在厌食症治疗中无意识的逻辑:这是一个不断隐藏和发现的长期游戏。她们在发现自己成为母亲后进行的咨询,是为了用暴露的治疗来应对残余的病症。另外,这些咨询不仅让我们更恰当地明白了没有形成的关键点,还让我们通过它们进一步地理解了治疗必须循序渐进的理由。因为治疗显示在最初的哺乳阶段,即病人幼小的身体不得不经历心理调整的混乱,有些东西发生得太快了,而且从那以后这个问题并没有得到真正的解决。她们与他人关系的基础因此岌岌可危。

我们将用瓦莱丽的治疗联系病例来说明这个问题。我们会试着解释她们对治疗进行太快的担忧，因为她们害怕看到一种平静的假象，在空虚威胁下的她们不得不用密集的活动来自我防御，但在经历了生命活力的浪费和气馁后，她们可以重新开始聪明的生活。这种无法持续的治愈重复了以前用哺乳恢复平静的假象，只在表面上代替了没有焦虑的母亲怀抱。母亲缩短哺乳的间隔来缓解婴儿腹泻的痛苦。相反的，这个方法却因为过于频繁的喂奶节奏引起了消化困难的痛苦。同样的，厌食症的治疗似乎在生理方面成功了，但这种治疗的展开并没有遇到联系的真正抵抗。在出院后瓦莱丽告诉我们她的女儿也得了婴儿腹泻，我们于是可以知道瓦莱丽的厌食症治疗是否在之后成为了疼痛的来源。我们直觉认为在厌食症治愈的表象下出现的暴饮暴食行为没有以下这层意义：在平静的假象后创造痛苦。我们现在可以用话语来分析这些在当前表现出来的痛苦。治疗联系历史和早期联系历史终于相汇了。

内 在 母 亲

这些成为母亲的前厌食症患者只有在她们孩子出生的最初阶段重新找回家庭联系痛苦的历史和在青少年后期痛苦加剧爆发厌食症的历史，才能明白在住院治疗期间潜在治疗拒绝的动力。在同意外表下所隐藏的拒绝动力拥有暂停拒绝、使拒绝潜伏的功能。然而正是如此，我们在多年后通过她们的讲述明白了在住院治疗中发生了一种移情，这是在我们不知不觉中发生的移情，是将从幼年到青少年期一直以来家庭发展中痛苦潜伏的拒绝转移。这些长期接受厌食症治疗的病人都没有能和家人或者治疗者讲述这种痛苦,以至于治疗过程复制了家庭悲剧。我们不怀疑他们的痛苦一直在无声中沉默。青少年在治疗中一直处于无法表达的忧伤中,这种忧伤来自不被充分关注的危险。的确,对治疗联系的拒绝不过以一种潜伏的方式出现,因为对失去治疗者的爱和尊重的恐惧决定了她们在治疗中的态度。因此,她们潜在的拒绝一直被掩藏,因为她们害怕失去由住院治疗代表的心理生存联系。然而,我们很难想象要通过什么手段促进医院环境中拒绝的形成,病人因为害怕失去医院环境而将之隐藏,比起前者,通过住院环境中表现出的拒绝游戏来想象治疗手段就容易多了。我们在第二部分的第八章中就已经解释过怎样在出院前通过暂停来解决这个问题。

总之我们可以说,联系的拒绝没有任何改变。这是个没有改变的尝试,17 岁时的瓦莱丽因厌食症接受住院治疗,但没有达到预期的目标,至少从表面上看。病人希望母亲的态度能有所转变,但在努力徒劳后,拒绝继续吞噬日常生活。另一种形式的厌食症不知不觉开始慢慢出现,体重没有下降,不需要住院治疗,却更加糟糕。身体状况没有出现恶化。偶尔暴食后的催吐使体重维持在正常水平,但催吐和暴食都没有愈演愈烈。它们用来维持一种愧疚和自我蔑视,能够有效地自我惩罚对母亲的怨恨,厌食行为没有改变内在母亲却导致了怨恨的产生。幸好精神分析治疗会因断断续续的暴食和催吐介入。初期的谈话显示出病人的行为是在寻求一种自己的内在改变,从内在关系到怀孕。正是从此时开始,病人所有的联系历史才有了意义,其中包括治疗联系的历史。

　　一些像瓦莱丽这样的年轻母亲在多年前就治愈了青少年神经性厌食症的症状，但是她们在怀孕的时候又回来探望治疗厌食症的心理医生，有时候只是为了说说话，有时候是为了进行心理治疗或精神分析，因为她们想要在生育的帮助下改变亲密关系中残存的困难，包括与婴儿的亲密和与伴侣的亲密。婴儿和父母之间的早期联系有利于找出青少年厌食症的原因。因为它让我们再次回到病人婴儿时期的场景。比起其他的时期，幼年联系、青春期联系和高中联系的记忆是最重要的。所以这个阶段的分析可以让我们更快地明白个性是在怎样的基础上怎么形成的，尤其是早期联系受到了哪些干扰，母婴的最初交流尝试遭遇了怎样的痛苦。

　　实际上，病人与他人之间早期协调的经历没有让她感受到信任的轻松。这些病人成为母亲有双重意义，她们能够发现什么是母亲，同时她们也经历了暴露的过程，即暂时地失去平时的自我防御。她们显得非常焦急。其实她们必须要经历完全特殊的脆弱时期才能衰弱到去感受婴儿的需求，因为她们处于一种极度敏感的状态。的确，生育期中的敏感状态能帮助母亲注意到婴儿脆弱的状态。母亲因此脱下自我防御的外套来发现她的孩子，用接触来感受他的存在。

　　对于其他前厌食症患者来说，这个阶段是一个最初的阶段，如果这个阶段是幸福的，就能悄悄唤醒她们没有能够和自己的母亲一起度过这幸福时刻的遗憾。因为正常的哺乳阶段是一个肌肤接触的阶段，一个暴露和发现的阶段。然而她们和自己的母亲可能没有做到这一点。我们往往还能在长期跟踪治疗的厌食症病例中找到婴儿厌食症的线索，有时甚至是出生头几天的厌食或第一年的厌食。这里我们可以再次回到第二章中多米尼克的观点。这个病人在高质量的治疗——在住院两个月中,医护人员无微不至地照顾她——记忆中汲取力量,从而在女儿早产住院期间无比耐心地陪她度过。多米尼克在她女儿住院期间长期和她身体接触。对她来说,重建联系历史的时刻到来了。她直觉感到早期联系和治疗联系中共有的情感同化和共存经验。共存给无限的可能创造了空间。

　　实际上,严重厌食症的治疗有一些治疗联系的调整阶段。这个调整阶段可以唤醒早期联系的身体记忆。然而,如果互相存在曾经是痛苦的来源,那么治疗时期对接下来的生活是十分关键的。信任需要时间来建立。为了得到合适的调整效果,住院阶段会显得尤其不平静。必须要耐心等待,必须要找到时机给最基本的两种经验创造空间,即独处和共存的经验。这些经历对病人来说是一次机遇,就像瓦莱丽的厌食症治疗联系历史一样。

　　瓦莱丽,17岁住院,很少加入与治疗者的交流,她对父母投入缺陷的指责在治疗者身上重复,然而她没有把这项指责告诉父母。对投入的拒绝因为缺少交流而没有任何改变。她没有经历破茧而出和变形。但厌食症的爆发正说明了她经受过母亲突然的漠不关心。在远离家庭环境的隔离中,她在沉默中将自己完全封闭,就像一场没有对手的战争。隔离缓解了她在家庭中一直感受到的关注缺乏。病人通过表现出来的症状表达了一种痛苦,但没能把这种痛苦转移到治疗空间中。所以,她没能够加剧自己的拒绝从而更明显地表达出其中的关键点。

　　这样,治疗态度中的一般缺陷成为她住院过程的一部分。其他像瓦莱丽这样的病人能够在成为母亲后认同我们的治疗能力,认识到我们的缺陷,从而将失败变成通往成功的大门。在治疗经历的帮助下,她们学会了在与伴侣相处中坚韧地寻找性亲密,并且不再畏惧自己和婴儿的弱点,建立起对婴儿的个人倾听。所以对一个经历过青少年厌食症的人来说,成为母亲是一种危险也是一个机会,生育期是一个对初期联系极度敏感和关注的时期,她通过照料、哺乳等方式和婴儿之间建立初期联系,如果她能在这段时期里与婴儿同化情感,并全方面地感受他,就能找回自己婴儿时期的亲密接触、与自己母亲的早期联系以及在每代生育间经历和传递的东西,并与自己内在的母亲对话。这个内在母亲是个人的一种创造,她不是病人的母亲或现在已成为祖母的母亲,不管病人在自己孩子的出生阶段和她有没有密切的传递关系,内心母亲也不只是很早以前的那个母亲,这已经超越婴儿最初联系的记忆,或者说这个过去的记忆是生理的而不是物理的。这个内在母亲能在她最虚弱的时刻抚慰她,让她无辜地在婴儿耳边轻语"你真香……我真想吃了你……你知道吗",这个母亲就像一座用各地的石头建造的房子,是母亲和祖母或其他早期喂养过她的女人们的联系经历的连续叠加。那么她能找出自己出生的前几个月里、在哺乳期里的母女经历吗? 通过以不同形式和母亲沟通,她或许已经知道这一经历或者在自己生育的帮助下发现了这一经历,又或者她在不知道的情况下和自己的孩子重复了这一模式,重复了她和自己母亲所经历的? 我们将通过瓦莱丽的治疗历史和联系历史来回答以上问题。

原因未知的症状

瓦莱丽 17 岁时的厌食症治疗是简单的,拒绝没有明显地转移到治疗环境中。瓦莱丽在 24 岁时幸福地成为母亲。两年半后她前来咨询,因为她想要第二个孩子,但怕第二次生育会伤害大女儿。瓦莱丽自己在第一个弟弟出生时正好两岁半。这个弟弟是早产儿,他在出生后处于危险状态。在一次精神分析咨询中,瓦莱丽将自己的厌食症历史与家庭关系历史联系在一起,我们会在下文中提到这次咨询。她对母亲强烈的依赖和父亲责任缺乏的感受让我们发现了理性所不能认识的理由:早期对一个平静父亲的依赖,掩盖了母女联系的缺陷,尤其是在她弟弟出生时。对父亲依赖的压抑及其潜在的影响似乎预示了从乖顺女儿形象下毫无进展的青春期困境到神经性厌食症突然爆发的过程。

我们将进一步研究这次咨询,她在这次咨询中表达了青少年厌食症中拒绝进食的理解,我们将之视为儿时联系历史的重复。我们也将看到厌食症是怎么成为拒绝母亲联系的一种掩饰方式,因为母亲联系又一次无法满足病人。但在这之前,**我们必须知道思考的自由和分析联系的能力是长期治疗的结果。在这次咨询中,自由建立联系的能力表现得很明显。然后我们要一步一步建立一个足够稳固的内在早期联系**让之后的分析环境能对瓦莱丽有利。瓦莱丽能够分析自己的俄狄浦斯联系,因为早期联系的获得让她的"我"不至于在分离焦虑前没有任何防御。的确,是否使用分析情况取决于是否使用所获得的解释。然而在厌食症过程中,这种可能性很小,我们像弗洛伊德一样,认为精神分析反向证明了这一点。为了进行联系,病人必须在分析师在场时具备独处的能力。这样我们才能获得内容来解释其中潜在的想法。但当厌食症状还过多地占据思维和身体时,这种自由联系的能力还无法出现,就像在解释后承受孤独的可能无法出现一样。以下是我们在出院治疗中必须要做的准备工作。

　　我在瓦莱丽17岁的时候认识了她。在她住院期间，她一直深深抗拒着和我的联系，我们双方都无法完全洞悉其中的原因。然后在出院后的治疗中，有一天她终于对我说她在医院时怕我。于是在后期我们一起展开的咨询中，我们让病人来决定咨询的节奏，从而有机会来让我们之间还没有在内部象征化的可变距离变得物质化。在出院后追踪治疗结束后，瓦莱丽也会不时地联系我，告诉我她的近况。正是在其中一次咨询中，我第一次对她的抗拒做出了解释，虽然这个解释没有与当下结合起来，但还是充分使用了咨询中出现的情感，就像和维吉妮的对话一样我尝试了一种隐喻的表达。我说她和我维持着尊敬的距离，就像我们和火堆保持一定的距离，既能感觉到温暖又不会有危险。我们可以说这里面隐藏着一种抗拒。这一天我们将与我相关的双重欲望冲突关系转变为焦虑。三四年后，即住院七年后，瓦莱丽开始接受精神分析，将厌食症历史看作青少年时期一种拒绝联系的历史，她的母亲可能与自己的母亲也有这样的联系。在对分享母亲的拒绝背后还隐藏着其他拒绝。瓦莱丽多次表达了要我对她进行心理治疗的愿望，但在每次见面时消极联系都战胜了积极联系，她无法坚持她的要求，不得不放弃。这个时候，她的话语还像厌食症时期一样贫瘠和难以倾听。她说话时牙齿轻微闭合，无法表达拒绝。相反，在她要求精神分析的时候，发生了深层的转移，她能够直接地把话说出来。

我们可以引用温尼科特的话说"婴儿和母亲之间、孩子和家庭之间、个人和社会或世界之间的潜在空间依赖信任引导的经历。

对于个人来说,我们可以将之认为圣物,因为它将在这同一空间里成为创造性生活的经验"(引自温尼科特的《文化空间的定位》[*La Localisation de l'espace culturel*])。在此基础上,**我们可以反思厌食症治疗和拒绝的结构,将治疗分成三个时间段:住院治疗,在病人要求下进行心理咨询的出院追踪,以及多年后在生育时的精神分析。**

在第一个时间段,即住院治疗时期,瓦莱丽的抗拒含糊不清。她没有变化。住院治疗的成功是不完整的:**体重增加,但是拒绝没有变化,联系拒绝到治疗联系拒绝之间的移情作用没有建立,所以我们无法进入厌食症前父母联系历史的模糊记忆中**。关于她的过去我们一无所知。我们只能停留在当前联系的历史中,即厌食青少年的历史。

在**出院后治疗**的阶段,在病人要求的对话咨询框架中,住院治疗的无效部分将在事后一点点得到弥补。对治疗失败的事后分析从瓦莱丽告诉我们出现呕吐和暴食症状的时刻开始。这种情况让我们在遇到治疗联系可能的困难后进入另一种解释。治疗联系的困难可能在住院时没有被发现,既然我们当时面对的是一种没有表现出来的抗拒。瓦莱丽当时灵活地适应了治疗者的习惯,并接受了他们表现出来的样子。我们认为她当时可能过度地迎合了我们的期待,与此同时她将拒绝隐藏起来。她对治疗的拒绝是无意识的。我们也意识到自己的弱点。我们没有能听到或明白她真正的痛苦。我们承认自己的疏忽,这也让我们的关系进入到一种后期变化中。的确,随着时间间隔长短不同的咨询,瓦莱丽和她的心理医生建立了一种不同的关系。抗拒慢慢减少。瓦莱丽多次表示要接受精神分析,但她无法实行这个想法。**我们在她要求下进行**

的咨询(也就是说按照她自己的节奏)可以讨论她渐渐主观化的双重性。我们不用解释这些反移情,希望后的失望,放弃后重生的希望。这样瓦莱丽继续不时地要求一次咨询。几年后,在她大学毕业,她的女儿两岁半时,瓦莱丽前来要求进行精神分析。此时产生的联系很不同。明显的,瓦莱丽在做出这一要求时很自在,没有回避直接的话语。

在她女儿出生后她的要求变得明确了。她在住院治疗结束七年后开始了精神分析,她的女儿已经两岁半了。在开始的几次咨询中,她探讨了在厌食症期间以及之后拒绝治疗联系的需要:联系必须像这样存在。瓦莱丽决定开始接受精神治疗时,正是她处于幸福的恋爱关系中,想要第二个孩子的时候。她不想再保留自己身上残留的情感障碍。她现在正在批评的是自己的怪异之处和想要解释一切的方式。她想要完全康复,因为她很珍惜自己和爱人之间建立的联系。她不想因为自己的忧郁而让对方气馁。她也想在第二个孩子出生时保持和女儿的良好关系。她现在的话语很直接。她想要我帮助她进行精神分析,这当然是因为我们的联系已经承受了她各种投入的表现,经历了抵御摧毁的过程。她无法想象其他的分析,因为她需要在安全感中进行分析。现在,在经历了这一切后,她信任我。我接受她的要求。我认为即使在分析中她也需要确认联系的持久性和我对她一直的关注。我感到她的思维很清晰。她表达了自己的感受,没有遇到抗拒的阻挠。联系的拒绝在这里消失了。

抗拒和利用治疗者的出院媒介时期整合了对客体弱点的认知,并在这一认知的帮助下体验和改变,才能在这个时期后开始治疗的第三个阶段，即精神分析。治疗者在自己参与的住院治疗部分失败后必须接受这种移情。我们在这里要重点指出由住院时的治疗者来完成出院后跟踪治疗的重要性。根据温尼科特的方法，这样我们还能赢得更多时间来建立客体使用的阶段。第一次生育肯定让瓦莱丽有机会作为母亲来完善这种整合，发现母亲的烦恼、懂得判断自己弱点，才能在之后通过一些关注孩子的特殊时刻将它们隐藏。在精神治疗的初期，瓦莱丽认为自己联系拒绝的意义在于拒绝重新经历在自己生命中多次发生的母亲对自己不够投入的痛苦。

下面描述的咨询中，瓦莱丽的关联性话语自发前往寻找厌食症无意识的起因。这次咨询给精神分析师留下了深刻的印象，只有病人在分析环境里有足够的信任，才能在经历了这么多之后达成此时的沟通。

"上次我所说的话让我很震惊。我害怕这一切松开，发展得过快。"

"什么震惊？"分析师问。

"我说我曾经认为我的父亲不重要。相比我对母亲的感情，他被排挤了。然而在结束咨询的时候我想起了我女儿三个月时的腹泻。她一直哭泣而我无法让她平静。我当时完全不知所措，于是去了我父母家将她交给我的母亲。但和往常一样，我母亲因为别的事很忙。我父亲抱过孩子，贴着他摇晃，她马上就安静下来了。当我母亲回来时，她说：'这孩子就和你小时候一样。只有你爸爸才能让你安静下来。'那么为什么这些消失了呢？是因为弟弟们的出生吗？如果我没看到他这样做，我可能永远不会相信他这样做了。然而我现在记起来了。我看到他照顾我们。我不知道为什么自己会坚信他不重要。难道是因为我母亲想要孩子们和她更亲近,所以她很快地将自己的意愿强加在家人身上?"

她沉默了片刻。

瓦莱丽已经能在接受解释后独处了。这种孤独不再需要极端的手段。她在自己的女性特征中汲取力量。

"或者,我患上厌食症,生病是为了引起母亲的注意,因为我弟弟在出生的时候非常脆弱。不久后,他又得了耳炎。我感到他比我得到了更多的关注,因为他更小,因为他生病了。在我15岁时,我祖母来到家里,这又是一个抢夺我母亲的人。厌食症的爆发正是因为我再也无法忍受和另一个人分享我母亲。我祖母当时几乎完全依赖别人。"

"就像个婴儿……"分析师补充道。

从婴儿腹泻到青少年厌食症

我们假设,在住院治疗后向间歇性暴食演化的青少年期厌食症与通过婴儿腹泻表达的早期母婴关系紊乱历史间存在可能的联系。我们注意到瓦莱丽在成为母亲后和自己的女儿重复了这一病症:用表面令婴儿平静的态度来回应口部冲动的焦虑,即使用喂奶,但这种令其平静的态度是不正确的。因为喂奶是多余的,就像暴食引起的效果一样,它最初能安抚但之后产生另一种焦虑的痛苦。我们必须理解住院治疗连续调整的意义。它们要完成一种日后解释的移情,即母婴之间调整尝试的移情。住院治疗的接触产生了等量的宽慰和不适,这是一种表面热情但实际危险的接触,就

像火一样。以下是她精神分析过程中的转化,一种咨询中轻微躯
体化的转化。

> 这一天的咨询一开始,瓦莱丽就肚子疼,她躺在了沙发
> 上,之后她抱怨自己和父亲之间没有太多的联系。我于是假
> 设她的抱怨可能有自我防御的一面。咨询结束时,她告诉我
> 感觉比平时更平静了。咨询之后,压抑消失了。她想起了在
> 女儿出生的最初几个月的一件事。她想起自己因为无法让女
> 儿的哭声停止而感到紧张失措,就前去向母亲求助。但她母
> 亲和往常一样不在家。相反,她父亲在家。父亲抱过婴儿在
> 怀里摇晃。婴儿的哭声马上消失了。瓦莱丽回忆起父亲安抚
> 女儿的场景和母亲之后说的话:"当你疼的时候你爸爸也是这
> 样安抚你的。"通过母亲,瓦莱丽知道了自己婴儿时也和女儿
> 一样患了婴儿腹泻。但可能在今天肚子疼躺在再次变成摇篮
> 的沙发上之前,她从来没有考虑过这一场景。她的腹疼,就像
> 她三个月时的腹疼一样,意味着对母亲的痛苦联系和对父亲
> 安慰联系的移情正在分析中进行。她躺在沙发上时,对父母
> 的两种早期联系被再次激活。

就像施皮茨(Spitz)在讲述生命第一年中不同的组织阶段时所
写的一样,我们可以知道"如果在早期产生了一些混乱,那么直到
成年,回到这些阶段的部分退行也会发生。它们因为早期形成的
固定模式而有了发生的可能。这些固定让所谓的躯体化(somati-
sation)有发生的可能或者变得更简单,躯体化即生理机能在神经
和精神领域的参与。"这里涉及的正是如此。瓦莱丽在沙发上退
行,就像她青少年时通过厌食与之后的暴食退行一样,唯一的区别
在于:她现在能通过在沙发上想象而实现退行,而不是像以前那样

因无法表现而发生大规模的退行。所以,我们认为母婴口部关系范围内身心混乱的早期背景会一直影响个体的发展。作为身心疾病的厌食症重新建立了同样的不适、对母亲帮助的相同期待,但却是在感受到母亲的冷漠和父亲身边位置的空缺之后的冲动混乱时刻。我们可以重建厌食症的关键,明白与父母早期联系的混乱对俄狄浦斯联系和阉割焦虑的影响。我们可以在青少年后期俄狄浦斯情结转变的时刻看到创伤性影响的建立。在这个欲望背景下,瓦莱丽找到的是一个没有时间帮助她的母亲,于是她禁止自己求助于父亲的温柔和实用。她不知道自己以前曾求助于父亲来代替母亲宁静的温柔,但她因为一些无意识的理由疏远了父亲。在瓦莱丽与自己的孩子遇到困难时,她找回了自己与母亲早期母婴关系的混乱。我们在她住院治疗期间忽视了通过厌食退行重复的早期联系。瓦莱丽很可能在之前就已经听说过自己婴儿时期的腹泻腹痛问题。但就像在很多厌食症住院的病例中,这段历史没有引起她的重视。我们可以说对大部分早期联系的压抑隐藏了对俄狄浦斯欲望的压抑。的确,这种强度的压抑、直到精神分析和移情解释的可能性都与对父亲联系的冲动有关。瓦莱丽还不能建立一个完整的俄狄浦斯欲望来放弃这种冲动的实现。但有一件事提醒了我们:她没有提过自己女儿的父亲,就好像她消除了他的重要性。正因如此她在内心深处压抑了弑母嫁父的欲望的实现和给父亲生孩子的可能性。

在再度压抑了弑母嫁父的欲望后,在厌食和闭经的症状出现前,针对父母的内心冲突引起了难以忍受的焦虑。我们已经说明厌食和闭经是怎么以它们的方式代替并表现为被压抑的性冲动。在瓦莱丽身上,我们又有机会看到这一切,但这一次不是因为我们在生理混乱前明白了厌食症的意义，而是在咨询中一阵腹痛的轻微躯体化过程最小化地重现了所有欲望的焦虑，即和母亲对立、抢夺父亲的欲望。

作为欲望和防御之间的折中方案，厌食症症状掩饰又见证了压抑。的确，早期联系的混乱被另一种混乱掩盖，即在青春期对俄狄浦斯联系的事后调整。所以必须要更加彻底地放弃给父亲生孩子的想法，因为青春期的到来让生育有了可能，乱伦的危险更大了。但是，要成为女人，女性特征被父亲认可是很关键的一点。所以必须要做出欲望和防御之间温和的折中。但在成为年轻女孩时，我们为什么不能在与母亲的接近中，在她温柔的女性化时刻表达焦虑呢？因为我们必须确保对立中的稳固性，母亲必须能抛开母女间的双重性，维持关注，直到化妆打扮等细节。瓦莱丽没有这个机会。但自己似乎不能像小时候一样向父亲求助来让自己平静，因为这样她会产生吸引关系的感觉。瓦莱丽自我禁止了父亲。为了提防俄狄浦斯情结以及与女精神分析师的对立，她在沙发上通过抱怨，将父亲描述得比现实更加疏远。这个俄狄浦斯欲望在以前会让她想要拥有一个父亲的孩子，即她的弟弟。这个欲望的破灭引发了一些针对婴儿弟弟和母亲的死亡欲望。以下是咨询接下来的内容：

"现在，我觉得是这件事加快了厌食症的爆发。因为我不能公开表达不希望祖母来我家。我对祖母感情很深，因为她在我小时候照顾我，但我不能忍受母亲关心她。她当时很老了。我怨恨母亲因为祖母的去世而深受打击。我很生她的气，因为她为自己母亲的去世而伤心。在祖母去世后母亲经历了一段消沉期；我无法理解。她一直在细心照顾祖母，她不必为她的去世而如此沮丧。我想要告诉她这些,来摇醒她。但我没有这样做。"

分析师问:"您认为当您的弟弟生病时或生病后她也是这样沮丧的吗?"

"当然",瓦莱丽回答道,却对自己如此直接的带着孩子般强调的答案感到惊讶。"我说当然,但我其实一无所知。我看到弟弟在重症监护室,到处都是管子。一个如此小的婴儿身上插满了管子,这对我母亲来说肯定很痛苦。"

"他具体得了什么病?"

"我记得是败血症。医生预测有生命危险,就算治愈了也会有神经性后遗症。他们说他永远都不会像正常人一样。可是最后他完全正常。但当时,这个打击是十分沉重的……"

"您所患上的厌食症,也有生命危险。"分析师说道。

"是的,我听说了,我有一个表兄就死于厌食症。"瓦莱丽又一次陷入沉默。

在现实中,弟弟成为父母处于危险中的婴儿从而剥夺了母亲,母亲的悲伤和消沉都扩大了瓦莱丽没有生育弟弟的失望和针对新增婴儿死亡欲望的愧疚。瓦莱丽与父亲在童年的俄狄浦斯联系因为这个原因而被压抑。早期联系身心混乱的证据也因此被忽视,否则它们就会指出父亲在这件事中扮演的角色。瓦莱丽忘记了在母亲忙于照顾刚出生的弟弟时自己与父亲之间亲密关系的存在,她也忘记了母亲在家里照顾垂危的祖母而和家人疏远时,自己想要取代母亲留在父亲身边的欲望。作为长女,瓦莱丽接替母亲成了家里的女主人。当几乎残废的祖母需要婴儿般的照顾时,母亲深爱的对象面临死亡危险的情形又再一次重现。在这背景下,17

岁时停经的症状可以被解释为对父亲被压抑欲望的另一种表现。对欲望的躲避阻碍了住院时语言的表达。住院治疗是帮她找回母亲的最后手段，因为在弟弟住院的时候她曾希望自己也能因为住院而像他这样被爱。以下是精神分析咨询接下来的内容：

"昨天夜里，我又做了一个和往常一样奇怪的梦。我梦到一个表兄死了，我们要埋葬他。但有另一个人也死了，一个我家里的人。后者更加重要。但我不知道是谁。我赶紧去了一个我很喜欢的姨妈家，从而得到一点平静，因为还有另一场葬礼。"

"平静……?"分析师问道，"您的父亲是以前唯一能让您平静的人。如果您此刻能够在精神分析的帮助下找回平静，或许就能找回您祖母死亡、弟弟死亡的想法，甚至还有愧疚感。"

瓦莱丽独自面对解释沉默了一会，接着说："我从来没想过自己可以希望弟弟死去。现在我可以想了。"

"那您的祖母呢?"为了能够完全去除厌食症的影响，分析师追问道。

"总之，我也不愿意看到她那个样子。在她去世两天前，我梦到她去世了。她在梦里对我说'没关系，我死是很正常的事'。第二天早上我醒来的时候真的以为她死了。我母亲打电话告诉我祖母不愿意起床。而我却这样想：'她已经和我告别了，所以她想死去了。'我是理性主义者，我不相信唯心论。但她真的告诉我她要安详地死去，她已经活够了。现在她已经不愿再起床，她准备死亡，所以她的死亡对我来说不是个打击。当我母亲因此深受打击时我的反应真的过激了。我觉得自从祖父去世后,祖母就放任自己去死……"她不再说话。于是分析师以一种开玩笑的形式重新开始了询问:"所以没有活着的必要吗?"目的在于让她明白她可能将自己认同为她的祖母,认同了其放任自己死去的欲望,从而引起母亲对她像对祖母般的关注。

瓦莱丽接着说:"厌食症让我陷入拒绝生命的境地,就仿佛我需要它来让别人对我感兴趣、喜欢我、照顾我。作为好学生,我从来不制造问题也不提出问题。我嫉妒班里的那些坏学生,嫉妒他们能得到更多照顾。从一年级开始有一半的作业我都在家里完成,同时在班里我也争取成为第一名。但在家里我又嫉妒父母和弟弟在一起的时间。我嫉妒他们每次考试成绩不错时从父母那里收到的礼物。这不公平。但他们总是对我说:'可是大家总是送你东西啊……'我知道这些。会不会是因为这样我才对学习不再感兴趣,才让我的父母之后对我感兴趣?现在的问题是暴食。在每次病发后,我都怨恨他们不知道,不来问我发生了什么。我不能真正地告诉他们,我备受折磨是因为我希望他们能发现我的问题。我不再学习,但尽管如此,我还是觉得大家仍然把我当成负责的完美孩子。"

"为什么您在因厌食症住院后还需要十年的时间来思考您是否足够让父母担心了?为什么您不向他们要求关注呢?"分析师问。

"我做不到,我不知道怎么向他们求关注。"

"但是您却成功地告诉我您想要进行精神分析。"

"没错,但这样的要求让我很不自在。我试着不直接说明而是间接地要求。有时,这样的方式让我的恋爱关系陷入困境,因为我总是含糊其辞。我的弟弟接受了青少年心理治疗,但对于我,我觉得大家都希望我能独自应付困境。"

瓦莱丽的精神分析让我们明白了她厌食症的另一方面,即**身心反复求助于关心不足又无法抚慰痛苦的母亲**,这也是她在祖母重病时所感受到的。这个祖母算是抚养她长大的,她对她感情很深。母亲沉浸在自己的痛苦中,似乎没能看到女儿的悲哀。此时出现了早期关注不足的重复,也可能是母亲对女儿无意识的抛弃。所以厌食症是求助也是拒绝,是对母亲的拒绝,对她关心不足的痛苦拒绝。瓦莱丽的愧疚感是与对母亲爱恨冲突相关的俄狄浦斯情结,母亲为自己病重的母亲而痛苦,并为失去她而痛苦。

正是在经历了这样的生存困境后,厌食症爆发了。但这是瓦莱丽生命中的一次机会,她可以通过厌食症这个中介走出困境,并解释残留的拒绝,因为在忧伤的时刻她还会爆发厌食危机。瓦莱丽通过发作引起父母担心的需要变得有意识。转化为暴食症的厌食症变成了走出困境的最佳出口,这个困境就是不惜代价陷入完美泥沼的习惯,即使这种方法的目的在于远离希望弟弟死亡的愧疚,远离父母在得知这一想法后失去父爱母爱的恐惧威胁。

我们现在更理解为什么像瓦莱丽这样的病人会在我们第一次见面的时候表现得那么冷漠,尤其是她们还能够充分表达求助,说服我们接受她们住院治疗。但是一旦开始住院,与父母之间联系的转移马上变得令人焦虑。联系停滞,因为爱被隐藏在否定背后。在几年后的咨询期间,双重性开始形成,但一种否认却显示了压抑即将消失:"我不明白她怎么还那么痛苦,她已经为她母亲做了该做的。"在瓦莱丽神经性厌食症身心的十字路口,早期联系历史和俄狄浦斯联系历史汇合了。一次一次的厌食重复着早期身心混乱的历史,弟弟出生时嫉妒的历史以及由祖母去世造成母亲抑郁而感觉自己多余的精神创伤历史。

"太 快 了"

在神经性厌食症的病例中往往存在初期身心混乱的情况。这首先意味着母亲生物倾听的失败:即母亲无法通过合适的拥抱和摇晃来安抚婴儿身心的痛苦,提前保存婴儿生活的幸福。初期身心调整的失败原因是,在婴儿出现腹泻时,母亲不合适的行动打乱了婴儿的进食节奏。母亲在每次婴儿哭泣时喂奶,这能暂时安抚他,却打乱了他的进食节奏。他有时可以几小时一直吃奶。我们注意到厌食症在产生前经历了对进食节奏的攻击和进食时间的延长,为了抵抗饥饿的痛苦,整块的进食时间被分裂成了小块的重复少量进食。母亲对婴儿身心混乱的反应使主观化的形成变得复杂。婴儿已经在母婴联系中陷入困境。婴儿的腹泻似乎是对母亲冷漠表达的一种回应。前三个月的腹泻类似于神经性厌食症,有心理和生理两个方面。施皮茨指出在生命的前三个月,生理处于主导地位,一直到第一个精神组织者的出现,即对人脸的微笑反应。身心分离没有在这个阶段形成,在冲动压力的状态下,早期的母婴联系出现了混乱。在这种分离建立时,也就是微笑回应的时刻,腹痛痉挛痛苦就会消失。这种混乱发生的原因在于母亲早期过度保护关心的焦虑态度,而这种态度源于对婴儿无意识抛弃的愧疚。

在《孩子和身体》(*L'Enfant et son corps*)一书中(Kreisler,

Fain, Soulé, 1974)，在与索尔先生的讨论中，范因先生解释，母亲不知道使用摇晃来安抚由肠子里的空气造成的腹部痉挛疼痛，是因为在婴儿出现早期冲动时母亲缺少使他平静的本能。婴儿挣扎、不安，焦急地想被安抚，但他的母亲却无法冷静地回应。索尔强调了生理问题：婴儿向母亲传递了一条生理信息，即母亲必须要调整他的生存状态。相反母亲却引入了更多的生理混乱。她看到孩子在吃奶后平静下来，就认为要更加频繁地喂奶。然而真正让孩子平静的是吮吸和摇晃，不是进食。母亲的行为引起了孩子痛苦的饥饿，因为进食和吃奶节奏的改变，在消化不良的基础上又出现了结肠积气的症状。

在这愈演愈烈的混乱和神经性厌食症中，从症状到病情几乎模仿般地相似让我们感到十分惊讶，因此而假设像瓦莱丽这样的病人是否在自动地复制早期的精神创伤，虽然她们没有早期精神创伤的直接记忆，但她们的身体保留了这种记忆。**这一混乱发生在"我"形成的前期。这三个月是纯躯体阶段以及生理功能与心理功能脱离阶段之间的转折时期**："我们面对的是两种功能形势错综复杂的混合，其中有一种几乎可以触碰到身心原因的连锁反应。"我们在第一部分中描述了相同的连锁反应机制。

我们更加理解瓦莱丽为了象征在自己生命中反复出现的无法表达的焦虑，即崩溃的威胁、失去关心的恐惧、死亡空虚和阉割的焦虑以一种无比混乱的方式纠缠在一起，不得不经历长期复杂并时常被打断的治疗，因为她非常惧怕这种焦虑。通过她的病例，我们也更加明白为什么有时候必须接受病人不停地住院和出院，在她们愿意重新见我们的时候，会发现我们并没有因此不再关注她们，尽管她们的治疗显得依然混乱。如果我们的治疗态度能够透过治疗的混乱特征一直保持专注、灵活、含蓄，病人就不会破坏我们投入、治疗她的能力，她就能在解开各种焦虑疑团后摆脱厌食症，并有希望更平静地在生活中前进。我们必须重点理解母婴联系的扰乱会产生初期调整混乱经历的生理后果，尤其是哺乳节奏的混乱。在咨询的初期，当瓦莱丽说怕一切进行得太快时，她似乎在考虑咨询的节奏和有意识责任的节奏，但很可能她在咨询的初期感到了自己身上的一股冲动。然而，她并不知道在自己生命初期时吃奶的节奏是否过快。所以她的首次冲动经历是混乱的，焦虑引起了腹痛，之后母亲不合适的反应又打乱了生理功能的基本节奏。

这天在分析咨询中重复了以前发生的一切，身心间因果关系的连锁反应被压缩在一起：她在咨询开始时的腹痛，抱怨父亲的疏远，我们解释了她抱怨中的防御特征，咨询后压抑消失了，记起了父亲令人安心的功能和母亲令人痛苦的功能，做了连续死亡的伤心梦。在她生命最初的三个月，一切都过快了，她的"我"还没能形成来调节躯体和心理。在青春期的时候厌食症也来得太快，母亲在她面前不能再维持家里的节奏。现在，沙发好像引发了这一切的发生，哺乳过于频繁的身心记忆，原本是为了安抚腹痛却相反地减少了平静的时间。在结肠积气的疼痛基础上，又出现了由过多的奶和过于频繁进食引起的胃痛。

在一次咨询中，她解释了焦虑和厌食症的原因，瓦莱丽联想到暴食。在初期经历和反复暴食之间的确存在非常明确的联系。在"过快"角度下的早期经历和瓦莱丽所描述的呕吐后暴食之间存在惊人的相似。首先是"我"坚持的无能和精神崩溃的感觉，接着是比疯狂威胁更为轻微的生理放纵。之后，呕吐的镇静效果消除了暴食放纵"过快"的焦虑。但代替镇静的是呕吐后的胃痛。

　　瓦莱丽特殊的故事让这一症状有了意义，这一症状看起来缺少内部逻辑，往往很难理解，以至于我们经常将它称为行为而不是症状，这样一来理解就更难了。我们还是认为"进食障碍"的术语会让这些病人的问题产生危险的歧义。因为实际上，**呕吐后的暴食行为是自我联系混乱的精心复制，这种混乱来自对客体联系的混乱——客体的存在有时起安抚作用，有时起扰乱作用。**在瓦莱丽简单启发的帮助下，我们可以和她一起来重建躯体化症状的意义。躯体化在一生中都存在，在精神分析中以更轻微的方式出现（腹痛发生在身体的局部，接近幼年时歇斯底里转化的疼痛）。但必须帮助瓦莱丽的"我"感受自己，让它能够将焦虑和冲动联系起来从而整合后者继续分析。我们以上的阐述解释了为什么一次貌似顺利成功的精神分析也能同时维持暴食的混乱节奏。

　　我们得出两个结论。第一，在我们看来，在重度生理混乱（营养不良和绝食癖）下进行精神分析是不可能的。在住院治疗或一次急救后使用抗抑郁药物进行心理治疗可以预先停止呕吐和暴食。精神分析师针对这一症状的意义解释有利于之后建立起俄狄浦斯联系和初期联系之间兼容和互补的关系。第二，精神分析中的解释可以连接联系历史和治疗历史。无法在住院治疗中获得意义的厌食症往往能在精神分析中获得意义。我们要重点指出治疗联系、早期俄狄浦斯联系之间的相似性不能笼统地来解释。因为个人主观的治疗历史会在之后解释厌食症的意义，但这种意义是理性认识不到的。在这之前只能是不停的重复。重复的使用不是一种简单的复制。每一次都是主观和治疗团队之间的一次冒险。在治疗中，为了感同身受病人面对冲动焦虑和生理混乱出现的自我篡改,分析倾听依然是不可缺少的工具。总之,就像在戏剧艺术中一样,只有反复排练才能成功出演。在排练中必须有一个要诠释的文本。治疗就是这个文本。当文本被很好地纳入时,解释就能锦上添花。在第一部分中,我们已经说过住院治疗的阶段是一个完全特殊的整合时期,因为它就像一篇有好几行的文章要被朗诵被表演一样,就像克劳德·西蒙(Claude Simon)所说:我们不停地从一个故事转化到另一个故事,从一条治疗联系到另一条,只有读者,此处也就是病人才能整合这些不同的故事创造一个治疗故事,建立起联系。治疗师与病人在心理治疗对话前提下的见面显得有点特殊,因为我们总是讨论治疗,倾听她所讲述的治疗故事、拒绝和心动的故事,她抛开拒绝、从而投入自己与治疗者意外并准时编织的联系故事,以及它们有序和/或混乱结果的故事。

内 心 的 理 由

联系其实是一种不可能的吸引,一旦开始组织就变得无序。在我们仔细描述的上一个段落中,瓦莱丽在咨询结束后明白了其中的意义。所以现在我们就能明白对立的联系是怎么运作的。我们常说一场厌食症总是在经历了母女三代人后爆发。我们首先来讨论女性对立这个复杂的问题,这个问题的关键在于解答一个在青少年后期经历厌食症后的女性怎么承受生育欲望以及之后的变化,即在第一个孩子的幼年以及想要第二个孩子的这个时期。因为对立以几种形式存在:在母亲和祖母之间,在想象中的未来兄弟姐妹之间,在病人童年和青少年的兄弟姐妹中,职场上病人和其他能跟她抢夺同一个男性的女性之间,等等。我们将在下一章中谈论孩子欲望周边产生的嫉妒难题：出院后，哺乳初期，厌食和停经治疗成功后的第二次青春期，最终在不孕不育焦虑中产生生育欲望的时刻。

瓦莱丽讲述了她想要第二个孩子时的感受。她感到了痛苦和焦虑。她怕传递给大女儿不满足的母亲联系。这种紧张来自她自己过去的联系历史。瓦莱丽清楚地说出了自己与母亲联系中长久的感受。这种痛苦似乎来自母亲不够投入的联系。我们认为这源于瓦莱丽母亲对长女无意识的拒绝。瓦莱丽说她总是感到母亲，作为第三个女儿，永远和自己的母亲处于冲突状态。然而瓦莱丽很难接受这种情况，因为她几乎是由外祖母抚养长大的。这个时候，她在咨询中审视了自己的困难。其实，虽然还是出现了几次暴食的危机，但间隔变大了，次数也变少，这以后她开始焦虑地看待自己对丈夫以外男人的吸引行为。这些行为让她不解，因为她和丈夫很幸福，他们正在考虑要第二个孩子。

"面对工作环境中的男人，我处于吸引关系中，即使他们对我不感兴趣。我想要他们都渴望拥有我。我想要被别人肯定的，而不是认为他们重要。因此我的人际关系有点畸形。我将自己定位为没有欲望的物品，而不是人。我因为这种被渴望的想法感到愧疚。这是一种不现实的渴望，我想要让一些我无所谓的人对我感兴趣，我想要被所有人渴望，这不正常。如果别人不看我或不注意我，都让我很痛苦；但相反的，如果别人看我而且我能感觉到，我也很痛苦，因为我永远不能得到满足。最后我将这种欲望和性联系起来，但这并不完全是这种欲望。然而我和丈夫间存在爱情。性是自然的，这并不让我尴尬，我们的关系很诚实。我往往会想要挑起他人的欲望,事后又很愧疚,不管是否成功(成功,我感到被侮辱;失败,我感到被忽视或抛弃),都让我很沮丧。"

之前,在上一次咨询的结尾,瓦莱丽谈论了暴食中的沮丧情绪,所以我们可以认为她在无意识中将暴食和吸引行为联系起来,**吸引行为可能代替了暴食:她依然没有走出沮丧不满足的游戏。**这整条思维路线让精神分析师能够解释潜在的想法,我们在此将它概况如下:**所有一切(暴食、吸引、沮丧不满足有意)源于自己对母亲的想法。**

"就像厌食症一样,这些也是为了引起您母亲的注意",分析师指出,"不管是否成功,结果是一样的沮丧。"

瓦莱丽马上回答道:"是的。我不知道自己小时候是否也是这样的感受。我患厌食症的时候也没有注意。这不是羞愧,相反的是一种全能的感觉。如果当时有沮丧,我并没有感觉到。自从我开始暴食,就感觉到了沮丧。但无论如何我都不想回到厌食的时候,那时候我完全失去了现实的概念。这可能不太真实,但大家的确都在注意我……"

这一解释将童年联系了起来,"我不知道自己小时候是否也是这样的感受",所以她想到了上一次咨询中谈到童年时的沮丧。接下来是关于母亲的回忆。

"患厌食症的时候,我将自己看成一个孩子,一个苍白的没有生命的年轻女孩。我不太记得清楚是在高一夏天或冬天时,我开始和男生交往。我总是在一两个星期内被渴望,然后就结束了。但让我不安的在于我正希望如此。我很害怕。我大概是害怕性。现在我对性关系不再恐惧,但还是在与男性的关系中感觉不自在。我处于一种无法让自己满足的关系中。"

分析师追问道:"也许这与您坚信父亲对自己不重要有关?"我们同时联系起上次咨询中的内容。"然而他在您小时候安慰过您。所以这不是真的,他肯定很重要。"

瓦莱丽说:"是不是因为我没有渴望我的父亲所以我渴望所有的男人?我不记得曾经爱上过我的父亲。当我开始渴望男性的时候,我不能接受,这是被禁止的。会不会是因为我太爱我的母亲,太依赖她了?"

"那她安抚您了吗?"分析师问道,"您对男人的行为,挑起他们的欲望然后逃避,这不正是您自己感受到的吗,被您的母亲吸引,但她却逃避了安抚您的责任?您对男性做的,可能也在对自己做,尤其是当您不用平静的方式照顾自己时。当您不按时进食时,您在自己身上挑起吃的欲望,但这欲望无法满足后引起的只能是沮丧,即暴食。"

在分析师重建了暴食沮丧和与男性关系的沮丧联系后,瓦莱丽就几乎可以找出母亲曾经无意识的抛弃理由了,我们看到她在自己的讲述中涉及女儿、母亲和祖母之间的联系:她认为她的母亲可能嫉妒她,就像母亲嫉妒自己的姐妹一样,因为她们受到了祖母更多的照顾。瓦莱丽说:

"问题就是我不知道应该怎么办。我觉得自己缺爱。可是我生活中什么都不缺。过去的缺陷伴随着我。我必须要试着这样生活,而不是试图去理解,因为理解反而会让生活更加糟糕。"

"接受这个现实。"分析师说。

"现在接受这个现实还很困难,即成为大人、不再是孩子的现实。要告别曾经的孩子。可是我却无法告别，无法像个大人一样生活。"

分析师用其他的词语将瓦莱丽所说的不同内容串联起来："你要照顾这个孩子，接着生活下去。要放弃让母亲来做这一切的想法。当然，放弃一件没有成功的事是不容易的。"

"可能她照顾了我，"瓦莱丽说，"我外祖母总是照看我。外祖母几乎没有照看过我的母亲。外祖母年纪很大的时候才生了母亲，可以说她是由姐姐们抚养大的。有一天，母亲对我说她要照顾自己年老的母亲来弥补这一切，其实她非常嫉妒外祖母照顾我这个事实。我让她照顾我的女儿。现在，我试着经历一种更直接的没有祖父母的母女关系。"

我们又一次看到瓦莱丽在与自己女儿的关系中重复了母亲和自己的联系。瓦莱丽因为母亲更多地照顾了兄弟姐妹而感到痛苦。我们就明白了为什么瓦莱丽害怕自己的女儿也因此受到伤害，这样就成了母亲到女儿三代人的重复。**我们能够总结一下这里聚集的关键，就好像一个纠缠的线团：吸引和性、生育的欲望、母女的分离、早期联系、厌食症治疗联系、沮丧、缺乏陪伴和关注。在这次咨询中，心理影响的解除工作解开了它们之间纠缠的线并一一加以整理，充分解决了分离的困难从而让病人能够和他人保持联系。**

与父亲的联系再一次出现在俄狄浦斯情节调整的困难中。父亲的作用在某种程度上被早期联系的缺陷阻碍了。但是我们不能忽视瓦莱丽话中的防御含义（她再一次重申，就像在这里提到的第一次咨询中，既然她没有想着父亲，女儿就不是母亲的敌人）。母女嫉妒心在这里继续，在传递中继续。我们看到精神分析阶段是怎么结合早期联系和俄狄浦斯联系的。这一切的实现都归功于住院期间和出院后的治疗，以及之后在病人要求的心理咨询中所进行的联系重建准备工作，它们让精神分析变得可能。瓦莱丽在自己女儿出生两年后自发要求进行精神分析。然而我们在她的话语中发现她最嫉妒的时候是自己两岁半的时候，即她弟弟出生的时候。在对弟弟的嫉妒背后还隐藏了对被父亲渴望的母亲的嫉妒。瓦莱丽在分析中说过："我因为这种被渴望的想法感到愧疚。"

　　在咨询中得到的精神分析效果反映在瓦莱丽大学毕业时心理抑制的消失上。在大学的工作实习中，瓦莱丽不再感到沮丧，获得了完全的满足。在实习期间，她没有再感到被渴望的焦虑。瓦莱丽也不再让父母为她担心。她因为恐惧大学而在考试前产生的麻木症状曾经让她父母很担心，但她却从中享受他们的担心。她放弃了这个危险的游戏，同时也放弃了隐藏着的暴食症。

　　总之，我们在她弟弟们出生的时刻发现了童年的影响，在祖母病重时找到了青少年期的影响。对于过快的恐惧应当被理解为一种重复的恐惧：与母亲联系中的恐惧。因为孩子们的年龄接近，一切都太快了，关系变得松散。瓦莱丽感到母亲松开了自己，在弟弟们出生后自己与母亲的联系变疏远了，母亲在对她的照顾中加快了速度。或者说，在她作为孩子的心中，她松开了自己，也就是说一些感情、想法、幻想来得太快，她的"我"没能做出反应？一个没有任何准备的"我"要面对太多的冲动。这个"我"无法认识到母亲怀孕以及除自己外其他孩子出生的最新现实。因此，与他人的联系和与冲动的联系就变得过快了。过快的相同害怕也出现在了精神分析中。我们在回顾中明白了这种恐惧是住院治疗联系转移的原因。在这样重建了瓦莱丽厌食症的历史后，她与混乱的关系发生了彻底的变化。她似乎终于可以真正放弃在混乱附近停留了。她曾不惜代价用混乱来减缓每个冲动、每个针对他人的行为，避免过快的情况。尤其，她长期认为过快地治愈是很危险的，因为在她的"我"无法放慢速度时厌食症也被她用来减速。"我"失去了行为的艺术，厌食症不得不来矫正行为。

　　一个像瓦莱丽这样的人——保留着没有完全治愈的厌食症，就像一种她没有完全放弃的依赖，因为暴食和呕吐行为会偶尔出现，虽然她生活中的一切都已经重新调整并找回平衡——还会通过间歇性的暴食行为来表达她的痛苦。我们现在明白，在精神分析前，厌食症的盾牌很可能是为了让我们看不到其余的东西，这也是她自己无法洞悉的：即对女性特征认同的禁止，在这掩饰背后是对生存在忧郁世界方式的一种认同，可能就像她的母亲一样。**通过个性化和认同的矛盾，这类病人强迫我们认识到我们身上的集体性（母女三代），并通过认同的相异性让我们认识到我们身上的第三者（将自己等同为上几代的母亲，从而遭遇阻止自己成为母亲个人内化的依赖机制。）她们也让我们看到了冲动解除的相异性（在自我混乱或放任死去欲望中的死亡冲动，或者为了安抚婴儿在早期生理无意识混乱调节中的死亡冲动）。冲动的解除在这里非常奇怪，因为它在病人身上存在于生命和生本能**，复杂性形成和绝食癖戒除的两种行为虽然看起来被分割，却同时活跃。像瓦莱丽这样的病人可能保留了母亲抑郁或有时父亲抑郁时期的联系，她们默默地深信夫妻生活总会让她们处于完全的抑郁中。

　　我们和许多曾经住院治疗的病人都会不时地联系，保持治疗联系，从而让她们具体感受到治疗者的坚持。这是为了让她们能够构建一项长期投入的基础，从而获得她们在早期联系中没有得到的安全感。**这一联系的坚持必须要能抵御分离和嫉妒的考验，**因为我们在她们出院后会照顾其他的住院病人。当瓦莱丽回来找我时，我感觉到了联系的力量。我感到她对治疗联系的信心，但她总是无法克服自己的抗拒。我不能确切地知道她的哪一段联系历史在她住院时和出院后开始起作用。这种临床病例十分常见。**在住院期间的某些东西无法改变时，我们必须还要等待。我们还不可能改变拒绝，虽然接受了拒绝后却还不足以改变它。病人必须要接受我们的接受，也就是因此而感动，**就像我们在维吉妮的病例中所描述的一样。在瓦莱丽的病例中，这一接受发生在咨询中。通过承认我们在帮助她时遇到的困难，瓦莱丽接受了以这种形式表达的接受，并开始知道怎么借助我们的力量。**她抓住了我们对治疗缺陷的承认，并自如地用它来与我们游戏。**当这种接受不能在出院后发生的时候，进食的拒绝会在持续抗拒的基础上转移到治疗联系的拒绝上，并固定下来。

　　这样的联系是客套的，它不会成为真诚生动的联系。它更像是厌食症之前的联系：妥协的联系。病人放弃用饥饿罢工来表达她的反抗，却没有力量来创造一种新的联系。在住院后期与这些病人的家人和亲朋的首次见面时，我们就注意到变化没有产生的迹象：瓦莱丽仍然无法说"不"。她无法声明自己的不同。在这种情况中，过渡到暴食和催吐的危险很大。虽然这样避免了因为消瘦再次住院，却突出了联系的矛盾。**作为拒绝的催吐将成为身心表达的一种区分寻求。但随着身心失调加剧所形成的依赖（使用催吐补偿的暴食）却适得其反。它建立了一种封锁，停止了区分的尝试。**由催吐造成的无区分状态比由节食造成的无区分状态更加严重，因为催吐的身心混乱比厌食的身心混乱更厉害。

　　在瓦莱丽出院后，我们在数次尝试后还是无法让她接受定期的心理治疗，因为她仍然害怕与我的联系。但是每次见面都有一点进展，这样瓦莱丽也能在其他联系中前进。她的感情生活也开始了。她经历了一个迟到的青少年期。她最终遇到了一段比以前都幸福的爱情。

第十章
异常顽固的早期历史

现在让我们来看看怀孕后期和生育出院后的关键是什么，因为在厌食症的病例中，联系的早期历史是异常顽固的，即使病人的厌食症已经治愈。生育的过程能够让我们明白分娩中最特殊的关键点，尤其是对这些已经在厌食症中感受过自我断层的病人来说。因为，成为母亲的分娩让她们重新面对相同的身份断层。所有的年轻母亲都要经历这种断层，尤其是初产妇(生育第一个孩子的产妇)，但对前厌食症患者来说，这种断层会带来重新混乱的危险，而且她们还会找回拥有一个"缺席"母亲的焦虑，因为母亲难以帮助她完成从想象孩子到真实孩子的过渡。

如何在这个需要调整的不稳定阶段帮助她们来更好地开始与婴儿的早期联系，并打断她家中几代人以来破坏母婴关系的恶性循环？罗西娜·德布雷(Rosine Debray)用生动的表达总结了其中的关键，通过"反抗中的婴儿/母亲"，她将婴儿厌食的关键和分娩时期的关键联系在一起。我们将顺着她的这个猜想继续解释。

分 娩 时 刻

在前一章中,我们已经看到一个女人在自己成为母亲时会接触到自己与母亲早期联系的历史。这种接触有利于在事后解释厌食症治疗的历史。因为在治疗联系和早期联系间存在一种很深刻的相关性,但这种相关性只能在事后进行解释。我们甚至可以说**厌食症治疗的作用是为了准备迎接迟到的青春期,因为后者无法在家庭环境中形成。**的确,在家庭中脆弱的早期联系阻碍了**俄狄浦斯情结调整的展开。俄狄浦斯情结的正常调整是为了完成女性特征以及不同性别和不同代人间的整合。**通过治疗,厌食症能够用于重建成人生活中更加完整的口欲性,给它一个适合的位置,一个占优势的位置。然而,成为母亲就是暂时地找回占优势的口欲性,通过口部联系让孩子建立一个与她的联系。正因如此,治疗在她成为女人和母亲的时刻才开始有意义。我们要注意的是,病人在自己没有成为母亲之前都忽视了父亲的态度,不知道他是否是母亲障碍和婴儿困境间的第三者。当他能够承担分离和保护的父亲职责时,她也忽视了每次当母女间的伤口重新撕裂时,作为小女孩和青少年的自己是怎么在他身旁找到慰藉的,因为在这之后一种压抑掩盖了这段过去,从而命令自己:离开父亲成为女人。同样,她也无法明白可能出现在她身上早期拒绝身心表现的重要性。然而,自己孩子出生的经历让她产生了很多疑问。

不要忘了我们反复强调的:在经过三代人后,第三代的女孩才会患上严重的厌食症。所以我们要认识到这一点从而对新生婴儿采取一种预防的态度,建议病人在怀孕期间必要的时候进行心理咨询,从而为分娩和哺乳做好准备、奠定基础。幸好,如果厌食症的治疗能够促进初期母亲认同的内在转变,情况往往会比上一代有所改善。另外,一些病人很平静地度过了孩子的出生,并没有在女儿身上重复她们母亲的紧张。多米尼克的病例已经很好地证明了这一点(第二章)。多米尼克利用在分娩住院期间的亲身感受,给予早产女儿细致的照顾。住院治疗教会多米尼克适当行动的能力,在早产治疗中心的陪伴成为一种满意的经验。她已经能更好地承受最初以及回家后的混乱时期。离开产科的时刻,婴儿和母亲将看到她们的联系环境被完全改变。这些病人在此刻似乎能够接受婴儿更加激烈的反应了。因为她们已经经历过医院生活和院外生活的转折,这种经历让她们避免重复与母亲相似的焦虑。在预防工作中,助产士和产科医生通过分娩的准备工作扮演了很重要的角色,当然整个产科的治疗团队、儿科医生以及母婴保护服务中心都通过初期的陪同和哺乳扮演了重要的角色。

　　我们也已经说明母女联系历史和父女联系历史是怎么连接母女联系的复杂历史,尤其是连接着几代人嫉妒联系的问题(瓦莱丽的病例)。然而,治疗联系的历史创造出一些场景,这些场景在演变中一一调整了其中的重点。于是治疗起了一个第三者的作用。我们也说明了必须要在治疗中找出重复的俄狄浦斯作用和初期作用。我们将这项工作称为俄狄浦斯情节(初期)重点心理影响去除工作。所以我们最好一直保留相同的治疗者,这样治疗联系才能更简单地纳入联系历史中。否则,治疗可能会重新复制缺乏关注和陪伴的危险,因为这些病人不能再重新经历这些,这只会加剧她们联系、信任、相信第三者作用的障碍。当拒绝表达在住院期间还不显著时是最重要的时刻,拒绝表达的不显著会在后期导致呕吐和暴食。

瓦莱里亚娜(Valériane)就是这种情况,我们将使用她的病例来继续深入解释。瓦莱里亚娜经历了长期的追踪治疗,治疗者和心理医生都灵活、细致地坚持治疗,度过了一些沮丧的时刻。这样的耐心让她拒绝中的变化因素成了早期联系中的变化因素。

另外,她孩子的父亲为了支持母婴之间新的早期联系也在其中扮演了一个第三者的角色。他的存在非常真实。但有另一个因素介入,即她身上父亲的存在,就像所有女人一样想要给父亲生孩子的欲望。但与父亲早期联系中的因素有一个特殊的角色,因为它在青少年期制造了俄狄浦斯情结调整的特殊困难。瓦莱里亚娜的父亲在她幼年的介入暂时缓和了母女之间的障碍,她想起了父亲用来安抚自己的肢体动作。但他让她在童年末期产生了忧郁的代偿失调。她不惜代价地保持着父亲的理想化直到青少年末期,即对她而言象征着成年的第一次大学考试。她感觉自己还没有准备好跨出这一步。

瓦莱里亚娜在 18 岁时因厌食症住院治疗,在一次自杀失败后,因为她无法承受对第一次大学考试结果的等待。她是兄弟姐妹中唯一一个继续深造、接受高等教育的。她吞下了一些属于父亲的药,包括抗抑郁药和轻微的通便剂。她的父亲正因强迫抑郁症状接受治疗,他因为自己的焦虑行为而认为自己身患重病,而他的妻子因此经常责怪他。这样的家庭情况和瓦莱里亚娜的自杀行为是有联系的。父亲的第一次代偿失调出现在瓦莱里亚娜刚进入青春期时,这是一种早熟的青春期,瓦莱里亚娜对此感到尴尬。她的父亲为了接受适当的治疗住进了医院,但在这第一个忧郁阶段后,他没能再工作。当瓦莱里亚娜因为自杀送入急症时,吐露自己患有厌食症的事实,因此我们决定让她接受住院治疗。在这期间,她成功通过考试,升上了大学二年级,但她却因此而十分焦虑。她没有意识到父亲状况的严重性。她描述了一个异常歇斯底里专断的地中海热患者母亲,父亲的权威因此被抹杀。她认为父亲对于婚后移居国外比母亲感受到了更多的痛苦。瓦莱里亚娜通过竭力维持父亲的完美形象成功地度过了整个青少年期,但这一形象无法继续在她成年后维持。但是,她表达出如果自己继续学习就有可能和父亲分开的想法。因为她感觉到高等教育让自己越来越无法与父亲像以前那样交流。他们说的不再是同一种语言。她无法再幻想父亲在她的进步和计划中支持自己。

她在大学考试时所感受的空虚焦虑无疑是放弃与父亲联系控制的一个步骤。

瓦莱里亚娜在住院的前两个月继续消瘦,然而她却能在离开急诊到进入内分泌科住院的六个月间保持一样的体重,这就是她在夏末进入内分泌科住院时的状况。但一旦住院后,她必须确定和治疗团队所建立的关系。在衰退和隔离时期,住院治疗让她逐步建立对这些联系的信任。一种较好的独处能力见证了一种更稳固的内部初期联系的建立。之后她在三个治疗对话者的陪同下进行了心理治疗,这三个人是内分泌科医生、心理医生和营养师,通过一些循序渐进的谈话,她终于能在六年后没有抗抑郁治疗和陪同的情况下开始生活。她以"分离"的方式跨出了成为大人的一步。然而此时还存在一个问题,她的治愈是以与父母分离和绝对不返回家庭

333

环境为前提的。相反,瓦莱里亚娜在一个姨妈和哥哥那里找到了支持。在出院四年后,她开始了新生活,为了更符合职业要求改变了学业方向,随后开始了职业生活并在娱乐活动中遇到了未来的丈夫。这一切发生的期间她都没有经常和父母联系,也很少去看他们。虽然她的丈夫也有一个抑郁的父亲,但他毫无焦虑地完成了高等教育。那似乎是因为他能够在地理上远离他的家庭,远距离地和母亲保持着联系,他的母总是向他要求过多的亲近和支持。他以另一种方式过渡到成年的经历对瓦莱里亚娜来说很有安全感。

在厌食症治愈十年后瓦莱里亚娜在怀孕期间与我进行了较分散的咨询。她很难接受停止工作的决定。这些空闲的时间让她有一种空虚的感觉,更因为她没有父母以及兄弟姐妹的陪伴,更何况她的兄弟姐妹们都有孩子了。她害怕这些星期的等待、分娩和与孩子的相处的初期。她能够给予婴儿一种宁静的陪伴吗？又或者母亲的紧张是摇篮里婴儿的第一个礼物吗？她和丈夫还没有准备婴儿的房间以及她住院的行李。相反的,为了能够感觉到陪同并学着哺乳、给婴儿洗澡等等,她细心挑选了助产士和产科。但她要在前心理医生的帮助下来确信自己和丈夫马上要成为父母了。她不想要知道肚子里的是男孩还是女孩。"该是什么就是什么。"

瓦莱里亚娜想要通过产假延长住院的时间。这件事以及将要到来的分娩会打断好不容易获得并令她满意的平衡。她要放弃这一平衡吗？此时的考验,工作的中断、进入女性特征新阶段的前景和马上要成为母亲的事实,也会让她重新找回青春期混乱令人担心的伤痕以及父亲因住院首次停止工作的记忆。最终的考验更在于我们不知道她是否能够照顾自己的孩子，喂他并陪伴他。她很伤心，因为她的母亲、姐妹和婆婆都没法传授她经验。这对年轻的夫妻感到责任重大。她与父母早期联系历史中的一些东西开始浮上表面。然而是她的父亲在她童年时和她更亲近，她的母亲反而很冷漠。瓦莱里亚娜曾经感受到自己是父亲偏爱的孩子。在自己孩子出生的阶段放弃父亲的陪伴（他独自一人回到了祖国）以及母亲陪伴的缺失（瓦莱里亚娜对于母亲的亲近一直持矛盾的态度）对她来说非常痛苦。正因如此，瓦莱里亚娜才回来和我交谈并请求我能随时帮助她，如果她在产后出现了抑郁。

　　瓦莱里亚娜的病例引导我们思考两个重要的问题：**在前厌食症患者分娩的时刻，和她们处于联系中的是怎样的母亲，又是怎样的第三者？**已经分娩的年轻母亲如果要充满信心地哺乳孩子，那么她要依靠的母亲不是早期联系中的母亲，不是俄狄浦斯情结的母亲也不是潜在的母亲，甚至不是那个第一个知道她来月经初潮的母亲或者那个分享她怀上第一个孩子秘密的母亲。**这个可以依靠的母亲是已经成为内在客体的各种联系的结合体。内在客体是否能给予一种生命的内在信任感来面对现在和过去之间的破裂冲击？现在和过去之间的破裂正是从分娩开始。这种冲击在涨奶时更加猛烈。分娩后是年轻疲劳母亲最消沉的时刻，她任这改变的身体中所有的眼泪流出。在她体内，她感受到了伴随着涨奶强烈的冲动。她再也不是那个分娩之前的女人了，更不要说小女孩了，除非她欺骗自己。终生她都将是母亲。她再也不能回到从前，归还她的孩子，她在小时候曾经以为我们可以归还孩子。她就是这样想她弟弟的，如果可以这样，她将永远是最后一个孩子。这是新**

的破裂，她再一次失去了以前的母亲，就像她在弟弟出生时失去母亲一样。曾经的嫉妒又出现了。但成为母亲是另一种破裂。这也是身份、女性特征的破裂，同时她在家族中的辈分也改变了。本来只为自己烦恼的年轻母亲几乎可以说是无忧无虑的，现在她要负起在一个小生命的成长道路上陪伴他的责任，这个小生命现在几乎不能离开她存活。哺乳开始后，这种照顾要在三四个小时后重复，如果没有这种照顾他就可能死亡。对一个在青春期后期冒着生命危险、拒绝进食的人来说，现在不正是找回并明白自己当时经历以及她母亲和之后治疗者经历的时刻吗：如果她不进食，那么她就可能死去。在她厌食症住院期间的治疗者所经历的不正是她现在所经历的吗？她现在要对另一个生命负责，一个不管身体还是心理都很脆弱无助的生命，他的生存依赖进食和睡觉。在自己早期联系中从未有过的亲密接触下，厌食症中一条无意识的逐步重建道路为这些成为产妇的病人打开了。她们现在确定这条路的确能够在初期母性中调整她们早期联系中的优势和弱点。现在她们自己要面对与婴儿的早期联系，哺乳并喂养来自自己的另一个人，这到底是怎么一回事呢？

瓦莱里亚娜算是处理得不错的，尽管她也怕女儿不能吸住乳头。在产科她得到了很多帮助来学着哺乳。她担心自己的伤口。在第五天时她还是害怕了一下。小儿科医生听到了心脏杂音。瓦莱里亚娜口中的"小心肝"要做一小时的心电图。最后检查显示没有什么严重的，和她姐姐出生时的动脉血管问题相似，但还要再进行一次复查来确定血管是否完全闭合了，这件事引起的瓦莱里亚娜的焦虑。第二天早上她女儿出现了腹泻的情况。每次女儿哭的时候她都想给她喂奶。

但她注意到在自己和父亲怀中的轻轻摇晃都能很好地让孩子平静下来。这是我在我们的电话交谈中了解到的。她在离开产科出院时就注意到了女儿的反应，她能够描述她的状态，她总是说"我们看到"，父亲在她的话语中无处不在，由此可见他在帮她缓和紧张的情绪。

我们必须要告知在青少年期患过厌食症的病人生育对她们来说是一个机会，这个机会有时会可能引起她们心理组织暂时轻微的代偿失调。

回到第三者

这样，在出院分离的时刻，在重新调整和失衡之间，年轻的母亲可以享受到自己以前没有经历过的哺乳乐趣。这个时期往往也能让我们知道厌食症的治疗到底将母婴联系混乱治愈到了哪个程度，因为这种混乱一直追溯到她自己吃奶时的冲动经验，同时这个时期也能用来测试她拥有了哪些初期口部联系的自由。所以对她而言生育早期引起的产后抑郁危险会比常人更大。因此我们要在厌食症治疗的末期提前告知她这一危险，并告诉她哺乳期间有人陪同的重要性，要在怀孕期间做好准备，如在这段时期内出现需求，就要积极寻求心理帮助，从而明白早期联系和厌食症治疗联系中的关键。**成为母亲(se découvrir mère)这个说法确实意义重大：**"découvrir"有发现旧东西的意思，是揭开一个隐藏物体的面纱。在其他帮助的辅助下（比如新妈妈团体、哺乳妈妈团体等，还有母婴保护组织的形式），这个时期的心理治疗联系可以改变这种发现中的关键，因为它能让年轻的母亲在发现自己与其他年轻母亲共性的同时,发现自己身上与众不同之处,并且同时发现自己与孩子的母婴联系、母亲与她的早期经历以及外祖母与自己母亲的早期经历。无意识的母性通过动作和感情表现,这是与她母亲和外祖母相同的动作和感情,这是她们无意识中的代代相传。

对于曾经的厌食症患者以及现在的产妇来说,成为母亲是在重新调整和寻找平衡之间的巨大震动,可能刺激到厌食症的防御体系。这正是米尔缇在涨奶和喂奶的时候所遇到的情况。这种短暂和高调的复发可以成为她和母亲早期联系逐步重建的一个机会。通过自己的孩子发现哺乳联系的同时,她发现哺乳可以成为代偿失调的来源,因为涨奶也是一种巨大的性冲动,她一直克制自己去感受。

对16岁时患过厌食症的米尔缇来说,在分娩后的一个星期内出现了厌食症复发的转折时期,因为在哺乳孩子的最初日子里,她重新找回了类似厌食症住院时感受,感受到了母女联系的焦虑,就像在她生病期间和母亲联系的焦虑。这种感受类似于自己拒绝长大、拒绝分离、拒绝制造空间接纳另一个人的心情,这另一个人指的是男人和孩子。在厌食症治愈后,她儿子出生的第一个星期内,米尔缇可能找到了母亲在她出生时的抑郁,这样她就可以重新体会孩子的困境,并体会到早期联系中的另一个困难,即父亲。事实上她父亲在她出生和幼年时都不在她身边。她母亲在丈夫不在的情况下生下了她,因为她的父亲作为军人被派遣到离法国很远的地方。而且,他在那里每天都有生命危险。米尔缇的母亲在分娩时正活在这种焦虑中。回想我们在她17岁时第一次见她的情形。米尔缇在特殊情况下被安排住院隔离,六个月前一场严重的厌食症爆发后,她的体重发生了剧烈的变化。

"米尔缇首先在 16 岁时因为厌食症在神经科住院,由于体重一下子少了 15 公斤,她听从治疗者的意愿想要快速地康复。她接受了一种严格的治疗态度。快速地恢复体重是为了更快地离开这个地狱。她的进食方式首先是一种强制填充,然后是过度进食。这种治疗中没有心理治疗,病人没有机会讲述自己拒绝进食的理由,根本就感觉不到自己被接受。在这种厌食症治疗中,心理工作是一个没有出现的第三者。在出院后,她保留了住院期间饮食过度的习惯。她的内心和外在都缺少了调整以及调整因素。医生没有在她出院后继续跟踪治疗。在无人监督的情况下她在六个月内超重了 15 公斤。这种超重情况令人担忧。通过一些关系,她在 17 岁时决定来内分泌科和营养科看病。我们意外地建议她住院,让她可以在隔离的环境中接受治疗,包括营养和心理治疗。我们强调了出院分离时期的重要性。她必须要考虑自己的生活现实以及住院以外的计划,只有下定决心才能改变现在将她置于困境、让她从厌食变为超重的因素。我们向她提供的帮助一直延续到她第二次生育。我们之间的联系后来变成了书信联系,她时不时以书信的形式告诉我们她和家人的消息。她有四个孩子,现在他们都是青少年了。"

这个时期让人印象深刻的就是她完全无法自在地接受自己的女性特征。最让她迷失的是第一次治疗中支点的缺失,总之这一次治疗被局限在了行为上。第一次治疗中也没有进行专注的以味道为中心的营养康复,因此我们才向她提议隔离、营养学和谈话支持。

在恢复到正常体重以后,要成为成年女人的焦虑占据了米尔缇的身心。她比较轻松地完成了职业化方向的学业并开始了职业生活,可能是因为她缺少雄心壮志,可能是为了不要超越没有经历过职业生活的母亲。但她真正的困难在于接受自己的女性特征并想象一个男人可能会渴望她并希望给她幸福。她想不起自己和两个哥哥之间互相关心的记忆。她感到自己是最后来到家里、不受欢迎的妹妹。她对与男生的关系有一种青涩的害怕。她试着躲避他们。她的父亲几乎在她的整个青少年时期都在国外。米尔缇和自己身体之间的关系仍然处于工具化的状态,她无法赋予它吸引的能力。这正是我们在出院后不得不和她一起解决的难题。她在进入成年人的生活之前没有经历过调情。在出院数年后,在接受心理咨询期间她决定参加一些单身青年活动,她正是在这时遇到了未来的丈夫。她的丈夫是她生命中第一个男人。他们做出一起生活的决定让她感到很幸福。但在交谈中一直引起我们担忧的是她难以深入回忆的困难。如果她在心理咨询期间试着回忆过去,痛苦马上让她回到表面。

所以她的厌食症在产后复发了,没有人预料到这一复发,因为她在怀孕中非常幸福。但这种幸福中没有孤独,正因如此与怀孕中幸福的分离变得异常痛苦。她非常抑郁和敏感。她难以忍受留在产科。

趁此机会,米尔缇可以进入前两次出院后强烈抑郁代偿失调的记忆。在抗抑郁药物的作用下,她可以更容易地接触到家庭历史中痛苦的回忆。一个悲伤的童年,驻扎在危险地区(中南半岛、阿尔及利亚等)的军人父亲,米尔缇心中塑造了一个因等待和害怕而疲劳的母亲形象,母亲在最后的小女儿出生时非常反感,她因此一直非常乖巧。在神经性厌食症后超重住院的六年后，厌食症在米尔缇第一个儿子出生后涨奶的时刻短暂地复发了。这是一次让人印象深刻的复发。她什么也吃不下去。悲伤太过汹涌，她无法继续哺乳。她在产科给我们打电话。之后的咨询证明这次强烈的发病让她以一种生动的形式接触到了自己的主观性。离开怀孕时幸福状态对她来说是一种巨大的打击。她因孤独而痛苦。婴儿没有明显表现出母婴关系中的混乱。但她将自己描述得非常紧张，害怕自己没有做好。在这几天内，这种抑郁变得十分悲伤。

出院后的心理咨询似乎帮助她将这次厌食症的复发转换成了通往自己早期联系困难的方式，成了打开长期潜在抑郁本质的大门。这一失衡和重新调整的步骤让米尔缇以不同的方式治愈自己的青少年厌食症。这种治愈效果在职业和社会关系中体现得最为明显，其中的一些东西更加灵活了。她对自己的同事更加地亲近和信任了。在自己与母亲的关系中，她不仅在尖锐的拒绝时刻体会到了孤独和失望的感觉，这种感觉又因为支点的缺失再次更新，在这之后她终于认识到要放弃等待一直不来的支点。我们在之后感到她对母亲的怨恨也减少了。我们是怎么和她在这一阶段一起进行治疗的呢？首先我们帮助她在与婴儿的关系中给作为第三者的父亲留出空间。对她来说创造一段三人关系并不简单，因为她总是本能地抱怨丈夫的工作过于繁忙。她也很难想象两人照顾婴儿的不同乐趣。她本能地指责他，就像指责自己的母亲一样：她怪他不能耐心地帮助她、听她说话，尤其是在她没有重新开始工作的时候。

我们想要知道治疗联系的历史是否也忽视了第三者的问题。在她出院后，她很难和跟踪治疗自己的男性内分泌医生保持联系。

相反的,与女性心理医生的密切关系可能在不知不觉地补偿了与母亲联系的缺失。我们没能充分理解母亲关注缺乏的形成原因。我们认为可以从代代相传的角度去进一步研究。另外我们也注意到,在暑假住院期间她的内分泌变化重复了与父亲的联系:一个间断的父亲。我们没能够解释这种重复,因为米尔缇不愿谈论她的记忆。在出院后的内分泌咨询中,她有时咨询一个内分泌医生,有时咨询另一个,但偏向于选择两人中年轻的那个。

因为缺乏父亲的陪伴,她建立了长兄的补充关注。于是我们认为她的俄狄浦斯情结构建是不充分的,为了补偿母亲—父亲的关系,她经历了母亲—长兄的组合。所以她可能害怕在自己和儿子身上找回"乱伦"关系,因为她曾将这种关系投射到母亲和长兄身上。在她儿子出生的最初几个月里,她和哥哥嫂子联系频繁。在知道她是哥哥长女的教母后,我们发现她已经内化了想要为哥哥生孩子的欲望。会不会是因为这个原因她才在胀奶的时候通过拒绝进食而拒绝哺乳她的儿子呢。米尔缇很少讲到她的母亲和她的儿子之间的关系。或者在父亲退休回到法国的时期,她因为产生了为父亲生孩子的欲望而恐惧,而且她早已因父亲长期不在身边而将他过度理想化。她此时完全处于青少年后期的调整中。所以厌食症复发了。我们在她出院后的代偿失调中发现了其中歇斯底里的层面。

米尔缇像她的母亲一样有了第二个儿子。她的长子在弟弟出生前患上了小儿哮喘,并在青春期初期治愈。然后他成了一个情绪化的青少年,非常多愁善感。在第二次分娩后,出现最大问题的不是米尔缇而是她的两个儿子。一旦从产科出院回家后,她就非常焦急,因为她无法直视和第一个孩子如此不同的第二个婴儿的目光,他还总是想要挣脱她的怀抱。她非常担心他并且无法感觉到自己是他的母亲,因为她觉得自己无法和他交流。她觉得他和大儿子相差很大。她无法给他定位,无法对他进行评价。她回来见我的时候,我们很快决定和这方面的一个精神分析男性专家一起进行由父亲和兄长陪同的母婴治疗。婴儿对困境的反应十分强烈但初期的治疗还是促进了母婴交流的建立。这第二个儿子似乎也逃过了后期精神疾病和身心疾病的危险。这个孩子表现出了对母亲障碍的拒绝。他在成长过程中发展出了创造性才能,并在青少年期都到确认。第三个儿子和小女儿的出生情况变得相对简单。出于谨慎米尔缇还是在第三次怀孕时联系了我,孩子的出生和哺乳期间都没有什么波折。夫妻二人更加有经验了。

现在米尔缇可以客观地讨论自己了。就像我们预想的一样,成为产妇的她又一次感到在青少年和幼年时经历过的危机,她因为要传递自己接受和调整方面的缺陷而紧张,从而重新扰乱了口部联系。在前两个儿子出生的最初几个月里,她再次求助于一种预防性的治疗态度和专注的陪同,这其中的特殊困难在于孩子的出生顺序重复了她自己兄弟姐妹的出生顺序:首先出生的是两个男孩。米尔缇回忆起自己悲伤的童年,她不懂得玩耍,不管在幼儿园还是在家她都不自在,她感到厌倦总是看着窗外。她还记得一个悲伤的母亲,她为她担心但又因为两人共同度过的伤感午后而恼火。当她父亲从中南半岛回来后,她的状况有所好转,那时候她正在职业高中上学。之后父亲的时间支配更加自由了,从军队退役后的普通工作让他有更多空闲的时间。米尔缇现在能更好地理解为什么母亲在她出生后陷入了自我放弃中:身边没有父亲也没有丈夫，而且她的丈夫正在遥远的地区参与军事任务，她为他的生命担心。她在没有第三者存在的情况下分娩，父亲本可以作为第三者帮助实现母婴的分离。她也能更好地明白为什么父亲没有过多地担心自己长期不在妻子和孩子身边的情况，因为他重复着自己父亲的经历，他总是看到自己的母亲去处理这种状况。米尔缇的母亲不曾向丈夫抱怨，总是保持沉默。

所以在米尔缇身上一直潜伏着幼年时早期联系的混乱以及之后厌食症中的郁闷，它们都在哺乳的时刻爆发了。她找回了童年时什么都没有味道的感觉。这种病态的断裂可以被理解为摆脱退化困境、进入早期母性关怀并照顾婴儿的最好解决方法。青春期建立的身体新节奏，性别的发现以及与一个完全不同于自己的人进行肢体对话的尝试，都要求她呵护自己，总之她必须要在这剧烈的调整阶段学会成为自己心目中的母亲。但她没有学习的资源，她缺少女性和母性的接受性，她没能通过认同获得这种能力，因为她拒绝将自己认同为母亲，这种拒绝的基础是对早期联系的拒绝。在幼年她的母亲没有向她传递接受的乐趣。她记得自己母亲总是非常积极主动，一刻不停，但总是抱怨很累。在青少年时期，她的母亲看到女儿从女孩到女人的转变，显得非常慌张和笨拙。米尔缇的母亲与自己的母亲没有母女联系，所以她无法促进女儿青少年认同的调整，更不用说在女儿第一次怀孕时帮助她改变初期联系了。

我们并不排除在第二次生育的怀孕期间或胀奶时期出现厌食或抑郁复发的可能。如果病人能够在哺乳和婴儿早期照料的初期得到陪同和有力的帮助，那么她就能感到变得强大并经受生育磨炼的考验。我们建议她在婴儿出生的最初几个星期里接受一次母亲—父亲—婴儿的小儿心理咨询,从而让年轻的母亲对于自己与婴儿的交流能力更有信心,并在婴儿的父亲在场的情况下将他作为第三者的支持具体化。讨论新晋父母的夫妻关系是必不可少的步骤,这样母亲才能腾出空间给父亲从而在之后发挥父亲的功能。

第二次厌食症的代偿失调随着涨奶的停止在一个星期内很快消失了。但她的第二个孩子有很多令人印象深刻的自闭症表现:当他在母亲怀里时,他用力往后靠并转移视线。我们马上建议他们去咨询一个母婴早期联系治疗的专家。在精神分析师指导下、在父亲和兄长陪同下的母婴咨询帮助他们建立起母亲和婴儿的联系。分析师首先建立了自己和婴儿之间的交流,然后他开始和母亲交谈,母亲专注于自己的谈话,在不知不觉中变得放松,分析师在与母亲、父亲、兄长对话的同时仍然保持着与婴儿的接触,并将注意力转移回母亲和婴儿身上。米尔缇在不知不觉中对婴儿做了一些很自然的动作。婴儿开始看他的母亲。分析师对他们两人说话,并打消了米尔缇关于自己与婴儿交流能力的疑惑,躺在母亲腿上的婴儿开始平静下来并在分析师对他讲话时看着他。母亲和孩子又多次回来咨询,父亲和兄长也总是参与交流。我们注意到当婴儿在父亲怀里时并没有问题,他能简单地看着他就像他简单地看着分析师一样。这个孩子现在已经是成人了,他成了一个比较活泼乐观的孩子。早期的自闭症表现在围绕母婴关系的两个月家庭治疗后消失了,在家中父亲代替分析师继续安抚母亲。

我们想要知道这个孩子是否内化了母亲区分的痛苦并将它表现出来,鉴于她在幼年时遭受了早期母婴联系的混乱。这些问题在上一代中就已经存在。我们注意到米尔缇的厌食障碍可能已经是对自己出生时母亲早期联系困难的表现，因为米尔缇的母亲在于自己的母亲之间存在着联系的拒绝。米尔缇的母亲被自己的母亲抛弃，在孤儿院中度过童年。

我们来总结一下一个患过青少年厌食症的母亲早期联系历史混乱的基本关键。首先是双亲生物倾听的失败，也就是说预先准备和维持生命能力的缺乏，其次是早期身心调整节奏混乱的传递（醒、睡、进餐和压力的舒缓），最后是主观性困难开端的传递。母婴分歧中还伴随着词语的缺失，这些词语可以用来思考所发生的事，分辨干扰并抵御内在第三者缺失的状况。在这种困难的情况下就会出现调整的失败。相反的，我们在瓦莱里亚娜的例子中看到她是如何在发现女儿心脏有杂音时战胜这种干扰的。她在住院和后期跟踪治疗中学会了在焦虑的情况下用不同的方法去调整自己的态度。她懂得向客体求助（她的丈夫、产科里的治疗者）。

相反的，认同和区分的混乱在米尔缇身上成了厌食代偿失调的原因，因为她无法在暂时不复发的情况下面对产后强烈的性冲动。她开始自我混乱，并在新的母亲身份中表现出初期认同和个人化的障碍。她的母性忧虑泛滥，她不得不与一个指责自己没有尽到母亲责任的超我作斗争。在与超我的冲突中，她出现了严重的抑郁并需要帮助。在她第二次生育过程中，出现的首个障碍是区分第二个儿子和第一个儿子。

母女嫉妒的错乱

变成母亲，意味着从有生育欲望起到整个怀孕期间发现自己身上母亲和长辈女性们的痕迹。同时这也是一种遗弃。因为出生的孩子不再是想象中的那个孩子，也不是那个在母系或父系家族中等待的后代，他属于另一个家族。再者，他是陌生的、独特的，不再是那个母亲在怀孕期间梦里的孩子。然而这个想象中的孩子至关重要。他的丢失是母亲在孩子出生时要经历的丢失之一，是让年轻母亲孤独的一种丢失。因为她从两个层面上失去了她的孩子，第一个层面是心理生活层面，这是在她玩洋娃娃时可能已经存在的孩子，另一个层面的孩子是在她肚子里同时属于她又部分独立活着、会动弹的孩子。实际上，在她月经初潮时她已经想到了这个孩子，然后她又在厌食症治愈后来到的第二次青春期中想到了他。现在让我们来讲讲受孕的欲望。伊莎贝尔（Isabelle）因为夫妻心因性不孕不育在 30 岁时进行了心理咨询，她在咨询中表达了这一欲望。我们在前几次的咨询中发现伊莎贝尔在青春期时患过轻微的厌食症。这次厌食症在没有治疗的情况下自动消失了。不孕不育也在两个月的心理咨询后消失了。让我们来看看她的咨询轨迹吧。心理医生从对轻微厌食症的了解开始导入。她在倾听中发现伊莎贝尔在通过讲述寻找青春期的无意识冲突。伊莎贝尔没有停经，但她觉得自己不孕不育。伊莎贝尔和心理医生一起梳理了母女联系的历史。她们重新建立早期联系的空间，从而让伊莎贝尔明白分离的焦虑以及入侵她夫妻关系的丢失与放弃障碍，因为伊莎贝尔不得不因为配偶的工作变动而变动，这次搬家引起的分离似乎重新激活了更早期的厌食症，即在她九个月大时患的厌食症，那时候她母亲结束产假重新开始工作。一次又一次，从幼年厌食症到青春期的神经性厌食症，再到现在因为配偶工作的地理变动而与母亲分离时刻的不孕不育，都让伊莎贝尔找回了对联系的拒绝。

伊莎贝尔30岁了。因为一直无法实现生育的愿望,她要求开始心理治疗。在一番总结后她似乎认为不孕不育的原因不是她一个人,丈夫也有责任。但她也告诉我说自己缺乏耐心,因为夫妻两人是否患有不孕不育症还不确定。但是她的姐姐刚有了一个儿子,她无法忍受自己还没有孩子的现实。

在第二次咨询中,她将注意力集中到一个想要摆脱的原因,这个原因令自己羞愧、内疚。她知道自己一年中有三四次会对丈夫特别粗暴地发怒,而这可能造成她们关系的破裂。这些怒气是自己对挫折无法容忍的表现。一旦平静后她能很好地认识到自己的原因,但她无法在爆发的时刻控制自己。她的心理医生建议她或许可以要求丈夫更关心她的需求,就像一个母亲会做的那样。她可能希望丈夫成为梦想中的母亲,来照顾婴儿时期的自己。她又联想到自己一直喝母乳到9个月。她的母亲同时也在哺乳一个邻居的小孩,在这个姐姐9个月大时她6个月大。

现在,让我们来看看在这些直言不讳的咨询中发生了什么。我们会慢慢看到伊莎贝尔想要孩子和想成为母亲欲望后的动机。除了对丢失的无法容忍外,她也没有建立起与母亲相关的双重性,母亲总是侵入各种联系的场景。她的双重性困难是怎么在嫉妒和对立感情的整合过程中成为阻碍的呢?

在第三次心理咨询中,伊莎贝尔讲述了自己和母亲围绕自己婴儿时期刚刚所发生的对话。她请母亲回忆,母亲这样回答道:"你非常听话,就好像我没有孩子一样。你从不要求什么。"

我们现在明白为什么伊莎贝尔这样恬静温顺的性格有时会突然地发怒、突然要求关注了。她的母亲表现出对婴儿暴力反应、坏脾气和疲劳的否认。这个婴儿曾是那么孤独，因为她的母亲无法辨认，也无法说出她的肢体痛苦和感情。她的母亲可能没有很多的母性神经。

　　伊莎贝尔刚刚得知自己在9个月时开始学走路并经常摔倒。她经常受伤，她的母亲就在她父亲回来前让她戴着帽子躺下，因为她怕丈夫责怪自己没有照顾好孩子。"你的父亲很严厉。"伊莎贝尔看到自己的姐姐也总是鼓励她9个月的儿子。他也总是摔倒。心理医生建议她试着不要忘记她在向医生讲述。伊莎贝尔也希望心理医生可以认为她在通过讨论自己的外甥讨论自己。心理医生于是问她是不是也在某个时刻跟外甥一样拥有和自己身体痛苦联系的经历。

伊莎贝尔将母亲眼神的缺失和自己运动机能的过早发育联系起来，或许她在学步时感受到了母亲的疏忽。分析师的解释"您是不是也跟外甥一样拥有和自己身体痛苦联系的经历"让她又联想到了青春期的厌食症。最后她联系起自己从九个月大以后持续整个童年的进食障碍。

　　伊莎贝尔又联想到自己在12岁时持续六个月的厌食症。"它自己消失了。之后我就来了月经。我在母亲住院的时候吃得比平时少。我的祖母没有像母亲那样强迫我。"伊莎贝尔想起当时自己在瘦了6公斤后找回了与身体的联系。她自我感觉很好，比起以前被强迫进食的胖女孩，她更喜欢那时的自己。她祖母说她每次吃饭都要两个小时。从她9个月大到15岁就由祖母照顾，因为她的母亲要工作。"被强迫吃饭让人窒息"伊莎贝尔补充道。于是心理医生提醒说她可能 9 个月大时在母亲重新开始工作时出现了节奏的混乱,不管是进食还是走路。

心理医生又回到心理治疗的原因以及生育欲望,从而让伊莎贝尔明白她孩时出现的厌食与学步节奏混乱可能和前青春期的节奏混乱、神经性厌食症甚至生育欲望有潜在的联系,因为她急着马上怀孕。

"当您决定心理咨询,在医生的帮助下怀孕时,您似乎又在强迫自己不遵守自身的节奏,因为您只试了六个月。难道是因为您的姐姐已经有了一个 9 个月的儿子吗?"伊莎贝尔认为在 12 岁时自己的厌食症在母亲回来后消失了。当母亲不在的时候,厌食症将她和自己的身体联系起来:"因为饥饿会导致肚子疼,这就是与身体的联系。"

让我们重新审视伊莎贝尔这个惊人的句子:"因为饥饿会导致肚子疼,这就是与身体的联系。"相同的,9 个月大时的跌倒和伤口成了与母亲的联系,饥饿可以让母亲来到身边。当她母亲出院回家后,伊莎贝尔停止了厌食。这种痛苦联系的幻想可能在她幼年进食时就开始了,也就是在她母亲重新上班后。

我们知道初期的神经性厌食症有多种结果。第一种结果,在早期治疗的帮助下,通过建立心理冲突达到康复,这其中出现的停经和进食障碍症状的形成原因在于压抑。这种治疗可以以心理咨询的形式进行。另一种可能的结果是一种厌食症的冷消失,当患有厌食症的青少年无法用反抗来表达时,她的症状就无法让拒绝显现,拒绝就会进入休眠状态。当她进入青春期、发现男女之间的截然不同时,一种至今有效的适应模式就陷入了困境——这种模式就是顺从环境的期望,与它保持一致——在青少年期的厌食选择是一种区分的尝试。但这种选择无法持续。但有争议的反抗起源仍然存在。它只是作壳休眠了。有一天青少年会放弃用饥饿来抗议长大成人,但这个成人体内仍然隐藏着一座表面冷却、实际却在活动的火山,就像伊莎贝尔。她那些惊人的间歇性粗暴怒气让她内疚和惭愧,但她在这年纪还知道分寸。表面上,伊莎贝尔回到了症状形成前的防御体系。她顺从了周边人的期待。在这种情况下,这个问题就被暂时驳回了。但实际上,它会在成年后以一种不同的形式创造出一些问题。拒绝是潜在的,表面的灵活有时会让位于火山爆发般无法预期的怒火,然后一切似乎又回归到正常。但在这种性格障碍外,一种焦虑正在形成,一阵阵的焦虑成了这座活火山周边冒出的气体。在经历过一段时间的夫妻生活后,这个年轻的女人害怕因为自己越来越频繁的、莫名其妙的怒火爆发而失去自己的配偶,所以决定接受心理咨询。

厌食症以休眠的形式消失后,不过带来了表面的冷却,在病人与自己的配偶共同想要孩子时,她能够用 30 岁的某种成熟更好地理解这种形式,她能够采取行动处理这些一直存在的拒绝,自己要求进行咨询从而进一步理解。但当生育欲望不能马上实现时,她就被焦虑拖垮了。停经的部分症状以害怕不孕不育的形式重新出现。这个年轻女性要求在医生的帮助下受孕。医生于是向她建议了精神分析治疗。为了有所好转,她接受了这个提议。

通过心理治疗,我们知道这些生活中的事件让她不得不重新使用快速消失甚至可以说流产的厌食症要素。本来应该在过去发生的心理和关系转变都没有发生。在这种情况下,青少年期没有治疗而消失的厌食症在心理治疗的帮助下才被发现。就像我们可能在成年后患上青春期潜伏抑郁症一样，病人必须在成年后通过治疗中的情境转移得到治疗。让我们来看看完成治疗初期后应当怎么继续的。没有治疗而消失的厌食症要素会重新出现。

伊莎贝尔开始了第四次心理咨询，并说前几次的咨询对她很有好处，因为她还没有向母亲说起。在她之前接受心理咨询时，她会跟母亲讲述咨询的内容但这会让她不好受："她（母亲）因此哭泣。"现在她觉得自己更有耐心了。在第五次咨询时，即心理医生放假的前夜，伊莎贝尔抱怨她的母亲和姐姐总是替她做决定。

移情的关系开始建立起来。没有同她商量而由心理医生决定咨询中断时会发生什么？心理医生没有当场解释刚刚形成的移情。因为她必须让伊莎贝尔以自己的节奏进行，这样伊莎贝尔才能在自己和医生间整理出自己对母亲和姐姐内在关系的"数据"。

伊莎贝尔抱怨自己的母亲和姐姐总是过度：过多的礼物，生日时过多的人，过多一起滑雪的日子，等等。"她们黏着我。"心理医生指出她好像自己也因为黏着她们而窒息，她今天一直在说她们。

心理医生这样使用了伊莎贝尔在前几次咨询中的词语"窒息"，这个词与被母亲强迫吃饭的感觉相关。她曾说"被强迫吃饭让人窒息。"

伊莎贝尔进行联想。她的丈夫注意到当她的母亲在时她就会表现得和平时不太一样，当她和母亲姐姐三人在一起时，就再也没有女婿的位置了。"我不能忍受让她们失望沮丧的想法。如果我不按她们的想法和两人做出的决定去做，我就感到十分内疚。"

我们开始接近怨恨的亲密关系,这很可能是曾经没有治疗而消失的厌食症所包藏的祸根。我们找到了分离焦虑和失爱焦虑的潜在重要性。她害怕自己个性化后失去别人的爱。但在初期咨询后,她的态度开始变得强硬并试着用语言表达她的拒绝,尤其是在与母亲关系的尝试中。她将这过程告诉心理医生。母亲在嫉妒情况下的障碍以及她自己因宽容而双重性表达的障碍也因此得到了解释。

　　第六次咨询:她的母亲在周末带着两个她不喜欢的花瓶来到家中。母亲已经送过她一个了,她和丈夫都接受了。但这次她想要拒绝。她不想在自己的公寓里看到那么多来自母亲,和他们风格不相符的东西。虽然她感觉到了拒绝的困难,她还是决定坚持拒绝。母亲的反应完全在意料之中。“你拒绝我的礼物,你拒绝我。”母亲情绪失控。她要将礼物从窗户扔出去。伊莎贝尔想到可能对路人造成伤害,将她拉住。她的母亲又说要去住旅馆。伊莎贝尔向我解释自己是怎么通过讲述她和姐姐之间的差异来安抚母亲的,她的姐姐没有拒绝同样的礼物。她使用这个论据,是因为她知道这件事会占据母亲的思想,这样就可以转移母亲想要马上离开的想法。因为她知道母亲无法忍受区别对待的想法,因为母亲的母亲就对孩子区别对待。伊莎贝尔的母亲因为区别对待深受伤害,就对自己的孩子努力地表现出严格的一致:两个相同的礼物,两个女儿每人一个。对她母亲来说,公平的精神还不够,原因在于她自己经历了姐妹间嫉妒的创伤。

这是青春期厌食症消失多年后,在早期咨询中所发生的移情关系。我们看到伊莎贝尔面对即将放假离开的心理医生表现出了双重性表达的障碍。在第九个月时的运动机能早熟很可能表露了第八月时焦虑形成的缺陷。这种焦虑反映出初期双重性纳入的阶段。幼小的婴儿应该在陌生人在场时表现出焦虑。他将自己感到的坏情绪、敌对情绪投射到陌生人身上，从而用充满敌意的吵闹哭声来保护母亲。米歇尔·范因（Michel Fain）指出厌食症婴儿很会和不亲近的人进行交际，而且非常善于交际，因为他们没有在第八个月时遇到焦虑的情况。伊莎贝尔在 6 个月到 9 个月大时有过一个分享母乳的姐姐。

双重性似乎只停留在食物阶段，没有充分转移到陌生客体上。总之，陌生人就是食物。在没有谈论到厌食症的时候，她的祖母说她要花两个小时吃饭，那时候她的母亲重新开始工作，给她和隔壁姐姐断了奶，祖母就在她 9 个月大时接替母亲喂养她。面对陌生人没有形成的焦虑以及进食的缓慢说明因为母亲的缺席以及其他针对孩子的不良行为，母亲不能被平静地怨恨，因为这种怨恨本可以转移到不熟悉的人身上。因此，一种怕失去关爱客体的长久焦虑以及一种害怕自己的怨恨敌意行为会使它消失的强烈担心却反而形成了。恨来自爱。怨恨本身就存在爱的障碍。

前青春期是针对母亲"同性恋"情结的调整阶段，在这个时期准青少年们与母亲非常亲密，母亲因为住院而消失的事实重新激活了伊莎贝尔 9 个月大时母亲离开去工作的事实。伊莎贝尔在这同时承受了较晚的断奶。8 个月大时第一次个性化分离的结构性阶段可能因此而被改动。在此处我们不得不提到克莱斯勒、范因、索尔合著的《孩子与身体》（*op.cit.*）一书中关于生命第一年出现厌食症的那一章对其中关键点进行的细致分析，我们建议读者在理解伊莎贝尔的病例时可以去看看这一章。从哺乳到只有固体食物的过渡是由另一个母性形象来完成的，即外祖母。在心理治疗中的伊莎贝尔无法想象自己吃另一种食物长大，除非母亲远离自己。否则她害怕母亲会对自己和心理医生的关系产生阴影。她必须不让母亲知道自己投入到与另一个女性关系中，就像她可能试着让母亲相信自己在她离开后无法被另一个女人喂养，这就是在她9个月大时所发生，这另一个女人是她的祖母。

我们必须强调在初期的心理咨询中数字6和9在无意识中的超定性。并且这种超定性指引了我们对12岁时厌食症的倾听和理解，因为初期咨询让病人通过与一个不太熟悉的人建立治疗联系的经历让病人重新体验了当时的情景。如果她在初期咨询中倾诉很多事情那是正常的现象。

然而生育的欲望和恐惧被重新激活，让伊莎贝尔重新面对早期口部联系的要素（急躁、一切、马上或永不）以及让厌食症在青春期前消失的关键。这种情况让心理医生不得不对她进行耐心的解释，来重建她焦虑和怀孕欲望的原因。

第七次咨询，抱怨：医生刚刚确定了人工授精的计划。她的丈夫似乎还没准备好接受试管授精的计划。然而医生只会在人工授精失败后考虑试管授精。她不停地哭泣，因为这一切将很难承受。伊莎贝尔告诉心理医生自己在一年前曾经流产，那时候她正处于第一次心理治疗中。她的心理医生认为人工授精并不是必须，因为她曾经怀过孕。心理医生也说第一次怀孕流产是很常见的，并将治疗中可以消除病人焦虑的因素一一列举。医生解释道伊莎贝尔的急躁与一种口部功能方式（一切、马上或者没有、永不）相关，因此她拒绝给丈夫和自己时间来受孕。医生又向病人说明了她的控制行为。她想要控制等待,因为她难以将等待看做一件自然的事,无法将它归属于正常的生物现象,尤其当受孕的等待不仅仅取决于她自己的节奏,它还和另一个人有关,这个人还是个男人。

心理医生的解释以潜在的方式暗示了伊莎贝尔母亲的控制行为和伊莎贝尔对丈夫控制行为的相似性。心理医生想通过这种暗示性去除现有生育欲望的心理影响和在初期咨询中伊莎贝尔透露出来的焦虑,这种焦虑与她的口欲性和早熟相关,在情感活动的整合、母女嫉妒障碍以及分离恐惧上,她还在要求"我"早熟。在下一次咨询中,伊莎贝尔因为成功怀孕而欣喜。她其实已经在上个星期就怀孕了。那么她在上一次咨询中表现出来的忧虑会不会和移情相关? 假设她真的怀孕了,她在害怕心理医生潜在嫉妒时会产生焦虑。

第八次咨询:"这真是不可理喻、自相矛盾。我怀孕了。但现在发生的都跟上次我跟您所说的相反。"然后她说今天自己没什么好说的,因为她太幸福了。

我们的交流就围绕共享的情感展开。她的喜悦、丈夫的宽慰、针对家庭所保守的秘密。她内疚地想到了暂停工作的愿望,因为她的工作很耗费体力。但她下个星期放假,她准备去拜访两个家庭(在法国的另一头)。我们又谈论了流产。

通过伊莎贝尔的例子,我们看到了在没有治疗的青春期厌食症后产生了生育欲望的复杂性,我们将展开分析她怀孕第四个月时做的一个梦并以梦的分析来结束这一部分。这个梦显示心理治疗能帮助建立俄狄浦斯联系,并在其中创造嫉妒的位置。因此我们可以认为怀孕、分娩和哺乳的准备工作让伊莎贝尔可以重新整合口部联系,并为它找到更温和的位置。这些准备工作有了成果,这个梦就是证明。

在怀孕四个月时，伊莎贝尔梦到自己和丈夫出现在一次晚间聚会上。别人提议将她的眼睛蒙起来，她的丈夫去亲吻另一个女人。几天后，她的丈夫和这个女人变得亲密。于是她向他发火，并千方百计伤害他并威胁要人工流产。她对这个梦感到惊讶，因为她和丈夫间毫无问题，她现在也没有像以前那样对他发火，她不怀疑他的忠诚也不怀疑自己的忠诚。为什么她梦到了这样的嫉妒呢？心理医生告诉她现在她会梦到以前自己的行为，即疯狂地发怒。"在梦的帮助下，我们可以看到这些怒气与嫉妒相关，这是我们以前不知道的。"心理医生解释道。伊莎贝尔感到惊讶，因为她想不起自己曾经嫉妒。一方面，心理医生再一次认为她的愤怒行为仿佛代替了12岁的厌食症，另一方面她在9个月大的时候，即母亲重新开始工作时就有了第一次厌食反应(进食缓慢、抗拒)。"您可能嫉妒当时在别处的母亲，当她重新忙于工作时，您看不到她。"伊莎贝尔完全理解医生的解释，并因这些自身的发现而高兴，但她很惊讶自己将这种经历转移到了与丈夫的关系上。心理医生说她在有第三者在场时可能随时准备放弃自己与丈夫间的联系，尤其是当她和父母在一起时。"没错，但我不至于用人工流产来威胁他。"伊莎贝尔说道。心理医生向她指出她可能想到了婴儿出生后的状况，当婴儿不再在她的肚子里时，她梦到自己可能会嫉妒婴儿和他父亲之间的关系，她将被排斥在这种关系之外。然后心理医生又强调她的母亲希望在伊莎贝尔和她姐姐之间一切都是相同的，不管是来自母亲的关心还是礼物，从而避免她们嫉妒对方，因为母亲的母亲没有公平对待孩子而让母亲受到了伤害。然而这种保护没有让伊莎贝尔学会缺憾和失望。可是她现在却要让自己的孩子认识这一切,作为打开世界的起点。否则,我们就得待在所谓的封闭世界。伊莎贝尔联想到:一个小学教师曾经在她的本子上写道她是一个麻木的孩子,她的母亲深受触动,而她没有,因为她不明白其中的意思。现在她明白了并且同意老师的说法,她当时拥有一切但这并不有趣。心理医生开玩笑地说道:"您并没有拥有一切,至少您无法感受嫉妒和也没有睁开眼睛观察自我的可能。您不得不把眼睛蒙上。"伊莎贝尔觉得幽默,笑了,这象征着刚刚进行的心理工作实现了良好的整合。

我们没有在同一次咨询中重新讨论就流产衍生出的人工流产想法,而将这项工作留到了下一次的咨询中。但心理医生指出眼罩象征着必须将欲望压抑的想法。一个无意识的嫉妒欲望以及不能正视它的想法与儿童性欲有关。但这个欲望离有意识的想法还有很长的距离。我们注意到伊莎贝尔还没有在咨询中讲到她的父亲。另外,我们也必须指出梦境重现了流产的无意识内疚,即将到来的第一个孩子以某种形式成了等待中的替代品。这就是为什么心理医生小心地遵循着她这种告别行为,因为她在刚刚怀孕的时候无意识地讲到了流产。可能她的身体已经感觉到了。伊莎贝尔以这种方式编织生孩子欲望,这个孩子是想象中的孩子。这样她就不再害怕失去真实等待中的孩子。但梦境显示了她想要留住孩子的愿望,因为在梦醒后威胁人流的理由不存在,没有其他的女人和对手……除了在俄狄浦斯情结层面,她在无意识中想要和母亲为敌为父亲生孩子。

结　论
混乱和变形

现代西方和厌食时尚

悲伤与烦恼，需求与操劳，必须与迫切。厌食症聚集了所有治疗的原始层面。厌食症的惊人演变难道不是集中展示了人类不幸吗？厌食症的演变促使我们加速并崇尚生命的急迫，又或者因为这些情况和疾病间差异的高压，我们会相反地丑化厌食症，否认它是心理疾病，而将它看成消费社会一种病态的伪装或尖锐的讽刺。现代的西方时尚埋没、甚至嘲笑女性身体的自然魅力。这些年以来，杂志上的一些照片越来越明目张胆地展示厌食模特骷髅般消瘦身材及其各个细节。但这是为什么呢？

当媒体利用厌食来刺激读者并达到销售目的，当一些电视节目通过播放某些女性青少年的厌食行为（她们却相反地希望用自己的例子来提醒别人不要再陷进她们无法脱离的地狱）而收视率大增时，发生了什么？为什么我们要谈论，我们是怎么谈论的，我们展示了什么？我们谈论的当然不会是成功治愈的病例，更不要说可能成功治愈的治疗过程了。在一次节目录制开始前，有人对我说:"如果您要讲述厌食症的治疗,我就会打断您,对我们来说重要的是厌食症画面的影响和关于影响的讨论。"

当我们看到一个受厌食症严重迫害的身体时,不就会想到这个词各种窘迫的含义吗? 饥荒、贫穷、战争或长期心理创伤、长期疾病或衰老的死亡前夕,以至于记者们都忘记说厌食症是可以被治愈的,并避免提及治疗过程中治愈欲望会遇到障碍的原因,如果病人和治疗者一起坚持,他们是可以克服这些障碍迎来康复的。我们不是能在厌食症中以和平的方式找回"需求"和"操劳"可以追溯到多个世纪前的历史和语义吗? 正因如此,我们在讨论这种疾病的治疗必需性时,不会忽视怀疑(治愈的怀疑)以及从这一不幸演变出其他不幸的可能。

脆弱和急迫

窘迫的状态,就是必需的状态吗? 今天我们会说处于脆弱的状态。我们现在的语言将中世纪语言中同一个词表示主动治疗照顾和被动需要治疗的两个含义分离,中世纪语言中"操劳忙碌的人"(besogneux)指的是治疗者和病人,今天这两者分别是急诊医生和受创伤的人。一直到十七世纪,"操劳"(besoigne)和"需求"(de besoin)还表达同一个意思:必需性。这两个词都能够表达生命、身体、饥荒和贫穷中必需性的意思。米歇尔·福柯[1]在临床医学诞生的时候就提醒我们医院要在第一时间接待那些受病痛折磨的人。

面对眼前这些令人震惊的情况,我们要从何入手? 首先要开

―――――――――

[1] 译者注:Michel Foucault,法国著名哲学家。

始思考。也就是说,病人会对我们说什么? 要首先明白哪些是疾病演变中的标记,哪些是厌食症治疗通往终极目标治愈过程中的标记。

然后要怎么继续? 我们不能满足于应付错觉暂时治愈的治疗。我们要继续探索一种能达到治愈稳定性的厌食症治疗,这不就是探索复发的治疗吗? 为什么我们要满足于这微小的目标呢? 为什么不寻找一种预见复发危险并消除不完整治疗方法的治疗模式呢? 因为不完整治疗方法有很大的复发危险。这是什么意思呢? 比如,在恢复月经前停止的治疗,也就是说此时的病人没有达到可以恢复女性激素正常运作(排卵和月经)的体重,或者在病人获得个人自理能力前停止的治疗,个人自理能力指的是照顾自己、进食和联系的能力,就是能够避免使用厌食防御来承受分离的能力。

要求与灵活

所以这不是一种马上会有需求的治疗,也不是一种比起需求会产生更多噪声的治疗。这是一种在平静中慢慢进入需求的治疗——要求与灵活在治疗中同时存在,治疗也尊重真正康复目标的准确性。

就像在山里长途行进一般,用可以转换的队形让每个人轮流带路是最好的方案,因为这条路会持续好几个月。治疗者先前进,小心地指引方向,此时的病人还不认识治愈的道路,或者她们开始了这条路却停在了半途中;然后病人可以暂时领路,之后又轮到治疗者带队,这样依次轮流队伍才能前进。转换队形的优势在于更轻松地保持最佳节奏；它避免让建立整个队伍行进节奏的带队人灰心丧气或筋疲力尽。

如何再次触碰休眠中的嘴巴，让它重新向自己的天性和生命的活力打开？你们会说我的提议像一座高峰，难以征服。以某种角度看，这正是一座高峰，只有一步一步慢慢地前进，不频繁地停歇，不因为灰心而返回，才能登上这座山。

厌食症治疗的任务也因此被切分。我们已经看到，治疗首先从病症最主要的地方开始：口部以及进食和说话的困难。最后它也会接受亲吻、爱情、性，然后接受孩子、哺乳。口部（拉丁文为"ora"）是一处明显的伤口，**在它被粗暴对待后，整个人的口欲性都被粗暴对待，即食物的味道和话语的乐趣。对食物和话语的双重伤害，让个人对世界、对别人和对自己的开放能力以及联系和重新联系的趣味都消失了。**个人开始自我封闭并生活在口部控制的困扰中。所以，可以转换的队形必须要一起创造出以下实验性的发现：**口部是一个亲密、可保存、不再被粗暴对待的空间，这样病人才能体会到一个可保存和不被粗暴对待的联系。**

为此，我们必须明白口部作为身体轴心的深层含义，厌食症是怎样攻击这个轴心的，厌食症是怎么在快速进攻它时动摇了病人潜能的稳定性。

简单地说，我们必须要细心。"照顾"（soin）的说法首先用在动物身上，来自动词"照顾动物"。然后我们才讲对孩子照顾，对家庭照顾和花在装扮上的心思等，包括保养。在关心含义的层面出现了一个充满幽默感的表达——"悉心照料"来说明细微殷勤的关心。

在十七世纪，动词"照顾"（soigner）的医学用法才出现，即表示治疗病人、治愈的意思。关心病人、倾听他们的需求？加倍照顾？

"照顾"一词也有了严谨处理、毫不心软、严守纪律的意思。今天我们将要讨论厌食症治疗中规定框架、态度坚定的必需性，这是一种加倍照顾的方式。而在这之前我们认同源自古希腊医学传统的疗法。

关键状态和复杂性

我们通过在导言中讲到的"需求"（besoin）和"操劳"（besogne）两个词的含义回到加倍照顾，从而更深层次地理解照顾加倍的意义。起初，在 12 世纪，"需求"一词表达"必需"，"对紧急情况、关键时刻的要求"。在 21 世纪，我们在这个消费社会里忘记了这个含义的力量，就好像这个词失去原本急切的特征，也失去了立即关注需求的重要性。在今天，我们用"急迫"（urgence）代替"需求"，但这个词也有治疗的意思。需要做，必需做……需要什么，缺少什么，必须要什么……

需求和操劳适用于所有事物和人，也就是提供必需的，提供我们不可缺少的。此后，操劳局限于强制工作的意思。但它的形容词形式（besogneux）意味着勤劳的、费力的，但仍然保留了一点创造烦恼的原意。它的旧意不是指创造烦恼的事物，而是引起烦恼的事物。操劳忙碌的人（le besogneux）指的是"活在贫困中、紧急需要中的人"。当厌食症患者要求治疗时，就出现了紧急需要。我们无数次接收了被别人认为还不至于消瘦到住院的女性青少年。被误解的疾病复杂性，导致了我们治疗体系的复杂性。在这本书的结尾，让我们回到身心双重混乱伤害的重点，再次强调它们在疾病中的深层互动。

从厌食症到女性心理特征

为了治疗并最终治愈神经性厌食症,我们首先必须理解这种疾病所具有的某种复杂性。这种疾病的首要形成模式,是通过歇斯底里的转换将焦虑躯体化,但形成的两个症状(厌食和停经),会攻击生命。失去组织的生物生命(同化困难和繁殖障碍)和心理生活(无法保存,只能毫无区别顺从地复制,个人化缺失)在象征意义上是相似的。然而,疾病所制造的两种混乱所表现的症状是不同的。两种混乱真实存在,一种是身体上的,一种是精神上的。但它们的共存是互相影响的。身体初级规律(醒/睡,饥饿/饱足/同化)和中级规律(女性特征/欲望/繁殖)的失调与性冲动的混乱及其后果(过度敏感、无理由焦虑、自我分离感、情感—表达联系障碍、与他人关系障碍)不断互相作用。两种混乱进入了一种恶性的协同作用,神经性厌食症只能恶化。但如果我们要就此做出反应的话,我们不能只针对一种混乱进行片面的积极治疗,必须同时积极治疗另一种混乱。隔离治疗的效果显示这两种混乱系统处于临界状态。我们首先会通过消除环境对情绪和压力的影响来治疗心理混乱,这样才能在更好的条件下来着手重建生理节奏。在渐进的同步治疗中,我们就能从拒绝出发、通过在身心交界处的治疗话语(疼痛、味道、渐渐地引入情绪)建立联系。

然后我们会回到病人在原本环境中难以康复的问题。通过循序渐进的接触,病人可以更实在地明白与他人关系稳固障碍的原因。关系不稳固的标记是拒绝回答的反应重现,即厌食症。治疗的重点在于评估拒绝是怎么被重新激活的,这样才能在外出探访之后用话语表达拒绝：首先要说出治疗联系中的拒绝、感情经历及其真实原因，病人才能在知道后果的情况下向对话者说"不"并寻找其他解决方案。总之，这涉及对外在现实的整理。但改变环境不是短期内能够完成的，我们不能在病人出院后就开始改变环境，因为在离开了有感情投入的医院生活后她正处于痛苦的戒除期。环境的改变要求一段准备期。必须要考虑到父母、学习等各种因素。我们不能在转变完成前决定出院，否则对混乱的心理整理是无法持续的。

不管怎样，混乱的状态是有意义和逻辑的。持久躁动的状态可以成为改变的源头。但这种改变必须属于转变范畴。这不仅仅是一种数量的转变，也必须是质量的转变，否则这种转变将无法持续。我们可以说这是一种身体、心理、感情和情绪生活以及时间和习惯联系新平衡状态的成熟。

然后，我们在考虑复杂性时，必须采取一种反思的方法来掌握治疗中的复杂性，这正是我们使用界面概念的原因，这样才能更好地锁定目标、选择治疗手段。

治疗态度的重点在于接受病人有意义的拒绝。病人并不是拒绝所有的联系，她只是不容易相信别人。她的抵触是有原因的，但却是理性无法理解的。她内心的原因来自早期联系中身心崩溃的经历。她不再是人们常说的述情障碍（alexi-thymique，也就是说无法调动感情，无法通过表达来联系自己的感情，表达即词语和图像）。如果治疗者给出的联系是生动的，即足够真诚的，病人也能通过每次咨询中重新找回的自发性同时创造联系。

病人不需要千篇一律的治疗态度。面对这样的态度，她就会像牡蛎一样自我封闭，不再说话。她看不到您，只展现出典型的厌食思维：用厌食的一致性来回应治疗态度的一致性。但对治疗者来说，一下子摆脱治疗态度的一致性也不是容易的事。我们所说的一致性是什么意思呢？医生治疗一个病人时，总是无意识地使用一种治疗亲人的方式。我们多次听到过这种口误，"我们的亲人（parent），错了，是病人（patient）……"

然而在厌食症的痛苦中，进入成年期之前的青少年要求得到属于她的年龄和青春期。她不想要别人在治疗自己的时候像是在治疗亲人的这种联系，尤其是如果另一个人想要通过这种方式弥补自己以前没有能够对亲人或亲近的人做的事：挽救他。她不愿意治疗者利用对自己的治疗来堵上童年抑郁的缺口——治疗者自己还没有从无法帮助亲人的无助感中恢复。病人对于这种过早成人、完全满足他人期待、最终无法成为自我的早熟太过熟悉。厌食症患者愿意与一致性以外的治疗态度进入联系，希望对方能够接受真正的自己，展现出活泼自我的开放与封闭、优点与缺点。她是对的。因为她要在治疗联系中建造的是她自己的女性心理特征、与他人接触的能力，并且这个人愿意帮助她实现这个宏伟计划的第一步。除了生理伤害的改善外，我们可以计划进行分析式的心理治疗或精神分析，也就是说在病人不再抗拒足量进食后，可以借此机会打开心理康复的入口，让她找回能够积极脱离身体困境的生命活力。

对于厌食症的治疗团队来说，困难在于不落入内摄性认同的陷阱，内摄性认同来自早期母亲联系历史的抑郁，也就是说治疗团队不能像她的家人一样在面对厌食症态度时因灰心和崩溃而放弃。消瘦能够唤醒对集体灾难和集体非人道主义（战争，屠杀）所引起饥荒的无意识负罪感，这使治疗更加困难。对集体负罪感（看到、知道却无力避免）的联想是无意识，所以这种内摄性认同对整个团队的威胁更大。这些病人所需要的是被接受，她们本身连同进食拒绝、联系拒绝和治疗拒绝。所以接受拒绝、整合拒绝是至关重要的。

另外，在心理陪同层面，我们会遇到一个难以避免的僵局，即住院尤其是出院造成的治疗联系中断。从住院期间心理医生到心理咨询师之间过渡的做法并不自然。尤其是这些病人还没有学会将不在身边、分离、在身边这些情况看成自然交替的现象，所以还不能接受这样的一种跟踪治疗。因为早期联系中生理节奏失调的影响以及与客体联系中先宽慰后伤害的威胁，她们还没有准备好接受这样的跟踪治疗。她们还处于构建客体存在表象的阶段。她们还必须学会无情地使用客体，就像我们使用和操纵一个不太经常使用的过渡客体一样，在不使用时我们把它放在一个角落，但它肯定还能被找到。要求她们换心理医生对她们来说就是让她们把小熊玩具扔到火里，这就是所谓的已经长大。重点在于病人能够自己确定什么时候以怎样的方式分离，什么时候以怎样的方式忘记，并不再需要她们的心理医生。

我们终于意识到厌食症治疗失败很大的一个原因在于没有考虑到住院治疗联系的特殊性：治疗者处在过渡客体的位置。如果我们代替病人决定什么时候放开这个过渡客体，就将会是个错误。这是促使我们想到并成功采取三人（内分泌医生、心理医生和营养师）治疗小组的原因之一，这三个人成为住院治疗前期和出院治疗的对象——住院治疗指隔离以及之后隔离与外出的结合模式。住院期间，在整体住院治疗团队的帮助下构建小型治疗小组似乎是更好的选择。如果我们考虑到联系的病理和重建，就会发现一个拥有最多两到三个厌食症住院病人的三人治疗小组是更合理的选择，而且他们还要在这些病人出院后继续跟踪治疗。所以，厌食症治疗假设住院治疗和紧急抢救之间存在协同作用，这种作用同时也存在于私人诊所或公立医院住院以及当地的自由执业医生之间。当然，联系的病理首先对俄狄浦斯联系产生影响，然后是后青春期联系，这些联系的历史有必要在治疗中重复。重复的形式是多样的。厌食症历史和家庭联系历史有时需要通过多次住院治疗才能重建，有时能够通过住院治疗暂时达成部分成功，然后再在其他治疗方式的辅助下完成重建。

内摄性认同转移到治疗中

所有对父母其中一人的抑郁产生过内摄性认同的病人都会将这种认同转移到治疗联系中，而且是以一种我们不一定能够辨别的特殊形式。这是一种反移情。一个治疗者（或者有时是整个治疗团队）会因为这个病人而感到抑郁。治疗者或者治疗团队感到灰心，因为看不到治疗的出口和病人的未来。他或团队会崩溃然后不再投入治疗，只想要逃避这个病人，缩短和她在一起的时间。他或团队感到害怕，想要放弃，因为他发现自己被怨恨入侵，希望病人死亡或离开，或者感到自己面对这种治疗情况完全使不上力从而怀疑自己的能力，或者他被麻痹感染无法思考在单调治疗中发生的事情。反移情意味着什么？即治疗者进入了内摄性认同中。为了重新找回希望，治疗者应当认为病人可以从这种移情中获益。如果我们能够找到如何消除抑郁入侵的方法，那么病人也能获得成功复制的希望。她将会拥有一种可以代替对父母一方内摄性认同的认同可能。通过将自己认同成摆脱消沉的我们，病人也可以摆脱自己一直在努力斗争、甚至通过厌食症向第三方求助的抑郁。这样的病人只能通过这种代价来摆脱厌食症，她们看到自己的医生深受打击却仍然能坚持对她们关心，不放弃治疗目标。内摄性认同的反移情是我们一些病人重获女性特征的一种治疗途径。对治疗者来说这当然不是最简洁的道路。这甚至是治疗失败的第二大原因，仅次于治疗定位原因，即治疗没有充分位于身心交界处，比如没有进行营养跟踪或者与之相反的另一极端——没有进行心理跟踪。

如果治疗者身上的内摄性认同没有被发现，那么可能会产生消极对立的态度。当我们察觉到自己采用了莽撞的治疗态度时，就可以怀疑内摄性认同的存在。比如，我们感到自己变得强硬时，会发现自己否认所有拒绝的信号与不协调的行动。或者相反的，当我们发现自己总是过多地纠正时，过分的关注反而会让我们忽视那些可能会爆发并使我们窒息的施虐行为。这种镜像认同是很可怕的。它会通过施虐或者过度的亲近成为一种自恋的吸引。

我们有哪些应对手段呢？一方面，我们要考虑到病人需要我们放弃治疗习惯，我们放弃一些看法才能让她们也放弃一些她们的看法。另一方面，我们必须知道病人在治疗框架中感受到的落差来自她们的内摄性认同。当我们变得强硬或者通过修正行为消极关注时，也就进入了落差行为中。我们拒绝了病人，拒绝接受她们转移到我们身上的对母亲的内摄性认同，也就是我们不愿意治疗、不想要联系也不想要吃东西。我们不愿意感受别人倾注到我们内心的印象，这是一种不属于我们却完全占据我们的抑郁。最终，最主要的应对方法是用"循序渐进、有差别"来探索成功的治疗。同样的,在马上失败的病例中,通过辨认、反思治疗错误,我们才能以长远角度明白治疗联系历史中重复的内容并将它转变。因为治疗联系历史包含了治疗拒绝历史,如果重新进食过程进行得过于简单顺利而心理转变没有同步进行时,这就是对治疗拒绝历史一种过于迅速和简单的接受。一次过快成功的治疗隐藏了以后的另一次治疗。因为纠正行为变换了阵营:病人纠正了她在无声中传递给我们的内摄性认同,她感到宽慰,但这只是暂时的,因为她在离开后会在医院外重新感到不适。

为了治疗态度能够有效地循序渐进,我们要尤其注意给自己时间,承认治疗错误有时是治疗调整的一部分。对弱点的承认和改变恰好证明了可以无情地使用治疗者,内摄性认同的移情作用并没有摧毁我们。而且我们也能因此更好地深层治疗厌食症,因为通过对基本节奏的重新掌握以及对初期联系的辨认,我们可以逐步从治疗冷酷的一面中恢复,学会尊重我们自己的防御节奏。因为在长时间陪同病人、接收并接受她们的治愈拒绝后,我们必须要从中恢复。对病人来说,她们看到了我们能够在这段时间中保持冷静以及生动的热情。她们在这些时间里慢慢发展出女性心理,对新的认同资源施以温和的被动态度。如果住院治疗无法让病人发现女性态度或就治疗而言的三角关系,复发就会在转角处等待病人和治疗者。出院后期治疗有时会一直延续到病人生育时期,在这之后我们能够慢慢明白治疗中重复的要素,而并不仅仅是早期联系中的女性特征障碍。我们还可以在漫长的出院后期治疗中,通过找出我们在住院治疗中的缺陷逐步调整与女性特征的关系,从而进入一个心理构建的新时期。治疗联系能够在多年后重建母女和父女的早期联系,在此基础上我们对青少年期厌食症身心经历的分析变得更为细致。青春期厌食症能够在生理痛苦后重现早期生理痛苦缓解的感受。所以，它也能在饥饿冲动的刺激后重现与母亲接触的痛苦焦虑得到缓解的心理感受。

正因如此，病人会在无意识中害怕与他人的关系，尤其是当这种关系类似于与母亲的早期联系时，住院治疗的初步缓和效果可能会在之后让她更痛苦。因此，如果脱离混乱的经历中隐藏了将来的痛苦，尤其是当戒断期本身就很痛苦时，它就会变得十分危险。重要的是要提前将这一切告诉病人。但在一些病例中，这种不易察觉的复制会有利于事后的回顾，虽然形式有所不同但也能促进后期精神分析的进行。因为我们能够在不完全理解的情况下就治疗联系历史的重建达成深刻的一致，于是病人就找到另一种重复的使用方式，她在此过程中一点点响应疾病和深层原因的象征化工作。

这些新的数据往往来自那些对治疗态度调整尤其敏感的病例。在这些病例中，早期联系的复制效果是最强烈和最难受的，不管是对病人还是治疗者。通过进一步观察，我们会发现投射性的认同机制已经在病人身上留下了母亲（和/或父亲）的抑郁机制。这就是来自父母中一方的内摄性认同机制，同时父母的内摄性认同也是来自别处的移情效果。所以我们必须明白神经性厌食症的复杂性在于互相交织的移情复杂性（父母移情以及病人对父母所失去客体的内摄性认同移情）。另一方面，病人也在与这种内摄性认同做局部斗争。为了脱离内摄性认同，她在别人主动提议的联系和治疗中总是保持着落差，为的是不要与在移情中成为父母的治疗者变得过于亲密。而且，这种内摄性认同削弱了她女性认同的能力。她不懂得如何被动接受。

治疗者的内摄性认同会阻碍他们自己对病人身心混乱的接收和接受态度，无法发现病人在批判这种深陷失望、毫无新意的日常治疗态度。治疗者忧郁态度的形成（"如果我们那样做了，如果我们……我们应该……"就是典型的例子）会让病人有机会自己摆脱病理性早期联系的控制。因为父母一方无法在当时告别失去的客体，造成了这些联系最显著的特点。但是如果治疗者能够承认不完美并告别完美，对病人来说这就会成为厌食症内摄性认同以及所有亲密关系系统落差中存在另一种出口的证据。对亲密的恐惧威胁病人另一次忧郁复发的可能，尤其是当她把这种告别客体（即联系）的失败挫折转移到别人身上、并责怪别人没有能陪在身边让自己有充分的安全感和信心继续前进时。

找回的口部，重建的亲密

对女性来说，与异性亲密分享界线的心理规则是什么？我将会从临床经验出发探讨这个问题，并以文学例子结束。

我们将在临床经验的帮助下定位亲密分享的问题。

面对口欲性受到损害，尤其是有进食障碍的个体，直到现在我都没有讨论过她们爱情亲密分享的特殊障碍。我有机会长期陪同其中的一些病人，陪同甚至持续到她们症状消失很久后；随着陪同机会的增多，我就有更多的机会看到这种障碍能够在什么时候消失。

我似乎能够通过经验确定，一旦这些病人坚持不再扰乱自己的口欲性后，也就是说一旦生活中出现敌人时，她们能够通过其他方式自我防御，而不再是攻击自己的口欲性后，这样与自己和他人的亲密就变得可能了。我能够说当她们找到与自己亲密的能力后,也就是说能够接受并保守自己的一切后,与异性的亲密才能发生。

临床治疗能够让我们来假设感情生活中的亲密概念吗？两人的亲密意味着接受不可分享的经验吗？

我们可以求助于亲密的病理学知识,即亲密的过度曝光(这是塞尔日·提塞宏[Serge Tisseron]在讲述当代形式真人秀时所使用的术语)。我们首先来看看狄安娜(Diane)的例子,然后再通过圣经中路得(Ruth)和波阿斯(Booz)相遇的故事来解释亲密的治疗。

狄安娜或亲密的侵犯

这是一位三十开外的女性,身材瘦长,她的口欲性被轻微的厌食症扰乱却没有感到完全的破坏。她因为另一个原因前来心理咨询,她想要摆脱自己无法与男性分享亲密时光的困境。她拥有性生活却没有深度的联系。以下的分析交流展示了这种亲密无能的消除过程。不久前她开始向我仔细解释自己的感情经历以及每次的失望。今天,她发现是自己积极地参与造成了这种失望。当我将她的言下之意转换成问题时:"我们可以说比起维纳斯[1],您更像狄安娜[2]?"她承认自己喜欢狩猎的秘密,喜欢吸引并让男人拜倒在自己的石榴裙下。压抑被解除后,她非常自由地进行联想,一些记忆出现了。

---

[1]　译者注:希腊神话中爱与美的女神。
[2]　译者注:希腊神话中的月亮和狩猎女神。

在我(病人)的感情生活联系中,比起维纳斯更像狄安娜的说法让我想起了两件事,但我不明白它们之间的联系。一件事发生在小学时。一些男生强迫我和克里斯蒂安(Christian)亲吻。在大家面前被强迫、被看到、被知道。但同时我觉得很刺激。克里斯蒂安是我很喜欢的一个朋友。他跟我说:"你想要我去见你父母吗?"我觉得这有点丢脸但还是和父母说了。他们没有告诉我:"事情不应该这样发生的。"他们的问题是:我是否需要他们,但这是相对于别人而言的,与我本身无关。他们没有问我:"你有什么感觉? 这件事让你不舒服吗?"

另一件事是我叔叔想要对我进行性触碰。我没有跟父母说。

我看不明白这些事与今天的关系,但是⋯⋯

心理医生:这里的关系难道不是对亲密的侵犯吗?

她:我想到的是"不可告人"。以这个角度看,我现在狩猎男性的行为也有不可告人的一面。我不会告诉我的父母。这是些不可告人的行为。

心理医生:但现在您不是被动的,而是主动的。虽然最终您还是受到了伤害。

她:在我与狄安娜的关系中,我进入了一种自我扰乱的关系,就好像我自己引发了空虚和侵犯。我想要激发他人的欲望,然后这种欲望又侵害到我。

我不记得上面提到的第一件事有让我和这个童年好友的关系发生变化。我们有很多相同点,我想他也和我一样不情愿。我厌恶的是其他人可怕的态度。

在听她说话的过程中,我(心理医生)想到:和另一个人分享自己的私密空间一般是不可能的事。因为个人的私密被堵塞，不可告人并无法得到满足的想法是我们内心最深的秘密。我们刻意让它沉默，它被堵在喉咙里。我们因为害羞而守护这个秘密。在这其中也隐藏了我们摧毁的激情。对摧毁能力的绝望还让我们陷入不合理行为的非人性中，浪费时间、为了想要得到更多而偏离。想要更多？想要更多的生活、更多的他人。却也过度地抱怨生活、他人……我们在正常情况下是无法分享这种内心活动的。但她通过厌食症攻击自己的喉咙和口欲性，她是怎么做的呢？

我开始说话。

心理医生：您的接受能力似乎被困住了。当您主动狩猎时，它能找到自己应有的位置。

她：正是因此我变得难以接受别人的称赞，比如当一个男人夸我漂亮，一方面我很感动，另一方面这让我害怕并自我封闭，发展越是顺利，我就越混乱，不知道该怎么办。

心理医生：因为您被欣赏的自然乐趣被您压抑了，当我们看到一个知道并感觉到自己魅力的女人，会自然愉快地欣赏。

她：在狄安娜身上存在着类似分离的东西。狄安娜只在乎生理欲望。她通过嘲笑私密的东西引发男人和自己身上的生理欲望。狄安娜用尽一切方法来折磨私密，不管是肉体上的还是秘密花园里的。

我想起高中时的初吻。我不知道该怎么办，对方很温柔很绅士但我对他并没有感情。一个青少年期的朋友曾经常说我戴着保护壳；这让我想到不够自我了解的事实。我以为自己自由奔放，但他却感觉到了保护壳，因为我无法感受到他给予的。

这个病人的另一个精神创伤来自她深爱的哥哥,尤其是后者在青春期的遭遇。她的哥哥从童年起就非常敏感,渐渐陷入了不可挽回的精神病焦虑中,并对母亲变得暴力。母亲强迫他住院,他回来时虽然平静了但却失去了原有的魅力,变得完全陌生了。狄安娜一直为此郁郁寡欢,她刚刚出现的女性特征也因为失去哥哥的陪伴而持续受损。受到严重伤害的她变得像个男孩。

病人精神分析的初期都用来重新找回她与哥哥之间的个人联系、打破因为他的疯狂而生活在恐惧中的家庭集体禁忌。在重新找回与哥哥个人联系的内在定律后,在与他独自吃饭后,在这样接受他的改变后,她才开始告诉我狄安娜的控制和自己陌生的女性特征。

在私密的沉默中,"喉咙的声音,从喉咙直接传到喉咙,从焦虑直接到焦虑,是没有嘴唇和耳朵的声音……它触碰那个神秘陌生的女人、不可认知事件的女人、先前的女人、源头的女人、与自己区分模糊的女人、承受的女人。"我想到这个句子。这个源头的、不可见的女人就是原始不可见场景中的女人。

> "没有人能看到自己被创造的场景,没有人可以声称认得那些脸上的特征,可是它们互相联系,每个人的特征也与它们奇怪地相符。"

这是巴斯卡·基亚[1]的看法。

当一个孩子被伤害时,父母两性结合的场景也被伤害。父母已经不再可能重新构建结合中不可见的创造。

---

[1] 译者注:P. Quignard,法国作家。

对原始场景不可见性的无意识拒绝会导致他人私密的过度曝光，虽然有时是因为忽视了不被注意时刻的罪恶。精神创伤普遍化来自引发或见证它的人群，它同样来自周围的成人，他们没有观察到孩子和青少年群体中常见的暴力和侮辱性游戏中所隐藏的严重内在恐惧。

在私密过度曝光的初期，一个主要的曝光起因可能来自对原始场景不可见性狂热和无意识的拒绝。原始场景可能被认为是精神创伤的经历。出身未知、得知自己被领养、父亲消失、精子来自捐赠者、变成孤儿、被用来代替一个死亡的孩子、遭受过大屠杀种族的后代、父母中一人自杀或被谋杀……这一切都可导致反抗不可见性的精神创伤，将它反转（将本应该一直不可见的私密变得可见）。

通过过早暴露儿童或青少年的性别攻击她们身上潜在女性特征会毫无痕迹地摧毁她们现在稚嫩的私密，破坏她们将来与一个男人的私密。在她的盔甲保护下，狄安娜成了自己的敌人。她将爱上自己的男人作为媒介制造了自己的敌人。她不能再成为那个源头的、不可见的、私密原始的女人。她成了被渴望的对象，不会衰老、不会生育。

让我们看看文学是怎么不断更新来解释临床谜题的。通过对它的了解，我们可以领会在敌人一次次严重伤害个体心灵时，私密的分享是怎么修护精神创伤的过度曝光的。通过重建私密，内心才能持续年轻，因为私密是不可见性的源头。

"文学通过喉咙定义了允许听到另一人声音的要素。我们通过喉咙接受不可分享的事物、两个内心世界可以直接交流……文学不仅仅在时代的社会表面，还在内在经历的垂直

深度上联系着不可知。"(P.Quignard)

《天堂》中的这些话让我感触很深。它们的真实性来自对私密的生动理解。

爱情的内在经历不正是通过沉默来分享的吗？沉默是亲近的空间，里面装满了被克制的词语。爱情私密与文学私密惊人的相似……文学私密在读者和作者间分享。阅读是无声的，写作也是。

身体和灵魂的最内在可能不在最深处，而是在外面，不仅仅是性还有喉咙。这种想法打破了主导西方社会区分内在和外在的观念，就像肉体和精神，可见和不可见，可触碰和不可触碰之间的差异。

沉默的口欲性是倾听内心的入口和中心，在这里生动的身体和灵魂变得敏感，两人可以直接进行内在世界之间的沟通。

路得和波阿斯，可分享的私密

让我们看看路得和波阿斯之间一步步建立的分享吧。这个圣经主题没有在时间中消失，曾被维克多·雨果（Victor Hugo）、普桑（Poussin）使用。在路得和波阿斯的故事中隐藏着女性特征重建后的亲密邂逅，即向一个人敞开胸怀的能力：慢慢接受一个在自己身边的人，不去支配他也不被支配。爱情从拒绝支配开始，即放弃吞噬对方。这里指的女性特征同时象征着男人和女人的女性特征。

故事在开始时存在着双倍的女性特征，即路得和拿俄米（Noémie）。拿俄米是路得的婆婆，已经不再有生育能力。她来到摩押地（Moab），失去了丈夫和两个儿子后伤心欲绝，想要把两个儿媳打发回娘家后寻死。路得拒绝离开致命的女性特征：

"不要催我回去不跟随你。你往哪里去，我也往那里去；你在哪里住宿，我也在那里住宿；你的国就是我的国，你的神就是我的神。你在哪里死，我也在那里死……"路得不再说话。

拿俄米象征着命运的反复折磨和创伤，孤立无援，在绝望中没有一丝慰藉。她的伤害是不再能够重建的不可见性，是无法重现的私密。

风华正茂的路得，稚气未脱却已经是女人了，她可以重建不可见性，重建起源的女人和沉默口欲性的喉咙。她不再说话，用行动证明。年轻守寡的路得是摩押地人，是一个被憎恨的民族，她留在了拿俄米身边，即绝望的女性特征。

"我的女儿们哪，回去吧！为何要跟我去呢？我还能生子作你们的丈夫吗？……不要再叫我拿俄米[1]，要叫我玛拉[2]，因为全能者使我受了大苦。我满满地出去，耶和华使我空空地回来。"她们出发了，希望和绝望一起。她们在收割大麦的季节来到了伯利恒（Bethléem），象征着和平与富足的国家。

律法允许穷人拾取麦穗，路得在波阿斯的田地里拾取麦穗。路得身上存在希望，因为即使在绝望中她还是坚信爱情。波阿斯也象征着自我的力量，他虽然年老没有子嗣，却保持着正直。拿俄米对路得说：

"我不当为你找个安身之处，使你享福吗？"路得说："凡你所吩咐的，我必遵行。"拿俄米说："波阿斯今夜在场上簸大麦，

---

[1]　译者注："拿俄米"（Noémie）是"甜"的意思。

[2]　译者注："玛拉"（Mara）是"苦"的意思。

你要沐浴抹膏，换上衣服，下到场上，却不要使那人认出你来。你等他吃喝完，到他睡的时候，你看准他睡的地方，就进去掀开他脚上的被，躺卧在那里，他会告诉你所当做的事。"

绝望的人找回了希望：在拿俄米不想再活着的时候，怀抱希望的路得作为最被憎恨的民族没有抛弃她，并与波阿斯结合，产生了一直到大卫（David）的王朝。

病人

我们以什么为食？这个问题是全球性的。《路得记》的结尾是憧憬路得和波阿斯爱情的开放式结尾，让我们想到圣经旧约中的《雅歌》。《雅歌》的开头回顾了整个《约伯记》，讲述了在失去一切，即失去财产、亲人后又失去健康，经历了痛苦绝望后依然保持希望的内心对话。路得、拿俄米和波阿斯的故事用图像和文字表达了馈赠这一人类问题所象征的繁重工作。我们以什么为食？故事在饥荒遍野的摩押地开始，在象征丰收和富足的伯利恒结束。拿俄米和她的丈夫在很久以前就一起来到作为敌国的摩押地。她的丈夫和儿子在这里相继去世，她失去了一切。路得是她其中一个儿子的年轻新娘，还没有生育孩子。拿俄米的女性形象属于约伯（Job），路得的女性形象属于亚伯拉罕（Abraham）（"离开本族、父家，往我所要指示你的地去"）。通过此书中路得和拿俄米的对话，我们也可以通过类比，听到治疗联系中的象征意义，如何摆脱将病人置于孤独和饥荒之地的厌食绝望。

患上厌食症的病人是拿俄米，她在治疗中变成路得，一点点认同治疗者坚定与谨慎的耐心。年轻的女子或青少年女性错误地将身体当做不纯洁的地方，所以她发现自己无法内化世界、他人和自己令人失望的一面。发现这一点以后，她就能认识到宽容的甘甜可以中和内心批评的苦涩。通过对同化失望、愤怒以及喜悦和无意识欲望等能力缺陷的亲密倾听后——即我们在精神分析中所说的冲动和情感摄取——长期的治疗进入了新的阶段。对自己、对最具活力自我的忠诚比表面看起来更广阔。为了维持和恢复心理健康，曾经患过厌食症的病人会在感到需要时回来征求我们的意见。因为治疗联系中的忠诚也得到了同化。接受治疗与自我治疗互相结合。真相与平静相对。治疗联系的质量决定了康复的稳固程度。良好的治疗关系中存在的怀疑和猜忌必须要适应失望的主观性来经受考验和表达并最终完成代谢，所以治疗中必须包含对失望的主观性适应。

　　当然，话语治疗有时也可以在没有住院的情况下治愈厌食症。我们在这本书中也给出了许多没有经过住院治疗的病例。在此书中描述的住院治疗可以被看作根据其他厌食症治疗方法的基本原则以及我们所拥有的可能条件而得出并可以被采用的理论模式。但我们必须知道每一次的彻底康复都依赖于私密和女性特征的稳固恢复。如何谈论这两者呢？我们将回到此书导言中提到的最初要素。我们将以精神分析治疗临床情况中得出的女性特征结论来结束此书，并再次将路得和波阿斯的故事看做厌食症康复后向恋爱状态转换的最后隐喻。

　　波阿斯和路得的私密开始于那个包含了不可见性和原始不可见场景的夜晚。"路得便悄悄地掀开他脚上的被，卧躺在那里。到了夜半，那人忽然惊醒。""惊醒"一词在希伯来文中意义强烈，用在感到敌人前来的时候。

"他翻过身来,不料,有女子躺在他脚下。"你是谁? 我是你的婢女,我也不是你的婢女。请你娶我。轮到波阿斯来创造不可见了。他对她说:"现在不要惧怕。凡你所说的,我必照着行。我愿意娶你,只是还有个人是你更近的亲属。他若肯为你尽亲属的本分,就由他吧,倘若不肯,我必为你尽了本分。今晚你只管躺倒天亮,明早返程不可被人看见。"路得便在他脚下躺倒天快亮,人彼此不能辨认的时候就起来了。

女性和律法

波阿斯和另一个至近亲属所说的两个重要句子可以让我们明白女人和律法之间的关系:

波阿斯说:"你从拿俄米手中买这地的时候,也当娶死人的妻摩押女子路得,使死人在产业上保留他的名。"那人说:"这样我就不能赎了,恐怕与我的产业有碍。"

爱情从拒绝占有开始,即放弃占有一切的想法。波阿斯没有死板地遵循律法。既然路得请求他娶她,他就冒着危险没有死板地遵循律法。他允许外乡人进入家中。他让摩押地的人进入自己的家族中。他曾问道:"你是谁,住在何地?"她回答道:"不常在家中却常在田里。"她用开放的回答鼓励他追随律法中不可见的精神、家族及自身以外的忠诚。她可能代表了全体女性,这个女性从小就拥有两个客体:母亲和父亲。女人更能够适应这种离开第一个家族的律法视野,因为她不能待在母亲身边。

精神创伤在无助中反复发作,在绝望中没有慰藉。这将是失去路得的拿俄米,失去拿俄米的路得。因为女性特征从一个女人传递到另一个女人，它需要这种代代相传中的互相关注，否则它会在精神创伤的打击下枯竭。

路得来自远方，就像亚伯拉罕。在圣经中，她是来自远方、放弃一切追寻永恒的女性形象，她不愿牺牲孩子，即男女之间结合的果实。

只要男人认得女人，并不像占有一个物体般去占有她，那么女人仍然能够引起男人的欲望。否则，女人就会被男人自恋地占有，而不是性的占有，那么她的存在就会变得痛苦。她开始怨恨，这是一种没有爱的恨，最终失去爱。出自怨恨，她会想要占有男人并摧毁他的男子气概。

如果女人要保持女性特征，就要持续向男人敞开心胸，虽然这种开放是表面的，但却集中于最内在和最陌生的私密处；从内部看，这既是开放的地点又是隐蔽的地点。

"私密是指向一个完全不同地点的最高级。"(P.Quignard)

私密是不能言说的东西。它与不可认知相关，即无法认知的东西。在这个层面上，它与性别差异相关，指向这个秘密的引人之处，这个秘密让我们留在赤身裸体的羞耻中，将我们从天堂驱逐。私密位于最内在的内在，意味着接受不认识，既不认识自己也不认识对方。总之，就是回到亚当和夏娃偷食智慧禁果之前的伊甸园。

通过接受陌生人、不认识的差别，而不是恨，我们能够在他人身上感到片刻的自在。

私密的亲近，处于最内在的内在，是内心的表面，是让我们在爱抚中感受到不可知的关键，让我们用手指触碰对方以及自己的不可触碰之处。（voir Merleau Ponty, *le visible et l'invisible*; Levinas, *L'intrigue de l'infini*）

无法分享的私密？潜在的私密分享时刻是一个无限的瞬间。它是"我"与"它"的亲密混合空间，是这一过程亲密的衔接空间（Freud，pulsion et angoisse，1932）。这是对不可见的重造，可见与不可见互相包围。

当音乐家的喉咙里充满了内在歌声时，乐器、音乐家灵魂和他内心之间的交流融成一体，他就会忘记自我，演奏出来自另一时空的音乐。如果在爱情邂逅、音乐、舞蹈和文学之间存在亲密交流，那是因为它们之间界限消失，一般的限制被打破，传递中出现了别处。别处，既是脆弱也是天堂。

脆弱和天堂

分享私密，是让对方发现我们内心的疯狂和野蛮，看到我们的蠢笨以及痛苦，这痛苦来自压迫着我们命运的被抛弃的永久威胁。如何敢于脱下私密的保护罩或将我们与私密隔开的外套，或是卸下这层盔甲呢？在我们的内心深处，世界的野蛮威胁并伤害我们，这是我们的地狱，是我们身上的他人。相反的，它也是我们的财产，因为死亡的宿命以及经常让我们想要谋杀灵魂的一切，总之我们每个人身上表现出的不可理解的罪恶，让我们憧憬远方、盼望奇迹。

因此，我们身上存在的污秽是可憎的，我们想要远离它，可是它一直没有消失，而我们却离嬉闹纯洁的童年越来越远。我们体内发出一种含糊的细语、一种抱怨，这是因为我们贪婪恐惧而无法治愈的伤口。

这种脆弱的感觉和天堂的等待，是喉部的声音以及它的变化，有时是害羞抑制的呐喊,有时是喘息,有时只是存在简单秘密的颤动。

> "我走了,双拳收起在破衣袋;
>
> 衣衫简直完美起来;
>
> 我走在天空下,缪斯! 我忠于你;
>
> 哦! 辉煌的爱情我曾梦见!
>
> 我唯一的裤衩撕开了一个大洞。
>
> 一如做梦的小拇指[1],我一路挥洒韵律。
>
> 大熊星座是我的客栈[2]。"

路得来自最陌生的国度,是最远、最受仇视的摩押地,是饥荒和挨饿的地方。吞噬的口欲性往往出没于贫困之中。女人一文不值。然而,她却离开了父母的土地,来到了象征面包和富足的国度,即伯利恒。但她住在田野。

分享私密的瞬间是永恒的瞬间,就好像面对壁画上首个图案的发明以及文字有望产生时不受控制发出的惊叹,这就是缪斯(Muse)。与缪斯相遇的可能将绝望转换成希望。在我们还感到收在口袋中的拳头时,希望已经扩大。以赛亚[3]曾说"扩大你的帐篷"。这种成功的希望让我们渴望人类可以一代一代前仆后继,不再局限于我们自身。

为了出现在美丽的浪潮中我们暂时放弃了自己的含蓄。这时,我们主动地争取人类的传承。在这个分享私密世界的早晨,时

---

[1]　译者注:此处的小拇指是指法国童话中的小拇指,因为家里太穷,父母决定把他们兄弟七个抛弃在树林里,小拇指一路撒下石头找打了回家的路。

[2]　Rimbaud A., *Ma bohême* (extrait).

[3]　译者注:Isaïe,圣经人物,《以赛亚书》的作者。

间重新找回了紧凑的步伐。在私密过后,时间总是紧迫,但私密已经完成并且存在。它会一直存在:我们通过自己的肉体可以知道,在分享中,就像在音乐和文学中,"我"是无穷的。雨果通过《悲惨世界》中的冉·阿让说:

> "无穷尽是存在的。如果自我有穷尽,那么自我就是界限。然而无穷尽因为存在而存在。所以自我是无穷尽的。无穷尽的自我,就是上帝。"

因此,创造产生于不可创造中,亲密分享来自不可分享中,可能来自不可能与可能,情绪来自无法承受。自我的扩增产生于它缩减的地方。

没有下定决心的分享可以被无限更新,因为陌生的仍然陌生,女人只是野蛮肉欲的替身。女人必须在自己对男性的无限欲望中得到认可,男性必须懂得启发她的女性特征,能够在认可她的同时,依然觉得她陌生、神秘、被渴望,因为他感到自己无法占有她,她将他带到别处。当他触碰她时,体会到了不可触碰感。她像一个破裂的口袋一样张开,她知道如何引导男性,引导他来发现,而不是将他围困。

在性愉悦的原则之外讨论精神创伤经历时,弗洛伊德提到了出生时的精神创伤,并将之比作对陌生对象的错误排挤。没有原始在场的私密接触是沉默的口欲性,我们沉思、咀嚼这些无声的词语,却被这难以理解的神秘窒息,这种无法投射的神秘紧紧跟随并将我们包围。

寻找可分享私密的过程总是危机重重。这些危机就是它的代价。

参考文献

ANZIEU D. (1996), *Créer détruire*, Paris, Dunod.

ANZIEU D. (1985), *Le Moi-peau*, Paris, Dunod.

ARENDT H. (1972), *La Crise de la culture*, Paris, Folio, 1989.

AULAGNIER P. (1975), *La Violence de l'interprétation*, Paris, PUF, 1986.

BELHAJ KACEM, M. (2000), *L'Expérience du chaos, Esthétique du chaos*, Auch, Tristam.

BION W.R. (1965), *Transformations*, Paris, PUF, 1982.

BION W.R. (1970), *L'Attention et l'Interprétation*, Paris, Payot, 1987.

BOKANOWSKI T. (1998), *De la pratique psychanalytique,* Paris, PUF.

BRAUNSCHWEIG D., FAIN M. (1975), *La Nuit, le Jour*, Paris, PUF.

BRUCH, H. (1975), *Les Yeux et le Ventre*, Paris, Payot.

BRUCH, H. (1979), *L'Énigme de l'anorexie*, Paris, PUF, 1983.

BRUCH H. (1990), *Conversations avec des anorexiques*, Paris, Payot.

BRUSSET B. (1977), *L'Assiette et le Miroir*, Toulouse, Privat, 1985.

BRUSSET B. (1988), *Psychanalyse du lien*, Paris, Le Centurion.

BRUSSET B. (1999), *Psychopathologie de l'anorexie mentale*, Paris, Dunod.

CAHN R. (1998), *L'Adolescent dans la psychanalyse*, Paris, PUF, coll. « Le fil rouge ».

CÉLÉRIER M.-C. (1997), *Psychothérapie des troubles somatiques*, Paris, Dunod.

CHASSEGUET-SMIRGEL J. (1964), *La Sexualité féminine*, Paris, petite bibliothèque Payot, 1882.

COMBE C. (1984), *Corps et féminité dans les troubles du poids (obésité et anorexie mentale), axe narcissique, axe libidinal*, mémoire de psychiatrie, université Cl. Bernard, UER Lyon-Nord.

COMBE.C. (1996), « L'écoute clinique du travail du négatif », *Topique*, 60, 345-355.

COMBE C. (1997), « Me voir, m'entendre, m'imaginer », *Revue française de psychanalyse*, LXI, 2.

COMBE C. (1997), « Temporalité et contiguïté, la déformation cohérente de la mémoire », *Revue française de psychanalyse*, 5, 1831-1839.

COMBE C., FERRANT A. (1998), « L'anorexie mentale », *Canal Psy*, 33.

COMBE C. (1999), « Un point de vue psychanalytique sur l'anorexie mentale : anorexie mentale et temporalité », in MIMOUN S. *et al, Traité de gynécologie-obstétrique psychoso-matique*, Paris, Flammarion.

COMBE C. (2000), « Un père à la char-rette. Fonction paternelle, fécondation in vitro et fin d'analyse », *Topique*, 72, 89-105.

COMBE. C. (2000), « Freud derrière la vitre », *Libres Cahiers pour la psycha-nalyse, Dire non*, 2, 49-56.

COMBE C. (2001), « De la pratique analy-tique de Thierry Bokanowski », *Revue française de psychanalyse*, 5, 1719-1725.

COMBE C. (2202), « Le montreur d'ours ou l'introjection de la fonction pater-nelle, une sublimation de la violence », *Psychiatrie française, Freud et Janet – Varia*, 1, 93-106.

CORCOS M. (2001), *Le corps absent*, Paris, Dunod.

DEBRAY R. (1987), *Bébés/mères en révolte*, Paris, Phaïdos Le Centurion.

DONNET J.-L. (1995), *Surmoi. Le concept freudien et la règle fondamentale.* Tome I, Paris, PUF.

DONNET J.-L. (1995), *Le divan bien tem-péré*, Paris, PUF.

DUPARC F. (1997), « Le temps en psycha-nalyse. Figurations et constructions », rapport du 56e congrès des psychana-lystes de langue française, *Revue fran-çaise de psychanalyse*, vol. 61,5 (spé-cial).

DUPARC F. (1998), *L'Élaboration*, Le Bouscat, L'Esprit du temps.

FÉDIDA P. (1977), *Corps du vide et Espace de séance*, Paris, Ed. Delarge.

FÉDIDA P. (1995), *Le Site de l'étranger*, Paris, PUF, 1995.

FÉDIDA P. (2000), *Par où commence le corps humain*, Paris, PUF.

FERRANT A. (2001), *Pulsion et lien d'em-prise*, Paris, Dunod.

FREUD S. (1899), « Sur les souvenirs écrans », in *Névrose, psychose et per-version*, Paris, PUF, 1978.

FREUD S. (1900), *L'Interprétation des rêves*, Paris, PUF, 1999.

FREUD S. (1904), « La méthode psycha-nalytique de Freud », in *La technique psychanalytique*, Paris, PUF, 1985.

FREUD S. (1915), *Métapsychologie, Œuvres complètes*, tome XIII, Paris, PUF, 1996.

FREUD S. (1916-17[1915-17]), *Confé-rences d'introduction à la psychanalyse*, trad. fr. de F. Cambon, Paris, Gallimard, 1999.

FREUD S. (1920), *Au delà du principe de plaisir, Œuvres complètes*, tome XV, Paris, PUF, 1996.

FREUD S. (1921), *Psychologie des masses et analyse du moi, Œuvres complètes*, tome XVI, Paris, PUF, 1996.

FREUD S. (1923), *Inhibition, symptôme et angoisse, Œuvres complètes*, tome XVII, Paris, PUF, 1992.

FREUD S. (1925), *La Négation, Œuvres complètes*, tome XVII, Paris, PUF, 1992.

FREUD S. (1933), « Leçon XXXII, Angoisse et vie pulsionnelle », « Leçon XXXIII, La féminité », in *Nouvelle suite de leçons d'introduction à la psycha-nalyse, Œuvres complètes*, tome XIX, Paris, PUF, 1995.

FREUD S. (1937), « Constructions dans l'analyse », in *Résultats, idées, pro-blèmes*, Paris, PUF, 1995.

FREUD S. (1937), *L'Abrégé de psychana-lyse*, Paris, PUF, 1995.

FREUD S. (1938), « Le clivage du moi dans le processus de défense », in *Résultats, idées, problèmes*, Paris, PUF, 1995.

GUILLAUMIN J. (1998), *Transfert contre-transfert : études psychanalytiques*, Le Bouscat, L'Esprit du Temps.

GUILLAUMIN J. et al. (2000), *La pulsion de mort*, Paris, Dunod.

GUILLAUMIN J (2001), *Adolescence et désenchantement*, Le Bouscat, L'Esprit du temps.

GREEN A. (1973), *Le Discours vivant*, Paris, PUF.

GREEN A. (1982), *Narcissisme de vie, narcissisme de mort*, Paris, Ed. Minuit.

GREEN A. (1993), *Le Travail du négatif*, Paris, Ed. Minuit.

GREEN A. (2000), *Le Temps éclaté*, Paris, Ed. Minuit.

GREEN A. (2002), *La Pensée clinique*, Paris, Ed. Odile Jacob.

HOCHMANN J., *La Consolation : essai sur le soin psychiatrique*, Paris, Ed. Odile Jacob.

HÉSIODE, *Théogonie*, Paris, Ed. Les Belles Lettres, 1979.

JANIN C. (1996), *Figures et destins du traumatisme*, Paris, PUF.

JEAMMET P. (1985), *L'Anorexie mentale*, Paris, Douin.

KAHN L. (2001), « L'action de la forme », *Revue française de psychanalyse*, 4, 983-1056, Paris, PUF.

KESTEMBERG E., KESTEMBERG J., DECOBERT S. (1972), *La Faim et le Corps*, Paris, PUF.

KREISLER L., FAIN M., SOULÉ M. (1974), *L'Enfant et son corps*, Paris, PUF, 1981.

LACAN J. (1953), « Fonction et champ de la parole et du langage en psychanalyse », *Ecrits*, Paris, Le Seuil, 1966.

LACAN J. (1936), « Au delà du principe de réalité », *Ecrits*, Paris, Le seuil, 1966.

MCDOUGALL J. (1989), *Théâtres du corps*, Paris, Gallimard.

MALDINEY H. (1967), « L'esthétique des rythmes », *Regard, Parole, Espace*, Lausanne, L'âge d'homme, 1994.

MALDINEY H. (2000), *Ouvrir le rien : l'art nu*, Versannes, Ed. Encre marine.

MESCHONNIC H. (1982), *Critique du rythme*, Lagrasse, Verdier.

MONNIER-COMBE C. (1980), « Le vécu de la cure d'amaigrissement : vécu psychologique et image du corps », thèse de médecine, Lyon, université Cl. Bernard, UER Lyon nord, 1980, 10.

MORASZ L. (1999), *Le Soignant face à la souffrance*, Paris, Dunod.

MORASZ L. (2002), *Comprendre la violence en psychiatrie*, Paris, Dunod.

ROLLAND J.-C. (1997), *Le Rythme et la raison*, 1997, 5, 1589 -1635.

ROLLAND J.-C. (1998), *Guérir du mal d'aimer*, Paris, Gallimard.

PONTALIS J.-B. (1978), *Entre le rêve et la douleur*, Paris, Gallimard.

PONTALIS J.-B. (1988), *Perdre de vue*, Paris, Gallimard.

PONTALIS J.-B. (1990), *La Force d'abstraction*, Paris, Seuil.

PRAGIER G., FAURE-PRAGIER S. (1990), « Un siècle après l'*Esquisse*, les nouvelles métaphores ? Métaphores du nouveau. » *Revue française de psychanalyse*, 6, 1395-1502, Paris, PUF.

RAIMBAULT G., ELIACHEFF C. (1989), *Les Indomptables*, Paris, Ed. Odile Jacob.

ROUSSILLON R. (1991), *Paradoxes et situations limites de la psychanalyse*, Paris, PUF.

ROUSSILLON R. (1995), *Logiques et archéologiques du cadre psychanalytique*, Paris, PUF.

ROUSSILLON R. (1995), « Métapsychologie des processus », *Revue française de psychanalyse*, 5, Paris, PUF.

SPITZ R.A. (1935), *Le non et le oui*, PUF, Paris, 1983.

SPITZ R.A. (1957), *De la naissance à la parole*, Paris, PUF, 1979.

TUSTIN F. (1986), *Le Trou noir de la psyché*, Paris, Seuil, 1989.

VERMOREL H. (1995), « Transitionnalité et symbolisation primaire dans l'anorexie », *Revue française de psychanalyse*, T.LIX.

VERNAND J.P. (1996), *Entre mythe et politique*, Paris, Seuil.

VINCENT T. (2000), *La Jeune fille et la mort*, Cahors, Ed. Arcanes.

VINCENT T. (2000), *L'Anorexie*, Paris, Ed. Odile Jacob.

WINNICOTT D.W. (1958), *De la pédiatrie à la psychanalyse*, Paris, Payot, 1990.

WINNICOTT, D.W.(1971) *Jeu et réalité*, Paris, Gallimard, 1977.

WINNICOTT D.W. « Le chaos », *La Nature humaine*, Paris, Gallimard, 1990.

ZALTZMAN N. (1998), *De la guérison psychanalytique*, Paris, PUF, coll. Epître.

ZALTZMANN N. (1999), *La Résistance de l'humain*, Paris, PUF.

上海社会科学院出版社心理类图书目录(部分)

书中内容译成23种文字
重印8版长销不衰
一本书掌握心理咨询核心技巧和策略

本书是当代心理咨询大师艾伦·E.艾维的名作。书中所介绍的会谈和咨询微技巧的有效性已得到450余项以数据为基础的研究的证明。学习者可以通过阅读和实践,逐步掌握咨询的基本技能,使用倾听和影响技巧顺利完成会谈。

**心理咨询的技巧和策略:
意向性会谈和咨询(第八版)**

(美)艾伦·E.艾维
玛丽·布莱福德·艾维
卡洛斯·P.扎拉奎特　著
陆峥　何昊　石骏
赵娟　林玩凤　译

心理咨询师必备工作手册。

新版向广大心理咨询师提供了从业过程中一系列关键问题的个性化应对方案,助益咨询师个人发展与职业发展。本书可搭配同作者的《心理咨询导论》(第四版)学习使用。

**心理咨询师手册:发展个人方法
(第二版)**

(英)约翰·麦克劳德　著
夏颖　等译

心理咨询技术的 A 到 Z,你想知道和应该知道的都在这里!

心理咨询教授麦克劳德教授的畅销之作,提供有效帮助疲于应对日常生活问题的人们的实践方法和策略。

心理咨询技巧:心理咨询师和助人专业人员实践指南(第二版)

(英)约翰·麦克劳德
茱莉娅·麦克劳德　著
谢晓丹　译

行为疗法从纸上到实操,只需:①翻开这本书,②阅读,③实践。

本书系统全面地介绍了当代行为疗法,囊括加速/减速行为疗法、暴露疗法、示范疗法、认知行为疗法、第三代行为疗法等。

当代行为疗法(第五版)

(美)迈克尔·D.斯宾格勒
戴维·C.格雷蒙特　著
胡彦玮　译

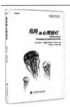

心理治疗师真的更容易变成精神病患者、瘾君子、酒鬼或工作狂?

迈克尔·B.萨斯曼博士携近三十位资深心理治疗师、精神分析师、社会工作者详细回顾从业历程,真诚讲述亲身经历,深刻反思工作得失。

危险的心理治疗

(美)迈克尔·B.萨斯曼　主编
高旭辰　译
贺岭峰　审校

心理治疗师在治疗你的心理问题?
——不,是你在治疗他。

"你为何而来?"来访者的治疗通常开始于这个问题。那么驱使治疗师选择这一职业的真正动机是什么?请带着疑问与猜想,翻开本书,寻找答案。

心理治疗师的动机(第二版)

(美)迈克尔·B.萨斯曼　著
李利红　译

65个咨询技术,总有你想要的!

这是一本由一群心理咨询师共同编写的关于心理咨询技巧的书,每篇中作者都非常清晰地告诉你该如何操作这种技术,该注意些什么。

最受欢迎的心理咨询技巧(第二版)

(美)霍华德·G.罗森塔尔　著
陈曦　等译

揭秘"我所欲"。

本书悉心甄选了众多日常生活中的案例,从自我经历谈起,为读者清晰描绘了各种典型的动机行为。通过对情境激励的分析,逐步过渡到经典动机心理学理论。

动机心理学(第七版)

(德)法尔克·莱茵贝格　著
王晚蕾　译

用最翔实的案例告诉你,心理的"变态"是如何悄然发生的。

本书是异常心理学研究领域的经典著作,美国300多所院校均采用本书作为教材。任何一个想让自己的未来更加美好、生活更加快乐的人,都应一读本书。

变态心理学(第九版)

(美)劳伦·B.阿洛伊
约翰·H.雷斯金德
玛格丽特·J.玛诺斯　等著
汤震宇　邱鹤飞　杨茜　等译

一天最多看一篇,看多容易得精分。——豆瓣书友

本书通过丰富的案例对成人心理疾病的本质进行了生动描述,分析心理疾病是如何影响受精神困扰的人及其周围人的生活。

成人变态心理案例集

(美)欧文·B.韦纳　主编
张洁兰　王靓　译

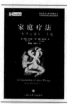

家庭,你最熟悉有时却最陌生的地方,你真的了解吗?

作者全面回顾了 20 世纪 50 年代至今系统化理论发展历程中出现的核心概念和思想,囊括了该领域最新的研究和发展,让读者对家庭疗法有了一个全方位的认识。

家庭疗法:系统化理论与实践

(英)鲁迪·达洛斯
　　罗斯·德雷珀　著
戴俊毅　屠筱青　译

重温精神分析之父弗洛伊德经典之作。

本书精选弗洛伊德笔下的五个最为著名的案例:小汉斯、"鼠人"、"狼人"、施雷伯大法官和少女多拉,细致且精辟的描述和分析展现了精神分析理论和临床的基石。

弗洛伊德五大心理治疗案例

(奥)西格蒙德·弗洛伊德　著
　　　　　　　　　　李韵　译

成为一名合格的心理治疗师,你需要越过这些障碍。

作者尝试从心理咨询/治疗学员的"角度",探索专业的和个人的困难、焦虑、情感困惑和缺陷,帮助学员学会控制和改善这些困难。

**如何成为心理治疗师:
成长的漫漫长路**

(英)约翰·卡特　著
　　　　胡玫　译

北美地区广受欢迎的心理学导论教材。

本书系统介绍了心理学基本原理,涵盖认知心理学、发展心理学、人格心理学、临床心理学、社会心理学等领域,同时联系实际生活,带领读者走进引人入胜的心理学世界。

心理学的世界(第五版)

(美)塞缪尔·E.伍德
　　埃伦·格林·伍德
　　丹妮斯·博伊德　著
　　　　　　陈莉　译

是性格决定命运,更是人格决定命运。

玛丽安·米瑟兰迪诺女士向读者介绍了人格心理学领域的基础和最新研究成果,向读者娓娓道来个体差异研究及每个人是如何成为这样的人。

人格心理学:基础与发现

(美)玛丽安·米瑟兰迪诺　著
　　黄子岚　刘昊　译

以心理学和社会学视角,重新探究"年少轻狂"

本书立足文化背景和个体成长视角,着重探讨出现在青少年向成人过渡阶段的冒险行为问题,并对病理性冒险行为的预防与诊治给出现实而积极的建议与指导。

青少年期冒险行为

(法)罗贝尔·库尔图瓦　著
　　　　费群蝶　译

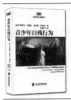

何处磨砺的刻刀,要在少年的身上留下疼痛的徽章?

越来越多的青少年出现自残行为,这些行为的根源往往在于家庭,而不是社会。本书建议以心理治疗结合药物治疗,制定多渠道的完整治疗方案。

青少年期自残行为

(法)卢多维克·吉凯尔
里斯·科尔科 著
赵勤华 译

用正确的方法,带领孩子在游戏与网络中收获快乐与成长。

本书分析了电子游戏与网络本身的特点,从精神病学角度揭示网络成瘾的原因,详细介绍以青少年为主的各类人群的网络成瘾评估方法和治疗方案。

青少年电子游戏与网络成瘾

(法)卢西亚·罗莫 等著
葛金玲 译

每一个来自星星的弗朗索瓦,都应遇见方法与温情并重的艾米女士。

作者用12年时间潜心为一位自闭症儿童提供咨询、治疗、训练服务,理论结合实践,向读者展示了如何实施治疗、如何与家长合作,从而帮助自闭症儿童发展、成长。

**如何帮助自闭症儿童:
心理治疗与教育方法(第三版)**

(法)玛丽-多米尼克·艾米 著
姜文佳 译

黄蘅玉博士将几十年心理咨询和治疗时的生死自由谈记录在此,希望与大家一起探讨生死难题。该书分三个部分,儿童篇、青年篇、成人篇。生死是所有人迟早会面对的事实,耸立在人生终点的死亡界碑不该是令人焦虑或恐惧的刺激物,而是提示我们要更好地珍惜当下之乐的警示牌。

**你,会回来吗?
——心理治疗师与你对话生死**

黄蘅玉 著

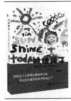

本书记录了黄蘅玉博士在加拿大从事儿童(按加拿大法律,指未满19周岁者)心理治疗工作18年所积累的丰富经验,以生动的个案展示了儿童心理治疗的规范化、人性化、团队化以及儿童特性化的工作方式。

对话孩子:我在加拿大做心理咨询与治疗

黄蘅玉 著

香港教育学院讲师与一线教师、辅导人员和社会工作者携手合作的心血结晶。收录了15个主题下的49例个案,围绕学校、家庭、环境和创伤介绍实用的青少年辅导技巧。

心理辅导个案:示例与启迪

郭正 李文玉清 主编

图书在版编目(CIP)数据

理解与治疗厌食症：第二版/(法)柯莱特·孔布著;俞楠译.—上海：上海社会科学院出版社,2018
(法国当代心理治疗系列)
ISBN 978 - 7 - 5520 - 2375 - 6

Ⅰ.①理…　Ⅱ.①柯…　②俞…　Ⅲ.①神经性厌食症-治疗　Ⅳ.①R749.920.5

中国版本图书馆 CIP 数据核字(2018)第 146627 号

Originally published in France as：
Soigner l'anorexie, by Colette COMBE
ⓒ DUNOD Editeur，Paris，2009，2nd edition
Simplified Chinese language translation rights arranged through Divas International，
Paris 巴黎迪法国际版权代理(www.divas-books.com)

上海市版权局著作权合同登记号：图字 09-2014-050 号

理解与治疗厌食症：第二版

著　　者：(法)柯莱特·孔布
译　　者：俞　楠
责任编辑：杜颖颖
封面设计：式夕制作
出版发行：上海社会科学院出版社
　　　　　上海顺昌路 622 号　邮编 200025
　　　　　电话总机 021 - 63315900　销售热线 021 - 53063735
　　　　　http://www.sassp.org.cn　E-mail：sassp@sass.org.cn
照　排：南京理工出版信息技术有限公司
印　刷：上海新文印刷厂
开　本：890×1240 毫米　1/32 开
印　张：13.25
插　页：2
字　数：300 千字
版　次：2018 年 8 月第 1 版　2018 年 8 月第 1 次印刷

ISBN 978 - 7 - 5520 - 2375 - 6/R · 043　　　　定价：55.00 元